人脑磁共振图像
智能处理技术及应用

南姣芬　著

北京航空航天大学出版社

内 容 简 介

随着人工智能技术的发展和应用,人们逐渐意识到脑科学与类脑科学研究能对人类社会产生的颠覆性影响。本书介绍五类人脑磁共振图像研究技术,包括大脑功能网络"动态"特性度量方法研究、脑效应连接分析方法研究、多模态脑影像数据融合方法研究、人脑图像配准算法研究以及人脑皮层表面形态学方法研究。

本书适合用作生物医学工程、医学图像处理、神经生物学、脑科学等领域的研究生教材或参考书,也可供从事脑科学与类脑科学专业的教学、科研及工程技术人员参考。

图书在版编目(CIP)数据

人脑磁共振图像智能处理技术及应用 / 南姣芬著.
北京 : 北京航空航天大学出版社,2024.9. -- ISBN
978 - 7 - 5124 - 4502 - 4

Ⅰ. R338.2

中国国家版本馆 CIP 数据核字第 2024NH1436 号

人脑磁共振图像智能处理技术及应用

南姣芬 著

策划编辑 董 瑞 责任编辑 董 瑞

*

北京航空航天大学出版社出版发行

北京市海淀区学院路 37 号(邮编 100191) http://www.buaapress.com.cn
发行部电话:(010)82317024 传真:(010)82328026
读者信箱:goodtextbook@126.com 邮购电话:(010)82316936
北京九州迅驰传媒文化有限公司印装 各地书店经销

*

开本:787×1 092 1/16 印张:11.75 字数:301 千字
2024 年 9 月第 1 版 2024 年 9 月第 1 次印刷
ISBN 978 - 7 - 5124 - 4502 - 4 定价:79.00 元

前　　言

大脑是人类神经系统的中枢器官,它控制着身体的各项活动,处理、整合和协调从感觉器官接收到的各种信息。一直以来,脑科学研究都具有巨大的发展潜力。2013年1月,欧盟委员会宣布启动"人脑计划",拟投资10亿美元用于仿真人类大脑,研究人脑的工作机制。同年4月,美国宣布了"通过推动创新型神经技术开展大脑研究"的计划,在2014年投入1亿美元致力于脑功能的研究及神经技术和工具的研发。2014年,日本启动了"综合神经技术用于疾病研究的脑图谱"项目,计划每年投入2 700万～3 600万美元来进行猕猴大脑的研究,以此加快对人类大脑疾病(如老年性痴呆和精神分裂症)的研究进程。2016年,我国将"脑科学与类脑研究"列为"十三五"规划纲要的重大科技创新项目和工程之一,主要进行认知功能的神经基础研究,包括改善大脑疾病的诊断和预防,以及推动类脑智能信息技术和人工智能项目的发展。2021年,我国再次强调脑科学研究的重要性,将"脑科学与类脑研究"列为"十四五"规划的重大科技项目之一。这些项目和计划均表明探索人类大脑的重要意义和价值。脑科学与类脑科学的研究一方面能推进人工智能、类脑智能技术等产业的发展,另一方面也有助于人类对大脑运行机制的更进一步理解,为精神疾病、癫痫、抑郁症等脑相关疾病的治疗奠定基础,也为预防脑疾病和脑衰老提供支撑。

人类具有记忆、学习、行动等多种能力,这些能力与人脑结构及功能活动息息相关,因此研究人的大脑结构及功能活动有助于揭开人体复杂的生理学机制。本书由5章构成。

第1章主要进行大脑功能网络"动态"特性度量方法研究,提出了新的脑节点和脑连接的"动态"特性度量方法(即脑节点时间可变性的度量分析方法和脑功能连接时间可变性的度量分析方法),并以肠易激综合征(Irritable Bowel Syndrome,IBS)患者为研究对象,探索该疾病对大脑网络"动态"特性的影响,这将为脑功能网络技术的进一步发展奠定基础。

第2章主要进行脑效应连接分析方法研究,不仅提出了空间独立成分分析的效应连接评估框架,而且提出了一种新的非线性效应连接检测方法,并以IBS患者为研究对象,探索该疾病对脑效应连接的影响,这将对脑效应连接技术的进一步发展奠定基础。

第3章主要进行多模态脑影像学融合方法研究,提出了大脑多层次多模态数据级融合方法和基于GBDT的决策级融合方法。通过影像学数据分析发现,本章所提出的两种融合方法在检测多模态之间的共变成分及相关脑靶点上具有各自的优势,这将为多模态脑影像学技术的进一步发展奠定基础。

第4章主要进行人脑图像配准算法研究,提出了基于逐级递进人脑图像配准算法,以及基于改进的卷积神经网络人脑图像配准算法,并将提出的算法应用于人脑肿瘤图像配准中。通过分析发现,两种配准方法在人脑图像配准精度上得到了极大的提升,而且在特殊人脑图像配准中也能发挥较好的作用。

第5章主要进行人脑皮层形态学方法研究,提出了一种计算人脑皮层复杂度的新方法,并将该方法用于IBS患者的脑影像学分析。结果发现,本章所提方法与传统方法相比具有一定的优势,有被应用于脑异常相关临床疾病的前景。

　　本书由郑州轻工业大学南姣芬撰写。本书撰写过程中得到了作者所在单位郑州轻工业大学计算机科学与技术学院教授朱付保,副教授郑倩、李端、夏永泉和孟颖辉,研究生宗楠楠、杨文雅、孟攀婷、王强、童志航、苏俊雅、许乾、许如芸、张开帆和张思源,以及郑州轻工业大学"生物感知与智能医疗"创新团队的大力支持。同时本书也获得了河南省科技攻关项目(242102211058 和 242102210100)和河南省高等学校青年骨干教师培养计划项目(2021GGJS093 和 2020GGJS123)的资助。

　　限于作者水平,本书疏漏及不妥之处在所难免,恳请广大读者批评指正。

南姣芬
2024 年 4 月

目　　录

第 1 章　脑"动态"可变性研究方法及其应用

人类具有记忆、学习、行动等多种能力,这些能力与人脑活动息息相关。因此,研究人的大脑功能活动有助于揭开人体复杂的生理学机制。在脑功能研究中,功能磁共振成像(Functional Magnetic Resonance Imaging,fMRI)技术因具有可靠的理论基础、非介入无创伤、无须注射造影剂、良好的时空分辨率等优势而被广泛应用。

基于 fMRI 的研究已经表明,人脑不应该是离散脑区的组合,而应该看作一个复杂的网络系统,该复杂系统的特性研究对揭示人脑中枢神经的活动机制有重要意义。以往的脑功能网络分析研究发现了很多与临床特性有关的现象,例如,脑功能连接可以预测持续个体的注意力性能和临床行为;基于功能网络计算得到的社团结构与认知功能存在紧密关系;与脑相关的疾病患者往往能够检测出其功能网络拓扑结构的异常。然而,这些脑功能网络分析研究大多是将脑功能网络看成是扫描时间的平均描述。实际上,大脑的神经活动往往在几秒或十几秒内就会发生变化,各个脑区之间进行信息交互的模式也随之改变。以往的脑功能网络分析研究没有考虑脑功能网络的上述"动态"特性,无法获取整个扫描期间脑功能网络的变化信息。而功能网络的这些变化信息与个体本身的精神状态、认知情况及大脑健康状况有着直接关联。因此,研究脑功能网络"动态"特性就显得极为重要。

1.1　脑"动态"可变性研究概述

1.1.1　研究现状

迄今为止,脑功能网络的研究从某种程度上可以分为两类,即"静态"脑功能网络分析和"动态"脑功能网络分析。尽管以往的"静态"脑功能网络分析研究忽略了脑功能网络的"动态"特性,但仍取得了一些重要的成果。

在"静态"脑功能网络研究中,Rosenberg 等人使用持续注意力任务下的脑功能网络来衡量一个人的注意力性能,发现此任务下的脑功能网络可以预测个体性能差异和临床症状,结果表明全脑功能网络是一种适用的神经标记。Finn 等人发现脑功能网络可以准确识别来自人类连接体项目的被试者,可以预测智力水平,并且与个体行为有紧密联系。Andric 等人在音调序列实验下,发现健康被试(HC)脑功能网络的拓扑特性发生了变化,包括模块化程度、模块数量、度分布、分区结构,说明脑功能网络特征虽然可能受到脑结构的限制,但并不是完全由它们决定的(临时的环境刺激就会影响脑功能网络的拓扑特性)。Godwin 等人在一个简单的蒙面目标检测任务下测试了健康被试者的意识指标变化,结果发现视觉目标意识的指标变化与脑功能网络模块化降低有关,说明人类意识与脑功能网络状况相关。Nan 等人采用小世界特性、网络效率和节点中心度等指标,测量了功能性消化不良患者和健康对照人群两组被试的脑功能网络,发现功能性消化不良患者的大脑网络拓扑结构发生变化。Mueller 等人通过重复测量静息态 fMRI 来探索不同被试之间的连通性差异,发现个体间变化与进化皮质扩张程度有关。

从以上研究可以看出,人类大脑功能网络与个体的注意力、情绪、认知状态、精神状态、结构的退化等都有紧密关系。但是,以往的脑功能网络分析是基于整个fMRI的采集时间段进行的,均把大脑看成是扫描时间的平均描述,认为大脑在特定时间段内的功能网络是"静态"的、"不变"的。事实上,大脑异常活跃,其变化可能发生在几秒到几十秒的时间范围内,因此,以往的脑功能网络处理无法处理整个扫描期间脑功能网络的"动态"变化信息,会遗漏重要的信息。当前,一些研究已经通过滑动时间窗技术发现大脑活动具有非平稳性,并且在不同时间尺度上脑区活动存在变化。

与"静态"脑功能网络的研究相比,"动态"脑功能网络的研究还相对较少。2012年,Esterman等人采用滑动时间窗技术来观察健康人群在渐进式连续表现任务下大脑的"动态"变化,从而探索持续注意力期间大脑反应时间变化、注意力缺失和大脑活动之间的关系。他们发现反应时间稳定性与默认网络(Default Mode Network,DMN)活动呈正相关。2014年,Kucyi等人使用滑动时间窗技术探索DMN中大脑神经活动变化与幻想的关系,结果发现健康被试的幻想频率量表与DMN"动态"功能连接变化呈正相关。2016年,Zhang等人基于滑动时间窗技术提出了一种新的方法,即给定脑区的相关分析法,用来描述了给定脑区的"动态"变化,他们发现在这个过程中脑区又"动态"重组为不同的功能模块,这可能反映了大脑的灵活性和适应性。2018年,Liu等人使用多模态fMRI数据和滑动时间窗分析技术,系统地检查了个体的"动态"变化,发现个体的"动态"特征可以成功地识别个体,并进一步显著地预测个体的认知表现。

从以上研究可以看出,脑功能网络"动态"特性分析可以揭示出人类的认知行为,反映大脑神经活动的重要信息。但当前大多数研究是从时间流的整体变化来进行的,描述的是整个扫描时间内脑网络的变化情况,存在度量不精确的问题。

综上所述,对人类大脑功能活动的"静态"和"动态"研究都有重要的意义。然而,脑功能网络"静态"特性分析的研究无法观察人脑活动的"动态"变化,而现有的"动态"特性分析研究方法又存在度量不精确的问题。因此,为了克服以上缺点,本章采用人脑功能网络"动态"特性分析方法展开研究。

1.1.2　主要研究内容和创新点

1.1.2.1　主要研究内容

本章基于静息态fMRI数据,结合滑动时间窗技术,采用逐时间窗分析方法,评估脑网络"动态"特性,包括脑节点的时间可变性、连接的时间可变性、模块化特性等,试图探索多种度量人脑功能网络"动态"特性更为精确的方法,为人脑影像学研究提供技术保障,也为临床上与脑相关疾病的中枢基础研究奠定基础。本章的主要研究内容如下。

(1)提出一种基于连接强度分析的脑节点时间可变性测量方法。首先基于静息态fMRI数据,采用滑动时间窗技术进行时间段划分,其次借助图论分析方法构建不同时间段上的人脑功能网络,再次通过行平均或列平均方法获得各个脑节点强度,最后通过每个时间段上各个脑节点的变化值来测量脑节点时间可变性。

(2)提出一种基于逐时间窗分析的脑功能连接时间可变性度量方法。首先构建静息态不同时间窗下的人脑功能网络,其次对每条边(即连接)对应在各个网络中的值进行提取,画出功能连接的时间序列,再次求得每个时间点的斜率绝对值并求和;最后通过每个时间段上各个连接的变化值来测量脑连接时间可变性。

(3) 脑节点和脑连接时间可变性测量方法在肠易激综合征(Irritable Bowel Syndrome, IBS)中的应用。基于fMRI数据,采用本章所提出的脑功能网络"动态"特性度量方法,以IBS患者为研究对象,合理设定滑动时间窗,分析不同时间点上脑网络的变化情况,并与健康被试进行对比,一方面验证本章所提出的度量方法的精确性和有效性,另一方面为IBS患者的中枢病理机制提供一定的影像学证据。

1.1.2.2　创新点

本章的创新点如下。

(1) 提出了一种基于连接强度分析的脑节点时间可变性测量方法,点到点度量脑节点的时间可变性。脑节点的连接强度分析将大脑看成不同区域相互关联的整体,克服了以往研究主要局限于脑节点及脑节点附近区域内大脑活动值变化这一缺点,从脑节点信息交互强度的整体变化进行测量,不再将大脑节点看作孤立的节点,而是看作大脑整体信息交互系统中的重要组成部分。

(2) 提出了一种基于逐时间窗分析的脑功能连接时间可变性度量方法,精确度量脑连接的时间可变性。该方法将每个时间窗的变化值相加,且考虑到功能连接在每个时间窗上的变动,使得获取的脑功能活动"动态"重构信息更精准。

(3) 基于脑-肠互动机理,以肠易激综合征患者为研究对象,采用本章的两种方法进行脑功能网络"动态"特性分析。截至目前还没有对IBS患者的中枢"动态"特性进行研究的报道。本章研究不仅能在一定程度上揭示IBS患者中枢"动态"特性机制,而且能够验证本章所提出的人脑网络时间可变性测量方法的有效性。

1.2　相关基础知识

1.2.1　脑成像技术

目前,脑成像技术的出现极大地推动了脑科学的研究进程。主要的脑成像技术有磁共振成像技术(主要包括fMRI、T1像和DTI(Diffusion Tensor Imaging))、脑电图(Electroencephalography,EEG)、脑磁图(Magnetoencephalography,MEG)、计算机断层成像(Computed Tomography,CT)等。这些脑成像技术均可以在一定程度上反映人脑的健康状况,如图1-1所示。fMRI是利用血氧水平依赖对比度进行功能磁共振成像,研究不同脑区之间的功能信息交互;T1像是通过不同组织的纵向弛豫时间的差异,刻画出大脑不同组织的结构信息;DTI是基于水分子弥散的各向异性原理,描述脑白质神经纤维结构,从而获得大脑的结构连接信息;EEG是测量大脑神经元内离子电流引起的电压波动,从而获取大脑在一段时间内自发电活动的记录;MEG记录大脑中自然产生电流所产生的磁场,从而绘制大脑活动图;CT是记录静脉注射对比剂在选定层面内每一像素密度随时间变化的情况,从而分析器官组织的形态图像。在所有脑成像技术中,磁共振成像技术因具有较高的分辨率,且无辐射等优势而被广泛应用。因此,本章的人脑功能网络"动态"特性分析方法研究主要是基于功能磁共振成像进行的。

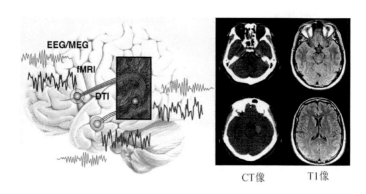

CT像　　　　　T1像

图 1 - 1　脑成像技术图

1.2.2　功能磁共振原理

功能磁共振成像是通过检测血液流动的变化来测量大脑活动的。这种成像技术依赖大脑血液流动和神经元激活的耦合这一事实。1990 年,日本的 Seigi Ogawa 等人报告了血氧水平依赖对比度(Blood Oxygen Level Dependent,BOLD),即通过描述脑细胞消耗血流变化来绘制人脑和其他动物大脑的神经活动。当大脑的某个区域被激活时,流向该区域的血液流量也会增加。大约 2 s 后含氧的血取代了脱氧的血。在回落到最初的水平(通常略低于目标)之前,这个值会在 4~6 s 内升至峰值。红细胞中的血红蛋白分子携带氧气。脱氧血红蛋白比含脱氧血红蛋白更具磁性(顺磁性),而后者实际上是抗磁性的。抗磁血液对磁共振信号的干扰较少,这种差异导致了磁共振信号的变化。这种变化可以映射到大脑中,从而显示哪些神经元是活跃的。该成像方式称为血氧水平依赖功能成像。

功能磁共振成像数据可以分为静息态 fMRI 数据和基于任务 fMRI 数据。静息态 fMRI 数据是指被试全身放松躺在磁共振扫描仪中,保持清醒状态,且不做任何任务的扫描;基于任务 fMRI 数据是让被试在磁共振扫描仪里完成设计好的任务(如动手指、答题),同时采集被试的脑功能活动图像,然后将得到的脑功能活动图像数据与设计的任务序列进行比对,找到设计一致的活动脑区,从而定位出与该任务对应的脑功能激活区域。本章的脑功能网络分析均是基于静息态 fMRI 数据进行的。

1.2.3　脑功能网络分析

大脑由数千亿个神经元细胞构成,这些神经元细胞之间通过大约 10^{15} 个突触相互连接,形成了一个高度复杂的脑网络。而这个高度复杂的脑网络是大脑进行信息传递和功能认知的基础。在图论上,一个网络是由脑节点和边构成的整体。同样地,脑网络也由脑节点和边构成,即由脑区(脑节点)和脑连接构成,如图 1 - 2 所示。从不同尺度来看,脑节点可能为神经元、局部场电位、感兴趣脑区等,而边则对应着神经元之间的电连接或化学连接,或各局部场电位之间、感兴趣脑区之间的相互关系(如相关性),这些连接或相关强度值为边的权重,即连接强度。

要基于静息态 fMRI 数据对脑网络进行研究,就离不开数据的预处理、脑功能网络的构建和脑网络特性分析等步骤。

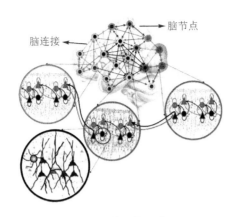

脑连接 ← 脑节点

图 1 - 2 脑网络示意图

1.2.3.1 静息态 fMRI 数据预处理

静息态 fMRI 数据在采集过程中往往容易受到外界因素的影响,如被试头动、外界电磁信号的干扰等。为了能够尽可能地消除噪声的干扰,最大限度地保留数据中的神经信号,提高信噪比,首先将采集的静息态 fMRI 数据进行以下预处理:层间校正、头动校正、空间标准化、空间平滑、带通滤波。

(1)层间校正。扫描全脑,获得连续的成像,层与层之间的时间序列在一个 TR 时间段内有偏差,而层间校正就是消除这种层间的时域偏差。

(2)头动校正。在静息态 fMRI 数据采集过程中,被试者头部可能会移动,而轻微的头动也会对信号造成影响,因此有必要进行头动校正。如果头动幅度过大,那么须丢弃此被试数据。

(3)空间标准化。因每个被试大脑大小、形状不同,所以将每个被试大脑配准到标准空间(Montreal Neurological Institute,MNI),从而消除个体差异,方便被试对比操作。

(4)空间平滑。图像在重建过程中可能会产生噪声,以及不同被试的大脑结构可能会有细微差别,而空间平滑可以提高信噪比,消除上述结构差异。本章采用高斯平滑对图像进行平滑处理。

(5)带通滤波。在静息态 fMRI 数据时间序列经过高斯空间平滑、去线性化后,使用 $0.01\sim0.08$ Hz 的带通滤波来消除低频和高频噪声的影响。

1.2.3.2 脑功能网络构建

脑功能网络构建包括脑节点的划分和脑连接的计算。脑节点来自解剖结构,或根据图谱进行分割(Automated Anatomical Labeling,AAL)得到。脑连接由不同脑节点的相互作用关系计算而来。详细的构建步骤如下。

(1)使用 AAL 模板将大脑划分为 90 个脑区,即脑节点。

(2)计算每个脑节点的时间序列。

$$\tau_i = \frac{1}{n_i}\sum_{q\in i}V_q \tag{1-1}$$

其中,τ_i 是指第 i 个脑节点的平均时间序列;V_q 是指第 i 个脑节点中第 q 个体素的时间序列;n_i 是第 i 个脑节点包含的体素数目;$i=1,2,\cdots,N$;$q=1,2,\cdots,n_i$。

(3)计算任意两个脑节点之间的皮尔森相关系数,得出脑节点之间的功能连接强度 $a_{i,j}$。

$$a_{i,j} = \mathrm{PearsonCorrelation}(\tau_i, \tau_j) \qquad (1-2)$$

其中,$a_{i,j}$ 是指脑节点 i 和脑节点 j 之间的功能连接强度;τ_i 是指脑节点 i 的静息态 fMRI 数据时间序列,$i = 1,2,\cdots,N$;τ_j 是指脑节点 j 的静息态 fMRI 数据时间序列,$j = 1,2,\cdots,N$。

1.2.3.3　脑网络特性分析

在现代社会,网络无处不在,如交通网络、社会关系网络、能源网络、社交网络等。虽然在交通、社会、能源等系统中的网络不同,但研究表明,这些不同系统中的网络却表现出相同的拓扑特性,这些拓扑特性可以揭示系统组织原理。脑功能网络拓扑特性包括集聚系数、最短路径长度、全局效率、局部效率、节点效率、模块化等。下面详细介绍各个网络性能指标的定义和计算方法。

(1)集聚系数。在图论中,聚类系数是一个衡量图中脑节点聚类程度的指标。网络中某一脑节点 i 的集聚系数 C_i 为该脑节点的邻居脑节点间实际相连的边的数目与最大可能相连的边的数目的比值,计算为

$$C_i = \frac{2e_i}{k_i(k_i - 1)} = \frac{\sum\limits_{j,k} a_{ij} a_{jk} a_{kj}}{k_i(k_i - 1)} \qquad (1-3)$$

其中,e_i 为脑节点 i 的邻居脑节点间实际相连的边的数目;k_i 为脑节点的度值。若两脑节点间有连接,则 a 为 1,否则为 0。

一个网络的集聚系数为网络中所有脑节点集聚系数的平均值,即

$$C = \langle C_i \rangle = \frac{1}{N} \sum_{i \in V} C_i \qquad (1-4)$$

其中,C_i 为脑节点的集聚系数;N 为网络中所有脑节点的数量。

(2)最短路径长度。最短路径是指网络中一个脑节点到另一个脑节点的最短路径,是快速传输信息的一条通路,也是衡量网络内部结构的一个重要参数。最短路径长度代表在网络中一条通路所连接的最少边数数目。一个网络的最短路径长度就是该网络中任意两脑节点最短路径长度的平均值,即

$$L = \frac{1}{N(N-1)} \sum_{i,i \in V, i \neq j} l_{ij} \qquad (1-5)$$

其中,N 为网络中的脑节点数目;l_{ij} 为网络中任意两脑节点间的最短路径长度。

(3)全局效率。全局效率度量网络中节点间信息传递的速度。它衡量的是信息并行传播时整个系统的效率,即

$$E_{\mathrm{glob}}(G) = \frac{1}{N(N-1)} \sum_{i,i \in G, i \neq j} \frac{1}{l_{ij}} \qquad (1-6)$$

其中,l_{ij} 表示网络 G 中脑节点 i 和脑节点 j 之间的最短路径长度。可以很明显地看出,脑节点间的最短路径越短,整个网络的全局效率就越高,即网络节点间的信息传递效率就越快。

(4)局部效率。集聚系数和局部效率考量的是网络局部信息传递的效率。而集聚系数只考虑网络中与相邻节点直接连接的情况,因此有人提出了局部效率这一概念。网络中某一脑节点 i 的局部效率计算公式为

$$E(i) = \frac{1}{N_{G_i}(N_{G_i} - 1)} \sum_{j,k \in G, j \neq k} \frac{1}{l_{jk}} \qquad (1-7)$$

其中,G_i 为网络中任一脑节点 i 的邻居脑节点构成的子网络;l_{jk} 为网络中脑节点 j 到达脑节

点 k 所经过的连接最少的一条通路,也就是这两脑节点间的最短路径。

而一个网络的局部效率就是该网络中所有脑节点局部效率的平均值,即

$$E_{\mathrm{loc}} = \frac{1}{N} \sum_{i \in G} E(i) \qquad (1-8)$$

其中,$E(i)$ 表示脑节点 i 的局部效率;N 表示网络中总的脑节点数目。

(5)节点效率。节点效率是指网络中某一脑节点 i 与该网络中其他所有脑节点距离的倒数的和的平均值,即

$$E_{\mathrm{nodal}}(i) = \frac{1}{N-1} \sum_{i,j \in G, i \neq j} \frac{1}{l_{ij}} \qquad (1-9)$$

其中,l_{ij} 表示网络中脑节点 i 到脑节点 j 的最短路径长度。节点效率越大,表明脑节点在整个网络的信息传递中起的作用就越大。

(6)模块化。网络中的模块是密集连接的脑节点集群,又称网络社团。模块通过网络分解为既独立又互相联系的集团,且模块内部强耦合但外部仅弱耦合。这种模块化结构使具有不同功能的模块可以在不影响其他模块的情况下相对独立地演化发展,也可以更加精确地定位和区分脑节点的功能和作用。比如,有些脑节点在一个模块内异常活跃,但在整个网络中却并非如此;也有些脑节点在整个网络中发挥着巨大的作用,传递着模块间的信息,但在其模块内部却作用有限。Newman 和 Girvan 定义了模块化,指的就是网络中社团内部各顶点的连边数占整个网络连边数的比值,减去任意一个随机网络中社团内部各顶点的连边数占整个网络连边数的比值的期望值。这里构造随机网络的方法为,保持每个脑节点的社团属性和脑节点的度值不变,将网络中的边进行随机连接。所以,模块化函数就可以按式(1-10)进行计算:

$$Q = \frac{1}{4m} \sum_{ij} \left(A_{ij} - \frac{k_i k_j}{2m} \right) (s_i s_j + 1) = \frac{1}{4m} \sum_{ij} \left(A_{ij} - \frac{k_i k_j}{2m} \right) s_i s_j \qquad (1-10)$$

其中,k_i,k_j 分别是指网络中脑节点 i 和脑节点 j 的度值;若脑节点 i 和脑节点 j 互为邻居脑节点,则 A_{ij} 为 1,否则为 0;若脑节点 i 和脑节点 j 属于同一个模块,则 $(s_i s_j + 1)$ 为 0,否则为 1;m 表示网络中的总边数;$k_i k_j / 2m$ 表示随机网络中脑节点 i 和脑节点 j 之间边数的期望值。

1.3　脑节点时间可变性测量方法

1.3.1　脑节点概述

脑节点是指大脑的结构区域,每个脑节点具有特定的功能。静息态 fMRI 数据能够呈现出脑节点随时间变化的功能活动规律。通过分析静息态下的脑节点,有可能揭示人类大脑神经机制的复杂机理。在过去,脑节点的研究主要是基于该脑节点或其附近区域内大脑活动值的改变,局限于局部变化的测量。事实上,人脑是个复杂的系统,大脑中各个区域之间是存在信息交互的,这种信息交互构成了个体本身的脑功能系统,并与个体的认知、情感、感知、疼痛、运动等各类行为表现和健康状况有着紧密的联系。因此,将对脑节点的研究扩展到整个大脑系统,从给定脑节点与其他脑节点之间信息交互的角度进行脑节点的研究(即基于脑功能连接的研究)具有重要的意义。

之前的许多研究将静息态 fMRI 数据看成是在扫描期间内脑系统的状况不发生改变,也

就是说,此类研究是基于人脑功能活动"静态"假设的。然而,人类大脑非常复杂,其功能活动无时无刻不在变化,这种大脑的"动态"变化特性已经被认为是与脑疾病相关的重要指标,可能作为临床上诊断的辅助参数。当前,仅有的脑节点时间可变性研究要么局限于局部测量,要么存在特定状况下会发生错误的缺点,因此,如何对脑节点进行更精准的测量成为目前人脑"动态"特性研究中亟待解决的关键技术问题。

1.3.2　静息态 fMRI 数据采集

经过一系列筛选,第一部分研究对象中的健康被试包括 39 名女性,22 名男性,共计61 人。采集的个人信息指标包括年龄、身高、体重、性别,以及每一指标的平均值和标准值,详情如表 1-1 所列。

表 1-1　研究所涉及的健康被试人口统计学信息

指　标	健康被试($n=61$)
性别(女/男)	39 人/22 人
年龄/岁	22.3279 ± 1.0912
体重/kg	52.0984 ± 7.3637
身高/cm	162.1475 ± 7.2683

静息态 fMRI 数据是由德国西门子公司的 3T 磁共振扫描仪测得。每个被试都采集了梯度平面回波成像序列,其参数如下。

重复时间:2 s;翻转角度:90°;回波时间:30 ms;矩阵大小:64×64;视野范围:240 mm×240 mm;平面空间分辨率:3.75 mm×3.75 mm;层厚度:5 mm;切片数目:30;时间点数目:180。在扫描过程中,被试被要求保持清醒并处于放松状态,同时使用乌龙头线圈和泡沫垫子固定头部避免头动。

1.3.3　静息态 fMRI 数据预处理

为了消除或降低与研究内容无关的噪声影响,提高数据的信噪比和有效性,需要对静息态 fMRI 数据进行预处理,各预处理的详细作用见 1.2.3.1 节。本研究所涉及的预处理步骤、设计参数和使用的工具详情如下。

在 1.2.3 节研究中,静息态 fMRI 数据的预处理是基于 Gretna 软件包实现的。主要步骤如下。

(1)将静息态 fMRI 的原始 DICOM 数据转换为 NIFTI 数据。

(2)删除前 10 时间点体素的时间序列。

(3)时间层校正。

(4)头动校正,且须删除头动较大的被试数据(移动>1.5 mm 或者旋转角度>1.5°)。

(5)将校正后的数据配准到 MNI 空间,取样大小为 3 mm×3 mm×3 mm。

(6)空间平滑(FWHM=4 mm),去线性漂移及带通滤波(0.01~0.08 Hz)。

1.3.4　"动态"脑功能网络构建

1.2.3.2 节已经介绍了脑网络的构建步骤,该步骤主要是"静态"脑功能网络构建的过程。

"动态"脑功能网络的构建与其相比,有一定的差异,其示意图如图 1 - 3 所示。

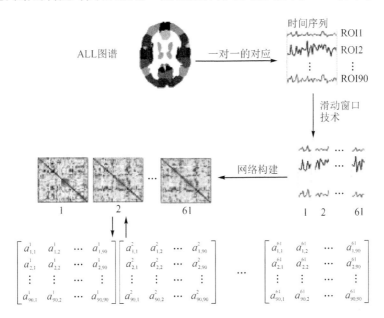

图 1 - 3 "动态"脑功能网络构建示意图

"动态"脑功能网络的构建步骤如下。

(1) 采用滑动时间窗技术对每个被试的静息态 fMRI 数据进行"动态"时间段划分。设定时间窗的个数为 T,窗宽为 W,步长为 L;每个时间窗对应的时间节点为 t,将每个被试经过预处理的数据分割为重叠的 T 个时间段,则每段的长度为 W,相邻时间窗相差 L。

滑动时间窗技术涉及窗宽和步长两个参数。选取较小的窗宽,虽然能够更好地探测功能连接的瞬时变化,但容易将一些由噪声等引起的虚假变化误认为是功能连接的变化;选取较大的窗宽可以得到比较稳定的功能连接关系,但对功能连接在时间上的变化不太敏感。有研究表明,窗口大小设定在 30~60 s 获取的大脑网络拓扑比较稳定。因此本章选择的窗口大小为 50 s。

(2) 选定一个脑模板,将整个大脑划分成 N 个脑区,每个脑区对应一个节点,即 N 个脑节点。

(3) 针对每个时间段,计算每个脑节点的时间序列,即

$$\tau_i = \frac{1}{n_i} \sum_{q \in i} V_q \qquad (1-11)$$

其中,τ_i 是指第 i 个脑节点的平均时间序列;V_q 是指第 i 个脑节点中第 q 个体素的时间序列;n_i 是指第 i 个脑节点包含的体素数目;$i=1,2,\cdots,N$;$q=1,2,\cdots,n_i$。

(4) 计算任意两个脑节点之间的皮尔森相关系数,得出每个时间段的两两脑节点之间的功能连接强度 $a_{i,j}^{mt}$,即

$$a_{i,j}^{mt} = \text{PearsonCorrelation}(\tau_i, \tau_j) \qquad (1-12)$$

其中,$a_{i,j}^{mt}$ 是指第 m 个被试第 t 个时间段点下脑节点 i 和脑节点 j 之间的功能连接强度;τ_i 是指脑节点 i 的静息态 fMRI 数据时间序列,$i=1,2,\cdots,N$;τ_j 是指脑节点 j 的静息态 fMRI 数据时间序列,$j=1,2,\cdots,N$。

(5) 两两脑节点的功能连接强度构成脑功能连接矩阵。

$$\boldsymbol{A}_t^m = \begin{bmatrix} a_{1,1}^{mt} & a_{1,2}^{mt} & \cdots & a_{1,N}^{mt} \\ a_{2,1}^{mt} & a_{2,2}^{mt} & \cdots & a_{2,N}^{mt} \\ \vdots & \vdots & \cdots & \vdots \\ a_{N,1}^{mt} & a_{N,2}^{mt} & \cdots & a_{N,N}^{mt} \end{bmatrix} = \begin{bmatrix} \boldsymbol{B}_{t1}^m & \boldsymbol{B}_{t2}^m & \cdots & \boldsymbol{B}_{tN}^m \end{bmatrix} \tag{1-13}$$

其中，$\boldsymbol{A}_t^m$ 表示第 m 个被试第 t 个时间段的脑功能连接矩阵；$\boldsymbol{B}_{ti}^m = \begin{bmatrix} a_{1,i}^{mt} \\ a_{2,i}^{mt} \\ \vdots \\ a_{N,i}^{mt} \end{bmatrix}$ 表示第 m 个被试第 t

个时间段下第 i 个脑节点的功能连接强度构成的向量。

（6）对每个时间窗的相关性矩阵进行费希尔 Z 变换，使其接近正态分布。

1.3.5　脑节点时间可变性度量

1.3.5.1　相关分析法

基于上述"动态"脑功能网络，本章将研究脑功能网络中节点的时间可变性和脑连接的时间可变性。本节只涉及脑节点时间可变性的研究，脑连接时间可变性的研究在 1.4 节中详细介绍。在现有的脑功能网络"动态"特性的研究中，Zhang 等人提出了一种中间尺度分析，即相关分析法，这种方法描述了脑区或脑节点的时间变化。具体过程如下。

针对每个被试的所有时间节点下的脑功能连接矩阵 $\boldsymbol{A}_1^m, \boldsymbol{A}_2^m, \cdots, \boldsymbol{A}_T^m$，计算所有脑节点的时间可变性。

$$\mathrm{CD}_i^m = \frac{g(\boldsymbol{B}_{1i}^m, \boldsymbol{B}_{2i}^m, \cdots, \boldsymbol{B}_{Ti}^m)}{\dfrac{T!}{2!(T-2)!}} \tag{1-14}$$

其中，$g(\boldsymbol{B}_{1i}^m, \boldsymbol{B}_{2i}^m, \cdots, \boldsymbol{B}_{Ti}^m)$ 表示第 m 个被试第 i 个脑节点的从 1 到 T 两两时间段下连接强度向量之间的皮尔森相关系数之和；T 表示总共有 T 个时间节点；CD_i^m 代表第 m 个被试第 i 个脑节点的时间可变性。

利用这种方法最终可以得到所有被试所有脑节点的时间可变性。这种方法度量了脑节点的时间可变性，在一定程度上揭示了脑功能网络中脑节点的"动态"变化，但也存在弊端。例如，变化同步性较高的两个脑节点相关值较大，而变化同步性较低的两个脑节点相关值较小甚至为零。变化同步性为零不代表脑节点没有变化，变化同步性较低不代表脑节点变化很小，相反很有可能发生了显著变化。因此，相关分析法不能准确反映所有脑节点的"动态"变化，甚至检测不出某些脑节点的时间变化，存在脑节点时间变化度量不精确的问题。

1.3.5.2　节点强度斜率分析法

为了解决脑节点时间变化度量不精确的问题，本书提出了一种基于连接强度分析的节点强度斜率分析法，此方法可度量脑节点的时间可变性，使度量更加精确，具体步骤如下。

（1）针对每个被试的所有时间节点下的脑功能连接矩阵 $\boldsymbol{A}_1^m, \boldsymbol{A}_2^m, \cdots, \boldsymbol{A}_T^m$，首先计算 $\boldsymbol{A}_t^m$ 的列平均，得到每个被试的每个脑节点强度，即

$$\mathbf{NS}_t^m = \left[\sum_{i=1}^{N} a_{i,1}^{mt} \quad \sum_{i=1}^{N} a_{i,2}^{mt} \quad \cdots \quad \sum_{i=1}^{N} a_{i,N}^{mt} \right] = \begin{bmatrix} \varepsilon a_1^{mt} & \varepsilon a_2^{mt} & \cdots & \varepsilon a_N^{mt} \end{bmatrix} \tag{1-15}$$

其中,$\mathbf{NS}_t^m$ 表示对第 m 个被试第 t 个时间段的脑功能连接矩阵进行列平均得到的脑节点强度矩阵;εa_i^{mt} 表示第 m 个被试第 t 个时间段下第 i 个脑节点的强度。

(2) 对每个被试作出每个脑节点强度值随着时间窗变化的曲线 $y_i^m(t)$,如图 $1-4$ 所示。

$$y_i^m(t) = \left[\varepsilon a_i^{m1}, \varepsilon a_i^{m2}, \cdots \varepsilon a_i^{mT} \right] \tag{1-16}$$

其中,$y_i^m(t)$ 表示第 m 个被试第 i 个脑节点强度随时间窗变化的"动态"曲线。

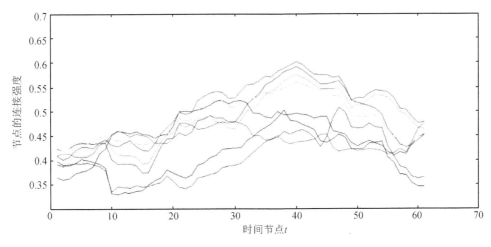

图 1 - 4　脑节点强度值随着时间窗变化曲线图

(3) 对每个被试,基于每个脑节点强度的"动态"变化曲线,计算每个时间窗的斜率 k_i^{mt},即

$$k_i^{mt} = \begin{cases} \dfrac{\left| \varepsilon a_i^{m(t+1)} - \varepsilon a_i^{mt} \right|}{(t+1) - t}, t < T \\ \dfrac{\left| \varepsilon a_i^{mt} - \varepsilon a_i^{m(t-1)} \right|}{(t+1) - t}, t = T \end{cases} = \begin{cases} \left| \varepsilon a_i^{m(t+1)} - \varepsilon a_i^{mt} \right|, t < T \\ \left| \varepsilon a_i^t - \varepsilon a_i^{m(t-1)} \right|, t = T \end{cases} \tag{1-17}$$

其中,m 表示第 m 个被试;i 表示第 i 个脑节点;t 表示第 t 个时间窗;T 表示共有 T 个时间窗。

(4) 基于每个时间窗斜率 k_i^{mt},求每个被试的脑节点强度斜率矩阵 $\boldsymbol{K}^m$,即

$$\boldsymbol{K}^m = \left[\dfrac{\sum\limits_{t=1}^{T} k_1^{mt}}{T} \quad \dfrac{\sum\limits_{t=1}^{T} k_2^{mt}}{T} \quad \cdots \quad \dfrac{\sum\limits_{t=1}^{T} k_N^{mt}}{T} \right] = \left[\mathrm{SD}_1^m \quad \mathrm{SD}_2^m \quad \cdots \quad \mathrm{SD}_N^m \right] \tag{1-18}$$

其中,SD_i^m 表示第 m 个被试第 i 个脑节点的时间可变性,N 表示共有 90 个脑区或脑节点。

1.3.5.3　相关分析法与节点强度斜率分析法比较

为了对比上述两种方法,建立一个二值网络模型,以 8 个脑节点为例观察其随时间变动的情况,如图 $1-5$ 所示。从图 $1-5$ 可以看出,脑节点 5 在每个时间点下都有变动;脑节点 1 和脑节点 2 分别在时间点 3、时间点 4 和时间点 5 下有变动;脑节点 4 在时间点 2、时间点 3 和时间点 4 下有变动;脑节点 3 在时间点 3 和时间点 4 下有变动;脑节点 6 在时间点 6 下有变动。由此可见,脑节点 5 变化最多,其次是脑节点 1。因此,实际上脑节点的时间可变性从高到低的顺序应依次为:脑节点 5 > 脑节点 1 = 脑节点 2 = 脑节点 4 > 脑节点 3 > 脑节点 6 > 脑节点 7 = 脑节点 8。

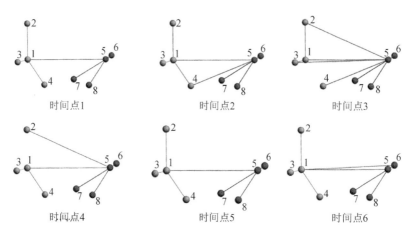

图 1-5 脑节点模拟图

基于上述模拟网络,分别采用节点强度斜率分析法和相关分析法度量网络中脑节点的"动态"变化,其中,节点强度斜率分析法度量步骤同 1.3.5.1 节一致,相关分析法的度量步骤同 1.3.5.2 节一致。

这两种方法的详细度量结果如表 1-2 所列。从表 1-2 中可以看出,使用节点强度斜率分析法度量的时间可变性与实际结果基本一致;使用相关分析法度量的时间可变性存在偏差,比如,脑节点 5 和脑节点 1 的时间可变性本来最高,而该方法测得的时间可变性小于脑节点 4 和脑节点 2。从中可以看出,在二值网络模型下,当前研究所提出的节点强度斜率分析法比相关分析法检测结果更准确。这是由于相关分析法是从时间流整体变化的角度来度量"动态"变化,而节点强度斜率分析法是从点到点的角度分析时间变化。

表 1-2 模拟实验 1 的脑节点时间可变性度量结果

节点强度斜率分析法			相关分析法		
脑节点	BRTV	变化次数	脑节点	BRTV	变化次数
5	0.15	4	4	0.343 7	3
1	0.1	4	2	0.343 7	3
4	0.05	3	5	0.318 4	4
2	0.05	3	1	0.224 1	4
3	0.05	2	6	0.115 1	1
6	0.025	1	7	0	0
7	0	0	8	0	0
8	0	0	3	—	2

BRTV:节点的时间可变性;变化次数为脑节点的实际变化次数。

然而,在有些模型下,节点强度斜率分析法也存在缺点,如图 1-6 节点模拟图所示。脑节点 2 在时间点 4 和时间点 5 下有变动,脑节点 4 在时间点 2 和时间点 4 下有变动,因此这两个脑节点是具有时间可变性的。然而,当分别采用节点强度斜率分析法(步骤同 1.3.5.1 节)和相关分析法(步骤同 1.3.5.2 节)度量网络中脑节点的时间变化后,节点强度斜率分析法度量的结果却展示出脑节点 2 和脑节点 4 的时间可变性为零,度量结果如表 1-3 所列。这说明节点强度斜率分析法无法检测其时间可变性。

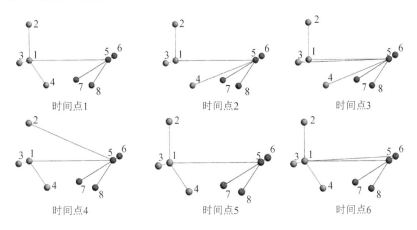

图 1-6 节点模拟图

表 1-3 模拟实验 2 的脑节点时间可变性度量结果

节点强度斜率分析法			相关分析法		
脑节点	BRTV	变化次数	脑节点	BRTV	变化次数
5	0.1	4	4	0.457 1	2
1	0.05	4	2	0.285 7	2
3	0.05	1	5	0.284 0	4
6	0.025	1	1	0.271 3	4
2	0	2	6	0.115 1	1
4	0	2	7	0	0
7	0	0	8	0	0
8	0	0	3	—	2

BRTV:脑节点的时间可变性;变化次数为脑节点的实际变化次数。

相同的方法在不同的二值网络模型中为什么会有这种差异呢?这是由于二值网络自身的限制,因为脑节点的时间可变性值在逐时间点斜率分析时会出现相邻时间点下脑节点时间可变性值相抵消的可能。相关分析法无法检测出脑节点 3 的时间可变性,但却可以补充上述节点强度斜率分析法中的"可变性相抵消"缺陷。为了解决这些问题,可以结合这两种方法综合分析脑节点的时间可变性,这样得到的度量结果既精确又全面。

1.3.5.4 脑节点时间可变性分析

为了能够精确、全面地度量脑节点的时间变化,本研究将相关分析法和新提出的节点强度斜率分析法相结合,综合度量脑节点时间可变性。具体分析步骤如下。

(1) 对由相关分析法求得的每个被试的所有脑节点时间可变性 CD_i^m 按降序排列,取前 20 位的脑节点组成集合 SS_1^m,取位于后 20 位的脑节点组成集合 SS_2^m。

（2）50％以上的 SS_1^m 中均存在的脑节点是相关分析法求得的时间可变性较高的脑节点，这些脑节点组成集合 SS_1；50％以上的 SS_2^m 中均存在的脑节点是相关分析法求得的时间可变性较低的脑节点，这些脑节点组成集合 SS_2。

（3）由每个人脑节点的节点强度斜率分析法得到节点强度斜率矩阵 $\boldsymbol{K}^m$，对其所有脑节点时间可变性 SD_i^m 按降序排列，取位于前 20 位的脑节点组成集合 SR_1，取位于后 20 位的脑节点成集合 SR_2。

（4）50％以上的 SR_1^m 中均存在的脑节点判定为节点强度斜率分析法求得的时间可变性较高的脑节点，这些脑节点构成集合 SR_1；50％以上的 SR_2^m 中均存在的脑节点判定为节点强度斜率分析法求得的时间可变性较低的脑节点，这些脑节点构成集合 SR_2。

（5）对集合 SS_1 和 SR_1 取交集，交集中的元素判定为时间可变性较高的脑节点；对集合 SS_2 和 SR_2 取交集，交集中的元素判定为时间可变性较低的脑节点。

1.3.6　健康被试脑节点时间可变性结果与讨论

通过上述步骤处理 61 名健康被试的静息态 fMRI 数据，获得脑节点时间可变性的情况，如图 1-7 所示。其中，时间可变性较高和较低的那些脑节点详细信息如表 1-4 和表 1-5 所列。从中可以看出，在健康被试中时间可变性较高的脑节点分布在右侧的中央沟盖、右侧的嗅皮质、左侧的中央后回、左侧的颞上回、双侧杏仁核和双侧的颞横回；时间可变性较低的脑节点分布在双侧额中回、双侧顶上回、双侧顶下缘角回、双侧楔前叶及右侧楔叶、左侧枕中回和左侧颞下回。

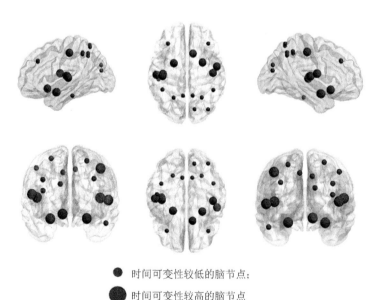

●　时间可变性较低的脑节点；

●　时间可变性较高的脑节点

图 1-7　脑节点时间可变性情况示意图

表 1 - 4　健康被试时间可变性较高的脑节点

序　号	脑　区	坐　标			左右脑 (L:左脑,R:右脑)
		x	y	z	
1	中央沟盖	52.65	−6.25	14.63	R
2	嗅皮质	10.43	15.91	−11.26	R
3	杏仁核	−23.27	−0.67	−17.14	L
4	杏仁核	27.32	0.64	−17.5	R
5	中央后回	−42.46	−22.63	48.92	L
6	颞横回	−41.99	−18.88	9.98	L
7	颞横回	45.86	−17.15	10.41	R
8	颞上回	−53.16	−20.68	7.13	L

表 1 - 5　健康被试时间可变性较低的脑节点

序　号	脑　区	坐　标			左右脑 (L:左脑,R:右脑)
		x	y	z	
1	额中回	−33.43	32.73	35.46	L
2	额中回	37.59	33.06	34.04	R
3	楔叶	13.51	−79.36	28.23	R
4	枕中回	37.39	−79.7	19.42	R
5	顶上回	−23.45	−59.56	58.96	L
6	顶上回	26.11	−59.18	62.06	R
7	顶下缘角回	−42.8	−45.82	46.74	L
8	顶下缘角回	46.46	−46.29	49.54	R
9	楔前叶	−7.24	−56.07	48.01	L
10	楔前叶	9.98	−56.05	43.77	R
11	颞下回	−49.77	−28.05	−23.17	L

脑节点的时间可变性描述了大脑区域随时间的功能变化情况。时间可变性较低意味着给定脑区的活动强度在整个扫描期间的变化很小，而时间可变性较高意味着给定脑区的活动强度在扫描期间的变化较大。在本研究中，主要有右侧的中央沟盖、右侧的嗅皮质、左侧的中央后回、左侧的颞上回、双侧杏仁核和双侧的颞横回脑区表现出较高的时间可变性。中央后回是躯体感觉高级中枢，参与躯体感觉运动机能，这个脑区显示出较高的时间可变性可能表明了人体在扫描期间不断感知外界信息，这符合大众对静息态的描述（清醒、放松又不集中思考一件事情）。颞横回和颞上回是听觉高级中枢，听觉神经从听觉感受器——内耳柯蒂氏器上行进入听觉低级中枢——内侧膝状体，最后投射到皮层颞叶。听觉皮层颞叶区对接收信息的总和产生反应。可以推断颞横回和颞上回时间可变性较高可能与人体静息态扫描期间磁共振扫描机器内的嘈杂环境有关。边缘系统功能复杂，既能感受神经系统传入的信息，又能对反射活动进

行调节。杏仁核是边缘系统中与情绪学习和记忆有关的重要脑区,接收来自多种模块和其他模态的信息,具有复杂的认知功能。本节采用基于连接强度分析的脑节点时间可变性测量方法检测出杏仁核具有高的时间可变性,这种高的时间可变性可能与杏仁核在不同时间内参与了多功能模块活动有关。虽然本节也求出了时间可变性较低的脑节点,但由于计算过程中将大量的负相关的连接置为0(负相关被大量学者认为意义不明),这种做法对于时间可变性较低的脑节点求解必然存在一定的误差,因此在本研究中将不对时间可变性较低的脑结果进行讨论。

1.4 脑功能连接时间可变性度量方法

1.4.1 脑功能连接概述

脑功能连接可评估大脑中不同区域之间的信息传递情况。通过对静息态下的脑功能连接进行检测和分析,有可能探测与人脑认知、脑疾病相关的复杂性机理。评估脑功能连接通常有连接强度值检测、脑网络的多属性测量等方法。然而,以往的评估方法是基于整个静息态fMRI数据的采集时间段进行的,这是基于这样一个连接"静态"假设:大脑在特定时间段内的功能网络是"静态"的、"不发生改变"的。事实上,人类大脑功能非常复杂,其大脑功能活动每时每刻都在发生变化,这种变化的状态与个人的精神状态、认知情况及大脑健康状况有直接关联。因此,对脑功能连接时间可变性进行度量具有重要的意义。

脑功能连接时间可变性可以获取脑运转"动态"变化信息,反映人类大脑随时间变化的"动态"重构情况,其已成为探寻与脑认知、脑疾病相关靶点的重要指标。然而,当前对"动态"脑功能连接的研究还很少,仅有的分析方法也主要是从时间流的整体变化来进行的,并不能对每个时间节点的变化情况进行检测评价,存在"动态"特性质量不精确的问题。因此,如何对脑功能连接的时间可变性进行更细致、精确、全面的度量成为目前人脑时间可变性研究中亟待解决的关键技术问题。

1.4.2 静息态 fMRI 数据采集

静息态 fMRI 数据采集参见 1.3.2 节,在此不再赘述。

1.4.3 静息态 fMRI 数据预处理

对静息态 fMRI 数据预处理的步骤参见 1.3.3 节,在此不再赘述。

1.4.4 "动态"脑功能网络构建

"动态"脑网络构建步骤参见 1.3.4 节,在此不再赘述。为了方便描述,特将每个时间窗下的功能连接矩阵改为如下形式:

$$\boldsymbol{B}_t^m = \begin{bmatrix} b_{11}^{mt} & b_{12}^{mt} & \cdots & b_{1N}^{mt} \\ b_{21}^{mt} & b_{22}^{mt} & \cdots & b_{2N}^{mt} \\ \vdots & \vdots & \cdots & \vdots \\ b_{N1}^{mt} & b_{N2}^{mt} & \cdots & b_{NN}^{mt} \end{bmatrix} \tag{1-19}$$

其中,$\boldsymbol{B}_t^m$ 表示第 m 个被试第 t 个时间窗的功能连接矩阵;b_{ij}^{mt} 表示第 m 个被试第 t 个时间窗下第 i 个脑节点和第 j 个脑节点之间的功能连接强度。

1.4.5　脑连接时间可变性度量

1.4.5.1　标准差法

基于上述"动态"脑功能网络,将研究脑功能网络中脑连接的时间可变性。在现有的脑功能网络"动态"特性研究中,有一种标准差法可描述脑连接的时间可变性。具体过程如下。

对每个被试所有时间窗下功能连接矩阵中的每个值对应求其标准差,得到每个被试的功能连接标准差矩阵 $\boldsymbol{B}^m$。

$$\boldsymbol{B}^m = \begin{bmatrix} \sqrt{\dfrac{\sum\limits_{t=1}^{T}(b_{11}^{mt}-\bar{b}_{11}^m)^2}{T}} & \sqrt{\dfrac{\sum\limits_{t=1}^{T}(b_{12}^{mt}-\bar{b}_{12}^m)^2}{T}} & \cdots & \sqrt{\dfrac{\sum\limits_{t=1}^{T}(b_{1N}^{mt}-\bar{b}_{1N}^m)^2}{T}} \\ \sqrt{\dfrac{\sum\limits_{t=1}^{T}(b_{21}^{mt}-\bar{b}_{21}^m)^2}{T}} & \sqrt{\dfrac{\sum\limits_{t=1}^{T}(b_{22}^{mt}-\bar{b}_{22}^m)^2}{T}} & \cdots & \sqrt{\dfrac{\sum\limits_{t=1}^{T}(b_{2N}^{mt}-\bar{b}_{2N}^m)^2}{T}} \\ \vdots & \vdots & \cdots & \vdots \\ \sqrt{\dfrac{\sum\limits_{t=1}^{T}(b_{N1}^{mt}-\bar{b}_{N1}^m)^2}{T}} & \sqrt{\dfrac{\sum\limits_{t=1}^{T}(b_{N2}^{mt}-\bar{b}_{N2}^m)^2}{T}} & \cdots & \sqrt{\dfrac{\sum\limits_{t=1}^{T}(b_{NN}^{mt}-\bar{b}_{NN}^m)^2}{T}} \end{bmatrix} =$$

$$\begin{bmatrix} DS_{11}^m & DS_{12}^m & \cdots & DS_{1N}^m \\ DS_{21}^m & DS_{22}^m & \cdots & DS_{2N}^m \\ \vdots & \vdots & \cdots & \vdots \\ DS_{N1}^m & DS_{N2}^m & \cdots & DS_{NN}^m \end{bmatrix} \tag{1-20}$$

其中,$\bar{b}_{ij}^m = \dfrac{\sum\limits_{t=1}^{T} b_{ij}^{mt}}{T}$ 是指第 m 个被试第 i 个脑区和第 j 个脑区之间的功能连接在所有时间窗下的平均值;DS_{ij}^m 是指用标准差求得的第 m 个被试在第 i 个脑区和第 j 个脑区之间的脑功能连接的时间可变性。

由此可以得到每个被试所有脑节点的时间可变性。标准差法考察了功能连接强度的聚集和离散程度,检测了功能连接强度在所有时间窗内围绕着平均值的整体波动情况。这种从时间流的整体变化来度量脑功能连接的时间可变性,并不能对每个时间节点的变化情况进行检测评价,存在脑连接时间可变性度量不细致的问题。

1.4.5.2　斜率法

为了解决脑连接时间可变性度量不细致的问题,本节提出了斜率法度量脑连接的时间可变性,使度量更加细致,具体步骤如下。

(1) 基于式(1-19),对每个被试作出每条功能连接强度随着时间窗变化的曲线,如图 1-8 所示,表示为 $y_{ij}^m(t)$:

$$y_{ij}^m(t) = [b_{ij}^{m1}, b_{ij}^{m2}, \cdots, b_{ij}^{mT}] \tag{1-21}$$

其中，$y_{ij}^m(t)$ 表示第 m 个被试第 i 个脑节点和第 j 个脑节点的功能连接随时间窗变化的曲线；b_{ij}^{mt} 表示第 m 个被试第 t 个时间窗下第 i 个脑节点和第 j 个脑节点的功能连接值。

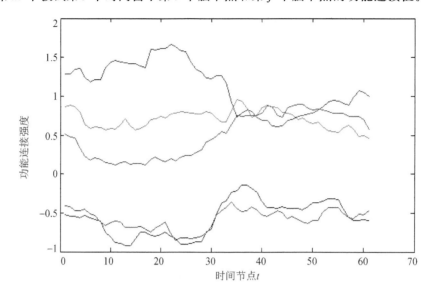

图 1 - 8　功能连接强度随时间窗变化曲线

（2）基于每条功能连接强度随着时间窗变化的曲线，计算每个被试每个时间窗的斜率 k_{ij}^{mt}：

$$k_{ij}^{mt} = \begin{cases} \dfrac{\left| b_{ij}^{m(t+1)} - b_{ij}^{mt} \right|}{(t+1) - t}, t < T \\ \dfrac{\left| b_{ij}^{mt} - b_{ij}^{m(t-1)} \right|}{(t+1) - t}, t = T \end{cases} = \begin{cases} \left| b_{ij}^{m(t+1)} - b_{ij}^{mt} \right|, t < T \\ \left| b_{ij}^{mt} - b_{ij}^{m(t-1)} \right|, t = T \end{cases} \quad (1-22)$$

其中，k_{ij}^{mt} 表示第 m 个被试第 i 个脑节点和第 j 个脑节点的功能连接强度随时间变化曲线在第 t 个时间窗的斜率。

（3）求所有时间窗斜率的平均值，得到每个被试的功能连接强度斜率矩阵 $\boldsymbol{K}^m$：

$$\boldsymbol{K}^m = \begin{bmatrix} \dfrac{\sum_{t=1}^{T} k_{11}^{mt}}{T} & \dfrac{\sum_{t=1}^{T} k_{12}^{mt}}{T} & \cdots & \dfrac{\sum_{t=1}^{T} k_{1N}^{mt}}{T} \\ \dfrac{\sum_{t=1}^{T} k_{21}^{mt}}{T} & \dfrac{\sum_{t=1}^{T} k_{22}^{mt}}{T} & \cdots & \dfrac{\sum_{t=1}^{T} k_{2N}^{mt}}{T} \\ \vdots & \vdots & \cdots & \vdots \\ \dfrac{\sum_{t=1}^{T} k_{N1}^{mt}}{T} & \dfrac{\sum_{t=1}^{T} k_{N2}^{mt}}{T} & \cdots & \dfrac{\sum_{t=1}^{T} k_{NN}^{mt}}{T} \end{bmatrix} = \begin{bmatrix} \mathrm{DR}_{11}^m & \mathrm{DR}_{12}^m & \cdots & \mathrm{DR}_{1N}^m \\ \mathrm{DR}_{21}^m & \mathrm{DR}_{22}^m & \cdots & \mathrm{DR}_{2N}^m \\ \vdots & \vdots & \cdots & \vdots \\ \mathrm{DR}_{N1}^m & \mathrm{DR}_{N2}^m & \cdots & \mathrm{DR}_{NN}^m \end{bmatrix} \quad (1-23)$$

其中，DR_{ij}^m 是指用逐时间窗斜率法求得的第 m 个被试在第 i 个脑节点和第 j 个脑节点之间的脑功能连接时间可变性。

1.4.5.3　标准差法与斜率法的比较

为了检测方法的有效性,建立了一个二值网络模型,观察网络中连接随时间的变动情况,如图 1-9 所示。从图 1-9 可以看出,连接 5-4 在时间点 3、时间点 4 和时间点 6 下有变动;连接 5-3 在时间点 4 和时间点 5 下有变动;连接 5-1 在时间点 2 和时间点 3 下有变动;连接 5-2、连接 5-6、连接 5-7 和连接 5-8 在时间点 2 下有变动。其中连接 5-4 变化频率最快,其次是连接 5-3 和连接 5-1。

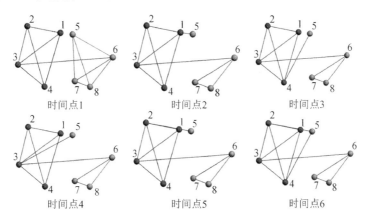

图 1-9　连接模拟模型

基于该连接模拟模型,观察斜率法和标准差法这两种方法在度量"动态"特性上的差异,因此使用这两种方法分别度量了图 1-9 网络中连接的时间可变性。标准差法度量步骤同 1.4.5.1 节一致,斜率法的度量步骤同 1.4.5.2 节一致。

度量结果如表 1-6 所列。从表 1-6 中可以看出,使用斜率法度量的时间可变性较高的连接是连接 5-4,其次是连接 5-3、连接 5-1;使用标准差法度量的时间可变性较高的连接是连接 5-4、连接 5-2 和连接 5-1。从中可以看出,斜率法的度量与连接真实变化情况吻合,而标准差法存在误差。这是由于标准差法检测了功能连接强度在所有时间窗内围绕着平均值的整体波动情况,是从整体时间流角度来考量的,而斜率法是逐时间点分析连接变化,因此斜率法能够精确度量连接在每个时间点下的时间可变性。为了综合整体和局部变化来考察连接的时间可变性,将两种方法进行综合,详见 1.4.5.4 节。

表 1-6　模拟实验的连接时间可变性度量结果

斜率法			标准差		
连接	FCTV	变化次数	连接	FCTV	变化次数
5-4	0.6	3	5-4	0.514 6	3
5-3	0.4	2	5-2	0.514 6	1
5-1	0.4	2	5-1	0.408 2	2
5-2	0.2	1	5-3	0.408 2	2
5-6	0.2	1	5-6	0.408 2	1
5-7	0.2	1	5-7	0.408 2	1
5-8	0.2	1	5-8	0.408 2	1

FCTV 为连接的时间可变性;变化次数为连接实际变化次数。

1.4.5.4　脑连接时间可变性分析

为了细致、全面地度量脑连接的时间可变性,本研究将 Esterman 等人的标准差法和斜率法相结合,综合度量脑连接时间可变性。具体分析步骤如下。

(1) 对于所有被试的功能连接标准差矩阵 $\boldsymbol{B}^m$,分别将其中的每个脑功能连接时间可变性 DS_{ij}^m 的值按降序排列,取位于前 10% 的值对应的脑功能连接放在集合 SS_1^m 中,取位于后 10% 的脑功能连接放在集合 SS_2^m 中。

(2) 将集合 SS_1^m 中的功能连接元素按照出现的次数进行降序排列,将前 50 位元素确定为由标准差法求得的时间可变性较高的脑功能连接,将其重新组成集合 SS_1。

将集合 SS_2^m 中的功能连接元素按照出现的次数进行降序排列,将前 50 位元素确定为由标准差法求得的时间可变性较低的脑功能连接,将其重新组成集合 SS_2。

(3) 将所有被试的功能连接斜率矩阵 $\boldsymbol{K}^m$ 的每条脑功能连接的时间可变性 DR_{ij}^m 的值按降序排列,取位于前 10% 的脑功能连接放在集合 SR_1^m 中,取位于后 10% 位的脑功能连接放在集合 SR_2^m 中。

(4) 将集合 SR_1^m 中的脑功能连接元素按照出现的次数进行降序排列,将前 50 位元素确定为由逐时间窗斜率法求得的时间可变性较高的脑功能连接,将其重新组成集合 SR_1。

将集合 SR_2^m 中的脑功能连接元素按照出现的次数进行降序排列,将前 50 位元素确定为由逐时间窗斜率法求得的时间可变性较低的脑功能连接,将其重新组成集合 SR_2。

(5) 对集合 SS_1 和 SR_1 取交集,交集中的元素对应的脑功能连接被判定为时间可变性较高的脑功能连接。

对集合 SS_2 和 SR_2 取交集,交集中的元素对应的脑功能连接被判定为时间可变性较低的脑功能连接。

1.4.6　健康被试脑连接时间可变性的结果和讨论

通过上述步骤处理 61 名健康被试的静息态 fMRI 数据,获得脑功能连接时间可变性的情况,如图 1-10 所示,详见表 1-7 和表 1-8。从中可以看出,在健康被试组中时间可变性较高

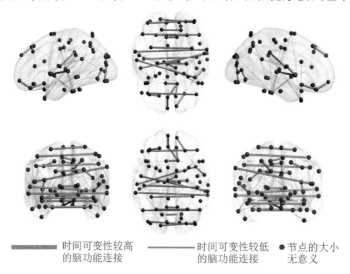

时间可变性较高的脑功能连接　　时间可变性较低的脑功能连接　●节点的大小无意义

图 1-10　脑功能连接的时间可变性示意图

的脑功能连接大多涉及额叶(如回直肌,背外侧额上回,眶部额下回等)、边缘/旁边缘系统(如前扣带和旁扣带脑回、脑岛、丘脑等)和视觉网络(如枕上回、枕中回、枕下回、舌回、梭状回等),而且这些脑功能连接中存在着大量大脑两半球等位脑区之间的功能连接(表 1-7 中灰色部分),如默认网络内(内侧和旁扣带脑回、海马旁回、角回、楔前叶、丘脑)、视觉网络内(舌回、枕上回、枕下回、梭状回)。而时间可变性较低的脑功能连接绝大多数涉及颞极和颞下回。

表 1-7　结合标准差法和斜率法得到时间可变性较高的脑功能连接

序　号	脑连接编号	矩阵坐标	脑连接的两个脑节点(L:左脑,R:右脑)	
			脑节点 1	脑节点 2
1	18	(3,7)	背外侧额上回 L	额中回 L
2	120	(15,16)	眶部额下回 L	眶部额下回 R
3	231	(21,22)	嗅皮质 L	嗅皮质 R
4	257	(4,24)	背外侧额上回 R	内侧额上回 R
5	347	(22,27)	嗅皮质 R	回直肌 L
6	350	(25,27)	眶内额上回 L	回直肌 L
7	373	(22,28)	嗅皮质 R	回直肌 R
8	424	(18,30)	中央沟盖 R	脑岛 R
9	561	(33,34)	内侧和旁扣带脑回 L	内侧和旁扣带脑回 R
10	780	(39,40)	海马旁回 L	海马旁回 R
11	1 125	(44,48)	距状裂周围皮层 R	舌回 R
12	1 128	(47,48)	舌回 L	舌回 R
13	1 225	(49,50)	枕上回 L	枕上回 R
14	1 325	(50,52)	枕上回 R	枕中回 R
15	1 377	(51,53)	枕中回 L	枕下回 L
16	1 431	(53,54)	枕下回 L	枕下回 R
17	1 484	(53,55)	枕下回 L	梭状回 L
18	1 540	(55,56)	梭状回 L	梭状回 R
19	1 653	(57,58)	中央后回 L	中央后回 R
20	1 770	(59,60)	顶上回 L	顶上回 R
21	1 970	(17,64)	中央沟盖 L	缘上回 R
22	2 145	(65,66)	角回 L	角回 R
23	2 278	(67,68)	楔前叶 L	楔前叶 R
24	3 003	(77,78)	丘脑 L	丘脑 R
25	3 190	(30,81)	脑岛 R	颞上回 L
26	3 655	(85,86)	颞中回 L	颞中回 R

表 1-8　结合标准差法和斜率法得到时间可变性较低的脑功能连接

序　号	脑连接编号	矩阵坐标	脑连接（L：左脑，R：右脑）	
			脑节点 1	脑节点 2
1	579	(18,35)	中央沟盖 R	后扣带回 L
2	894	(33,43)	内侧和旁扣带脑回 L	距状裂周围皮层 L
3	1 003	(13,46)	三角部额下回 L	楔叶 R
4	2 621	(65,73)	角回 L	豆状壳核 L
5	3 143	(62,80)	顶下缘角回 R	颞横回 R
6	3 244	(4,82)	背外侧额上回 R	颞上回 R
7	3 387	(66,83)	角回 R	颞极：颞上回 L
8	3 388	(67,83)	楔前叶 L	颞极：颞上回 L
9	3 630	(60,86)	顶上回 R	颞中回 R
10	3 662	(7,87)	额中回 L	颞极：颞中回 L
11	3 667	(12,87)	岛盖部额下回 R	颞极：颞中回 L
12	3 718	(63,87)	缘上回 L	颞极：颞中回 L
13	3 719	(64,87)	缘上回 R	颞极：颞中回 L
14	3 731	(76,87)	豆状苍白球 R	颞极：颞中回 L
15	3 753	(12,88)	岛盖部额下回 R	颞极：颞中回 R
16	3 761	(20,88)	补充运动区 R	颞极：颞中回 R
17	3 770	(29,88)	脑岛 L	颞极：颞中回 R
18	3 803	(62,88)	顶下缘角回 R	颞极：颞中回 R
19	3 804	(63,88)	缘上回 L	颞极：颞中回 R
20	3 830	(2,89)	中央前回 R	颞下回 L
21	3 845	(17,89)	中央沟盖 L	颞下回 L
22	3 848	(20,89)	补充运动区 R	颞下回 L
23	3 857	(29,89)	脑岛 L	颞下回 L
24	3 858	(30,89)	脑岛 R	颞下回 L
25	3 861	(33,89)	内侧和旁扣带脑回 L	颞下回 L
26	3 862	(34,89)	内侧和旁扣带脑回 R	颞下回 L
27	3 871	(43,89)	距状裂周围皮层 L	颞下回 L
28	3 872	(44,89)	距状裂周围皮层 R	颞下回 L
29	3 873	(45,89)	楔叶 L	颞下回 L
30	3 874	(46,89)	楔叶 R	颞下回 L
31	3 892	(64,89)	缘上回 R	颞下回 L
32	3 902	(74,89)	豆状壳核 R	颞下回 L

续表 1 - 8

序　号	脑连接编号	矩阵坐标	脑连接(L:左脑,R:右脑)	
			脑节点 1	脑节点 2
33	3 904	(76,89)	豆状苍白球 R	颞下回 L
34	3 935	(19,90)	补充运动区 L	颞下回 R
35	3 936	(20,90)	补充运动区 R	颞下回 R
36	3 945	(29,90)	脑岛 L	颞下回 R
37	3 946	(30,90)	脑岛 R	颞下回 R
38	3 949	(33,90)	内侧和旁扣带脑回 L	颞下回 R
39	3 950	(34,90)	内侧和旁扣带脑回 R	颞下回 R
40	3 991	(75,90)	豆状苍白球 L	颞下回 R
41	3 993	(77,90)	丘脑 L	颞下回 R
42	580	(19,35)	补充运动区 L	后扣带回 L

脑功能连接的时间可变性描述了脑网络信息流随时间的变化情况或给定连接相关的两个大脑区域的同步性变化情况。较高的时间可变性连接意味着功能连接的两个互连的大脑区域异步地改变,而较低的时间可变性连接意味着两个互连的大脑区域高度同步。在健康被试中具有较高时间可变性的脑功能连接中,很大一部分涉及默认网络(内侧和旁扣带脑回、海马旁回、角回、楔前叶、丘脑)和视觉网络(舌回、枕上回、枕下回、梭状回)。默认网络的特征是在不做任何任务的情况下,那些脑区活动较为活跃。这有可能是本研究检测出的默认网络连接呈较高时间可变性的原因。同时,在健康被试中发现了一些涉及视觉网络的连接也呈较高的时间可变性,如枕上回、枕中回、枕下回、舌回、梭状回等。其中,枕上回、枕中回、枕下回、舌回、梭状回在 Achard 等人的研究中被归为 hub 节点。hub 节点对大脑信息的分离和整合功能至关重要,可以给网络的稳健性带来益处。因此,这些 hub 节点具有较高的时间可变性,可能在网络信息传递过程中发挥枢纽作用。令人惊讶的是,在健康被试中的默认网络内和视觉网络内,发现了大量脑两半球等位脑区之间的功能连接。在以往的研究中,较强的脑半球等位功能连接是大脑固有功能网络的一个共同特征,如默认网络、记忆和感觉运动网络。而半球等位功能连接可能为评估脑半球间信息整合提供一种指标。本研究发现,大量的脑两半球等位脑区之间的功能连接呈较高的时间可变性,这表示所提出方法的有效性。需要特别说明的是,虽然本节也求出了时间可变性较低的脑功能连接,但由于计算过程中将大量负相关的连接置为 0(负相关被大量学者认为意义不明),对于较低时间可变性的脑功能连接的求解必然存在着一定的误差,因此在本研究中将不对较低的时间可变性结果进行讨论。

1.5　脑网络"动态"特性分析方法在 IBS 中的应用

1.5.1　肠易激综合征概述

肠易激综合征是一种常见的临床疾病,其症状主要表现为腹痛或腹部不适的反复发作,并伴随着肠道习惯的改变。IBS患者的致病因素多种多样,如肠道敏感性、心理因素、外界环境刺激、早期生活压力、脑-肠互动紊乱等。目前,研究者认为脑-肠互动紊乱已经成为IBS发病的重要因素,因此,通过脑影像学来研究IBS患者的中枢神经活动,对揭示IBS的病理机制具有重要的科学意义。

目前,关于IBS的脑影像学研究有很多。Ford等人发现IBS患者的症状加重与压力生活加大有关。Thijssen等人发现心理因素可以影响IBS患者的感知。Mertz等人观察了IBS患者和健康被试对疼痛刺激的大脑激活反应。他们发现,与对照组相比,IBS患者的前扣带回在疼痛刺激时的激活程度更高。以上研究均表明IBS患者的临床症状与中枢脑活动有很大的关系,这就为IBS的病理生理学机制提供了影像学依据。然而,目前还没有发现研究者对IBS患者中枢"动态"特性变化情况的研究报道。因此,本研究基于脑-肠互动机理,采用本研究所提出的两种时间可变性分析方法进行IBS患者"动态"脑网络的特性分析,一方面探索IBS患者的脑"动态"特性是否存在异常,另一方面从侧面验证本研究所提出的"动态"特性分析方法的敏感性和有效性,为脑网络"动态"特性分析研究奠定基础。

1.5.2　被试情况

本研究纳入了73名女性被试和34名男性被试,其中,健康被试(HC)包括39名女性,22名男性,共计61人;IBS患者包括34名女性,12名男性,共计46人。本研究采集的被试信息主要包括年龄、身高、体重、性别、病程等。

所有被试的人口统计学信息如表1-9所列。从整体来看,健康被试的年龄范围为20~25岁,体重范围为40~69 kg,身高范围为150~178 cm;IBS患者的年龄范围为18~28岁,体重范围为43~78 kg,身高范围为150~176 cm。统计学分析结果显示,健康被试组和IBS组在性别、年龄、身高、体重上没有显著性差异($p>0.05$)。

表1-9　研究所涉及的被试人口统计学信息

指　标	健康被试($n=61$)	IBS($n=46$)	p值
性别(女/男)	39人/22人	34人/12人	0.276 7
年龄/岁	22.327 9±1.091 2	22.021 7±1.937 8	0.302 6
体重/kg	52.098 4±7.363 7	53.967 4±7.906 7	0.636 7
身高/cm	162.147 5±7.268 3	161.456 5±7.730 8	0.210 8
病程/月	—	57.5±32.457 7	—

1.5.3　静息态 fMRI 数据预处理

本章所有的影像学数据采集参数均参见1.3.2节,在此不再赘述。为了消除或降低与研究内容无关的噪声影响,提高数据的信噪比和有效性,将采集到的静息态fMRI数据进行预处理,具体步骤参见1.3.3节。预处理包括数据格式转换,删除前10个时间点数据,时间层校正,头动校正,空间标准化,空间平滑,去线性漂移和带通滤波等。

1.5.4　网络特性分析

为了探索IBS患者的脑功能网络特性,将"静态"和"动态"脑网络相结合进行研究,从侧面验证本研究所提出的"动态"脑网络分析方法的敏感性、可行性和有效性。

(1)"静态"脑网络特性分析。进行网络特性分析的基础是脑网络构建,"静态"脑网络构建参见 1.2.3.2 节。基于所构建的脑网络(即功能连接矩阵),通过稀疏度阈值处理将功能连接强度矩阵转换成二元网络(阈值范围为 0.05~0.4,间隔为 0.01)。本研究中的"静态"脑网络特性分析基于二元网络(二值矩阵)进行,主要分为全局度量(如模块性、集聚系数、局部效率、最短路径长度和全局效率)和节点中心度量(节点度、节点效率和介数中心性)。

(2)"动态"脑网络特性分析。"动态"脑网络构建详见 1.3.4 节。类似地,基于所构建的脑网络,通过稀疏度阈值处理将功能连接矩阵转换成二元网络(稀疏度阈值范围为 0.05~0.4,间隔为 0.01),然后基于每个时间窗进行脑网络特性的计算分析。

1.5.5　临床及脑影像学统计分析方法

本研究中,临床数据和影像学数据均需要进行统计分析。临床数据的组差异比较主要基于 SPSS 和 MATLAB 进行,影像学数据的统计分析则主要基于 MATLAB 平台的加载工具 SPM12 进行。而且,由于影像学数据比较中可能存在多重比较问题,本研究采用了错误发现率(False Discovery Rate,FDR)方法进行多重比较校正。

1.5.6　"静态"脑网络结果

1.5.6.1　"静态"网络中 IBS 患者脑节点的异常

区域一致性(ReHo)是目前研究脑区域活动最常见的方法,因此,本研究中 IBS 患者脑节点在"静态"网络中的变化情况采用 ReHo 测量(篇幅所限,ReHo 的执行步骤在此不再赘述,详情见参考文献[42])。通过 IBS 组和健康被试组的影像学数据统计分析发现(基于 SPM 进行),与健康被试相比,IBS 患者的双侧中央后回(Postcentral Cortex,poCC)处的 ReHo 值有明显增加($p<0.05$),见图 1-11 和表 1-10。但是经过 FDR 校正之后,无任何显著差异。

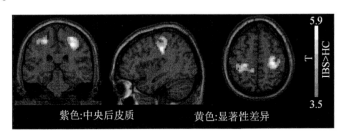

扫码查看彩图

图 1-11　IBS 组与健康被试组的 ReHo 差异

表 1-10　IBS 组和健康被试组 ReHo 显著性差异的簇($p<0.05$)

脑　区	左右脑 (L:左脑,R:右脑)	簇大小	T	坐标		
				x	y	z
poCC	R	437	5.853 4	30	−27	51
poCC	L	163	4.956 1	−27	−27	54

基于以上所发现的 poCC 的差异,进一步检测了 IBS 组与健康被试组在 0.05~0.4 的阈值范围内 poCC 的节点中心性情况。如图 1-12 所示,在大多数阈值范围内,poCC 的节点效

率和节点度存在显著的组间差异($S>0.1$),然而,poCC 节点介数却没有显著的组差异。这与 Wang 等人的研究结果一致。这就说明,通过介数中心性与通过节点度、节点效率所测得的节点中心性不同,它们可能代表着脑网络节点重要性的不同方面。例如,节点度衡量与 poCC 直接相关的连接数量;节点效率捕获了 poCC 与脑网络中其他脑节点进行信息交流的能力;介数中心性则反映了 poCC 对脑网络中其他脑节点之间的信息流(最短路径)的影响。而 IBS 组 poCC 在节点度和节点效率方面发生变化,这表明 IBS 患者信息流的异常变化与 poCC 直接相关。

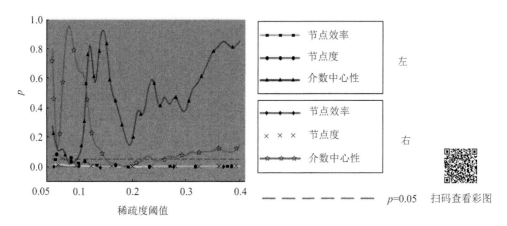

图 1-12　IBS 组和健康被试组在 poCC 处的节点中心性组差异情况

1.5.6.2　"静态"脑网络中 IBS 患者功能连接的异常

在本研究中,通过双样本 T 检验发现,IBS 患者和健康被试的"静态"脑功能连接存在较多差异($p<0.05$,FDR 校正)。篇幅所限,本研究仅能展示差异较大部分的 IBS 异常脑功能连接($p<0.05$,FDR 校正且校正前 $p<0.001$),见图 1-13 和表 1-11。从中可以看出,IBS 异常的脑功能连接绝大多数与默认网络(如额中回、前扣带和旁扣带脑回、内扣带和旁扣带脑回、

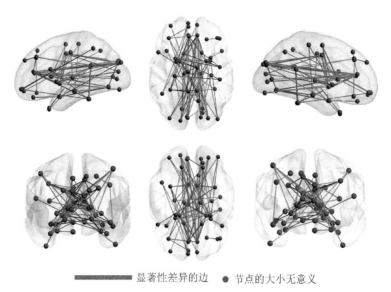

━━━━ 显著性差异的边　　● 节点的大小无意义

图 1-13　"静态"脑网络中显著性差异的脑功能连接

海马、后扣带回)、基底神经节(如尾状核、豆状壳核、豆状苍白球)和视觉网络(如楔叶、舌回、枕上回、梭状回)有关。

表 1-11　显著性差异的脑功能连接($p<0.05$,FDR 校正且 $p<0.001$)

连接编号 (FDR)	矩阵坐标	T 值	p 值 ($p<0.001$)	连接的两个脑节点(L:左脑,R:右脑)	
				脑节点 1	脑节点 2
25	(4,8)	−3.543 0	0.000 6	背外侧额上回 R	额中回 R
113	(8,16)	−3.429 6	0.000 9	额中回 R	眶部额下回 R
238	(7,23)	−3.487 8	0.000 7	额中回 L	内侧额上回 L
472	(7,32)	−3.419 9	0.000 9	额中回 L	前扣带和旁扣带脑回 R
568	(7,35)	−3.422 3	0.000 9	额中回 L	后扣带回 L
602	(7,36)	−4.134 9	0.000 1	额中回 L	后扣带回 R
807	(27,41)	3.917 4	0.000 2	回直肌 L	杏仁核 L
814	(34,41)	−3.537 7	0.000 6	内侧和旁扣带脑回 R	杏仁核 L
892	(31,43)	3.393 2	0.001 0	前扣带和旁扣带脑回 L	距状裂周围皮层 L
893	(32,43)	4.108 7	0.000 1	前扣带和旁扣带脑回 R	距状裂周围皮层 L
935	(32,44)	3.769 0	0.000 3	前扣带和旁扣带脑回 R	距状裂周围皮层 R
978	(32,45)	3.681 8	0.000 4	前扣带和旁扣带脑回 R	楔叶 L
980	(34,45)	3.667 2	0.000 4	内侧和旁扣带脑回 R	楔叶 L
982	(36,45)	3.505 9	0.000 7	后扣带回 R	楔叶 L
1 022	(32,46)	3.654 5	0.000 4	前扣带和旁扣带脑回 R	楔叶 R
1 024	(34,46)	3.762 4	0.000 3	内侧和旁扣带脑回 R	楔叶 R
1 026	(36,46)	3.468 5	0.000 8	后扣带回 R	楔叶 R
1 034	(44,46)	−3.423 1	0.000 9	距状裂周围皮层 R	楔叶 R
1 066	(31,47)	3.399 2	0.001 0	前扣带和旁扣带脑回 L	舌回 L
1 067	(32,47)	4.074 4	0.000 1	前扣带和旁扣带脑回 R	舌回 L
1 072	(37,47)	4.206 7	0.000 1	海马 L	舌回 L
1 073	(38,47)	4.147 0	0.000 1	海马 R	舌回 L
1 077	(42,47)	3.680 9	0.000 4	杏仁核 R	舌回 L
1 118	(37,48)	3.996 0	0.000 1	海马 L	舌回 R
1 119	(38,48)	4.570 2	0.000 0	海马 R	舌回 R
1 123	(42,48)	3.477 9	0.000 7	杏仁核 R	舌回 R
1 126	(45,48)	−3.614 0	0.000 5	楔叶 L	舌回 R
1 127	(46,48)	−3.501 5	0.000 7	楔叶 R	舌回 R
1 159	(31,49)	3.880 8	0.000 2	前扣带和旁扣带脑回 L	枕上回 L
1 160	(32,49)	4.459 5	0.000 0	前扣带和旁扣带脑回 R	枕上回 L

连接编号 (FDR)	矩阵坐标	T 值	p 值 ($p<0.001$)	连接的两个脑节点(L:左脑,R:右脑)	
				脑节点 1	脑节点 2
1 162	(34,49)	3.904 1	0.000 2	内侧和旁扣带脑回 R	枕上回 L
1 170	(42,49)	4.053 2	0.000 1	杏仁核 R	枕上回 L
1 207	(31,50)	3.582 3	0.000 5	前扣带和旁扣带脑回 L	枕上回 R
1 208	(32,50)	3.825 6	0.000 2	前扣带和旁扣带脑回 R	枕上回 R
1 210	(34,50)	3.524 2	0.000 6	内侧和旁扣带脑回 R	枕上回 R
1 212	(36,50)	3.685 0	0.000 4	后扣带回 R	枕上回 R
1 259	(34,51)	3.897 8	0.000 2	内侧和旁扣带脑回 R	枕中回 L
1 456	(25,55)	3.546 8	0.000 6	眶内额上回 R	梭状回 L
1 462	(31,55)	3.488 2	0.000 7	前扣带和旁扣带脑回 L	梭状回 L
1 463	(32,55)	3.741 0	0.000 3	前扣带和旁扣带脑回 R	梭状回 L
1 466	(35,55)	3.953 9	0.000 1	后扣带回 L	梭状回 L
1 467	(36,55)	4.250 3	0.000 1	后扣带回 R	梭状回 L
1 521	(36,56)	3.742 4	0.000 3	后扣带回 R	梭状回 R
1 633	(37,58)	3.597 9	0.000 5	海马 L	中央后回 R
1 795	(25,61)	−4.351 8	0.000 0	眶内额上回 L	顶下缘角回 L
1 796	(26,61)	−3.626 8	0.000 4	眶内额上回 R	顶下缘角回 L
1 946	(11,56)	−3.586 9	0.000 5	岛盖部额下回 L	梭状回 R
2 220	(9,68)	−3.630 0	0.000 4	眶部额中回 L	楔前叶 R
2 417	(2,71)	3.694 0	0.000 4	中央前回 R	尾状核 L
2 446	(31,71)	−4.226 0	0.000 1	前扣带和旁扣带脑回 L	尾状核 L
2 447	(32,71)	−3.930 4	0.000 2	前扣带和旁扣带脑回 R	尾状核 L
2 448	(33,71)	−3.507 3	0.000 7	内侧和旁扣带脑回 L	尾状核 L
2 449	(34,71)	−4.015 6	0.000 1	内侧和旁扣带脑回 R	尾状核 L
2 462	(47,71)	3.400 3	0.001 0	舌回 L	尾状核 L
2 487	(2,72)	3.996 0	0.000 1	中央前回 R	尾状核 R
2 516	(31,72)	−3.540 6	0.000 6	前扣带和旁扣带脑回 L	尾状核 R
2 517	(32,72)	−3.542 3	0.000 6	前扣带和旁扣带脑回 R	尾状核 R
2 533	(48,72)	3.543 0	0.000 6	舌回 R	尾状核 R
2 534	(49,72)	3.658 5	0.000 4	枕上回 L	尾状核 R
2 558	(2,73)	3.828 1	0.000 2	中央前回 R	豆状壳核 L
2 592	(36,73)	−3.525 2	0.000 6	后扣带回 R	豆状壳核 L
2 614	(58,73)	3.429 2	0.000 9	中央后回 R	豆状壳核 L

连接编号 (FDR)	矩阵坐标	T 值	p 值 (p<0.001)	连接的两个脑节点(L:左脑,R:右脑)	
				脑节点 1	脑节点 2
2 677	(49,74)	3.809 8	0.000 2	枕上回 L	豆状壳核 R
2 679	(51,74)	3.438 5	0.000 8	枕中回 L	豆状壳核 R
2 682	(54,74)	3.438 1	0.000 8	枕下回 R	豆状壳核 R
2 732	(31,75)	−3.641 8	0.000 4	前扣带和旁扣带脑回 L	豆状苍白球 L
2 733	(32,75)	−3.573 4	0.000 5	前扣带和旁扣带脑回 R	豆状苍白球 L
2 734	(33,75)	−3.784 5	0.000 3	内侧和旁扣带脑回 L	豆状苍白球 L
2 735	(34,75)	−3.923 2	0.000 2	内侧和旁扣带脑回 R	豆状苍白球 L
2 737	(36,75)	−4.317 2	0.000 0	后扣带回 R	豆状苍白球 L
2 755	(54,75)	4.161 8	0.000 1	枕下回 R	豆状苍白球 L
2 777	(2,76)	3.569 9	0.000 5	中央前回 R	豆状苍白球 R
2 806	(31,76)	−3.505 9	0.000 7	前扣带和旁扣带脑回 L	豆状苍白球 R
2 807	(32,76)	−3.457 0	0.000 7	前扣带和旁扣带脑回 R	豆状苍白球 R
2 808	(33,76)	−3.954 2	0.000 1	内侧和旁扣带脑回 L	豆状苍白球 R
2 809	(34,76)	−3.580 7	0.000 5	内侧和旁扣带脑回 R	豆状苍白球 R
2 811	(36,76)	−3.672 9	0.000 4	后扣带回 R	豆状苍白球 R
2 829	(54,76)	3.540 4	0.000 6	枕下回 R	豆状苍白球 R
2 848	(73,76)	−3.754 3	0.000 3	豆状壳核 L	豆状苍白球 R
2 849	(74,76)	−4.004 6	0.000 1	豆状壳核 R	豆状苍白球 R
2 881	(31,77)	−3.987 0	0.000 1	前扣带和旁扣带脑回 L	丘脑 L
2 883	(33,77)	−3.476 4	0.000 7	内侧和旁扣带脑回 L	丘脑 L
2 957	(31,78)	−3.435 8	0.000 8	前扣带和旁扣带脑回 L	丘脑 R
3 003	(77,78)	−3.975 1	0.000 1	丘脑 L	丘脑 R
3 690	(35,87)	3.440 5	0.000 8	后扣带回 L	颞极:颞中回 L
3 818	(77,88)	3.982 4	0.000 1	丘脑 L	颞极:颞中回 R

1.5.6.3 "静态"脑网络中 IBS 患者拓扑异常

为了方便,基于 IBS 患者的脑拓扑研究,均是基于二值网络进行的。图 1－14 展示了 IBS 组和健康被试组的脑网络拓扑特性在不同稀疏度阈值(0.05～0.4)下的情况。从图 1－14 中可以看出,IBS 患者和健康被试在绝大多数阈值下均具有模块结构特性,而且在集聚系数、最短路径长度、局部效率和全局效率这些拓扑特征上表现出显著性的组差异。与健康被试组相比,IBS 组在 0.07～0.4 阈值下集聚系数显著增加,在 0.17～0.4 阈值下最短路径长度显著增加,在 0.03～0.4 阈值下局部效率显著增加,在 0.17～0.4 阈值下全局效率显著增加。

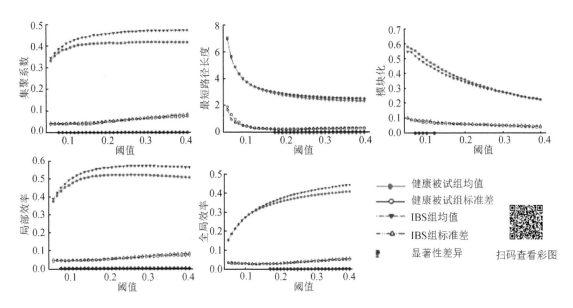

图 1-14 IBS 组与健康被试组脑网络拓扑特性比较

1.5.7 "动态"脑网络结果

1.5.7.1 脑节点的时间可变性

1.3.6 节中,已经展示出健康被试各个脑节点的时间可变性高低。在本节中,采用节点强度斜率分析法计算 IBS 患者脑节点的时间可变性。图 1-15、表 1-12 和表 1-13 展示了 IBS 组患者脑节点时间可变性的情况。从中可以看出,IBS 组时间可变性较高的脑节点主要分布

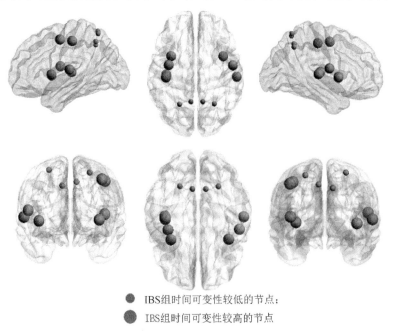

● IBS组时间可变性较低的节点;

● IBS组时间可变性较高的节点

图 1-15 IBS 组脑节点的时间可变性示意图

在中央前回左侧、中央沟盖右侧、中央后回左侧、左侧颞横回、右侧颞上回和双侧脑岛,而 IBS 组时间可变性较低的脑节点则主要位于双侧顶上回和双侧楔前叶。

表 1－12　IBS 组时间可变性较高的脑节点

脑节点	脑　区	Talairach 坐标			左右脑 (L:左脑,R:右脑)
		x	y	z	
1	中央前回	−38.65	−5.68	50.94	L
18	中央沟盖	52.65	−6.25	14.63	R
29	脑岛	−35.13	6.65	3.44	L
30	脑岛	39.02	6.25	2.08	R
57	中央后回	−42.46	−22.63	48.92	L
79	颞横回	−41.99	−18.88	9.98	L
82	颞上回	58.15	−21.78	6.8	R

表 1－13　IBS 组时间可变性较低的脑节点

脑节点	脑　区	Talairach 坐标			左右脑 (L:左脑,R:右脑)
		x	y	z	
59	顶上回	−23.45	−59.56	58.96	L
60	顶上回	26.11	−59.18	62.06	R
67	楔前叶	−7.24	−56.07	48.01	L
68	楔前叶	9.98	−56.05	43.77	R

　　基于前人的研究及本章中1.5.6节的研究可知,IBS 患者的"静态"脑网络发生改变。为了验证 IBS 患者"动态"脑网络特性是否发生改变及异常改变的程度,采用1.3.5.2节中所提出的求脑节点时间可变性的方法获得 IBS 组和健康被试组的所有脑节点时间可变性的度量值,然后采用双样本 T 统计检验,观察两组在各个脑节点上的时间可变性差异。结果发现,经过 FDR 校正之后,两组脑节点时间可变性并无显著差异。然而,这并非说明 IBS 患者脑节点的"动态"特性没有发生改变。在经过多重比较校正之前,与健康被试组相比,IBS 组患者在表1－14、图1－16中的脑区处均显示出较高的时间可变性。它们主要分布在右侧背外侧额上回、双侧的额中回、双侧的眶部额中回、右侧的三角部额下回,双侧脑岛、双侧的内扣带回、左侧顶上回,双侧顶下缘角回、右侧角回和双侧颞下回等位置。

表 1－14　IBS 组显著性差异的脑节点(无 FDR 校正,$p<0.05$)

脑节点	脑　区	坐标			左右脑 (L:左脑, R:右脑)	t 值	p 值	FDR 后 p 值
		x	y	z				
4	背外侧额上回	21.9	31.12	43.82	R	−2.312 0	0.022 7	0.033 1
7	额中回	−33.43	32.73	35.46	L	−3.325 9	0.001 2	0.009 9

脑节点	脑 区	坐标			左右脑 (L:左脑, R:右脑)	t 值	p 值	FDR 后 p 值
		x	y	z				
8	额中回	37.59	33.06	34.04	R	-3.122 5	0.002 3	0.010 0
9	眶部额中回	-30.65	50.43	-9.62	L	-2.397 4	0.018 3	0.032 7
10	眶部额中回	33.18	52.59	-10.73	R	-3.397 4	0.002 5	0.010 0
14	三角部额下回	50.33	30.16	14.17	R	-2.395 4	0.018 4	0.032 7
29	脑岛	-35.13	6.65	3.44	L	-2.130 7	0.035 5	0.041 6
30	脑岛	39.02	6.25	2.08	R	-1.999 8	0.048 1	0.048 1
33	内侧和旁扣带脑回	8.02	-8.83	39.79	L	-2.119 1	0.036 4	0.041 6
34	内侧和旁扣带脑回	-4.85	-42.92	24.67	R	-2.219 1	0.028 6	0.038 2
59	顶上回	-23.45	-59.56	58.96	L	-2.314 0	0.022 6	0.033 1
61	顶下缘角回	-42.8	-45.82	46.74	L	-2.850 9	0.005 2	0.014 0
62	顶下缘角回	46.46	-46.29	49.54	R	-3.319 0	0.001 2	0.009 9
66	角回	45.51	-59.98	38.63	R	-2.867 8	0.005 0	0.014 0
89	颞下回	-49.77	-28.05	-23.17	L	-2.622 2	0.010 0	0.022 9
90	颞下回	53.69	-31.07	-22.32	R	-2.060 4	0.041 8	0.044 6

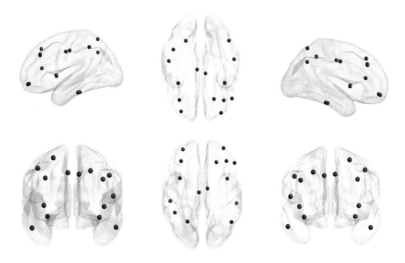

图 1 - 16 IBS 组显著性差异的脑节点

1.5.7.2 脑连接的时间可变性

1.4.6 节已经展示了健康被试各个脑节点的时间可变性高低。在本节中使用脑连接时间可变性斜率分析法的方法,计算了 IBS 组的时间可变性。图 1 - 17、表 1 - 15 和表 1 - 16 展示了 IBS 组连接的时间可变性情况。从图 1 - 17 和表 1 - 15 中可以看出较高的时间可变性脑连接涉及感知运动网络(如眶部额上回、中央前回、中央后回)、视觉网络(如距状裂周围皮层、舌回、枕上回、枕中回)。同样,在这些脑连接中也存在大量大脑两半球等位脑区之间的功能连接,如感知运动网络(眶部额上回、中央前回、中央后回)和视觉网络(楔叶、舌回、枕上回、枕中回、距状裂周围皮层)。而较低的时间可变性脑连接大多数涉及颞横回、颞上回、颞下回、颞极。

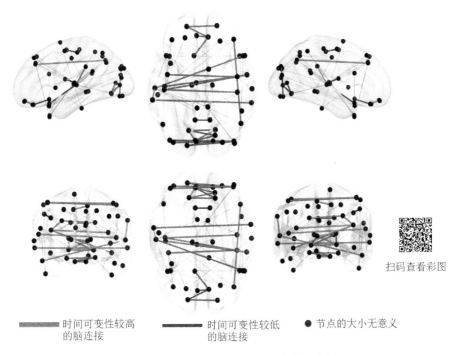

扫码查看彩图

━━━ 时间可变性较高   ─── 时间可变性较低   ● 节点的大小无意义
的脑连接   的脑连接

图 1 - 17 IBS 组脑连接时间可变性示意图

表 1 - 15 IBS 组时间可变性较高的脑连接

序　号	脑连接编号	矩阵坐标	连接的两个脑节点(L:左脑,R:右脑)	
			脑节点 1	脑节点 2
1	1	(1,2)	中央前回 L	中央前回 R
2	15	(5,6)	眶部额上回 L	眶部额上回 R
3	356	(5,28)	眶部额上回 L	回直肌 R
4	372	(21,28)	嗅皮质 L	回直肌 R
5	378	(27,28)	回直肌 L	回直肌 R
6	946	(43,44)	距状裂周围皮层 L	距状裂周围皮层 R
7	1 035	(45,46)	楔叶 L	楔叶 R
8	1 078	(43,47)	距状裂周围皮层 L	舌回 L
9	1 079	(44,47)	距状裂周围皮层 R	舌回 L
10	1 124	(43,48)	距状裂周围皮层 L	舌回 R
11	1 125	(44,48)	距状裂周围皮层 R	舌回 R
12	1 128	(47,48)	舌回 L	舌回 R
13	1 174	(46,49)	楔叶 R	枕上回 L

续表 1 - 15

序　号	脑连接编号	矩阵坐标	连接的两个脑节点(L:左脑,R:右脑)	
			脑节点 1	脑节点 2
14	1 225	(49,50)	枕上回 L	枕上回 R
15	1 325	(50,52)	枕上回 R	枕中回 R
16	1 326	(51,52)	枕中回 L	枕中回 R
17	1 378	(52,53)	枕中回 R	枕下回 L
18	1 542	(2,57)	中央前回 R	中央后回 L
19	1 653	(57,58)	中央后回 L	中央后回 R
20	2 088	(8,66)	额中回 R	角回 R
21	2 278	(67,68)	楔前叶 L	楔前叶 R
22	3 021	(18,79)	中央沟盖 R	颞横回 L
23	3 223	(63,81)	缘上回 L	颞上回 L
24	3 484	(81,84)	颞上回 L	颞极:颞上回 R
25	3 655	(85,86)	颞中回 L	颞中回 R

表 1 - 16　IBS 组时间可变性较低的脑连接

序　号	脑连接编号	矩阵坐标	连接的两个脑节点(L:左脑,R:右脑)	
			脑节点 1	脑节点 2
1	2 904	(54,77)	枕下回 R	丘脑 L
2	2 974	(48,78)	舌回 R	丘脑 R
3	2 975	(49,78)	枕上回 L	丘脑 R
4	3 006	(3,79)	背外侧额上回 L	颞横回 L
5	3 007	(4,79)	背外侧额上回 R	颞横回 L
6	3 010	(7,79)	额中回 L	颞横回 L
7	3 068	(65,79)	角回 L	颞横回 L
8	3 069	(66,79)	角回 R	颞横回 L
9	3 167	(7,81)	额中回 L	颞上回 L
10	3 195	(35,81)	后扣带回 L	颞上回 L
11	3 196	(36,81)	后扣带回 R	颞上回 L
12	3 228	(68,81)	楔前叶 R	颞上回 L
13	3 243	(3,82)	背外侧额上回 L	颞上回 R
14	3 275	(35,82)	后扣带回 L	颞上回 R
15	3 373	(52,83)	枕中回 R	颞极:颞上回 L
16	3 469	(66,84)	角回 R	颞极:颞上回 R
17	3 494	(8,85)	额中回 R	颞中回 L

续表 1 - 16

序　号	脑连接编号	矩阵坐标	连接的两个脑节点(L:左脑,R:右脑)	
			脑节点 1	脑节点 2
18	3 603	(33,86)	内侧和旁扣带脑回 L	颞中回 R
19	3 662	(7,87)	额中回 L	颞极:颞中回 L
20	3 663	(8,87)	额中回 R	颞极:颞中回 L
21	3 667	(12,87)	岛盖部额下回 R	颞极:颞中回 L
22	3 717	(62,87)	顶下缘角回 R	颞极:颞中回 L
23	3 753	(12,88)	岛盖部额下回 R	颞极:颞中回 R
24	3 803	(62,88)	顶下缘角回 R	颞极:颞中回 R
25	3 818	(77,88)	丘脑 L	颞极:颞中回 R
26	3 848	(20,89)	补充运动区 R	颞下回 L
27	3 857	(29,89)	脑岛 L	颞下回 L
28	3 858	(30,89)	脑岛 R	颞下回 L
29	3 861	(33,89)	内侧和旁扣带脑回 L	颞下回 L
30	3 862	(34,89)	内侧和旁扣带脑回 R	颞下回 L
31	3 902	(74,89)	豆状壳核 R	颞下回 L
32	3 906	(78,89)	丘脑 R	颞下回 L
33	3 946	(30,90)	脑岛 R	颞下回 R
34	3 949	(33,90)	内侧和旁扣带脑回 L	颞下回 R
35	3 950	(34,90)	内侧和旁扣带脑回 R	颞下回 R
36	3 989	(73,90)	豆状壳核 L	颞下回 R
37	3 990	(74,90)	豆状壳核 R	颞下回 R
38	3 996	(80,90)	颞横回 R	颞下回 R

　　通过双样本 T 检验发现,IBS 患者和健康被试的"动态"脑功能连接存在较多差异($p<0.05$,不经过 FDR 校正),见表 1-17 和图 1-18。从中可以看出,时间可变性存在显著性组差异的脑连接主要与默认网络(如额中回、前扣带和旁扣带脑回、内扣带和旁扣带脑回、后扣带和旁扣带脑回、颞中回)、感知运动网络(如中央前回、中央后回、丘脑)和基底神经节(如尾状核、豆状壳核、豆状苍白球)有关。

表 1 - 17　IBS 组显著性差异的脑连接(FDR 校正 $p<0.05$ 且 $p<0.001$)

序　号	脑连接编号	p 值	FDR 校正后的 p 值	T 值	坐　标	连接的两个脑节点(L:左脑,R:右脑)	
						脑节点 1	脑节点 2
1	472	9.426 8e-04		-3.403 6	(7,32)	额中回 L	前扣带和旁扣带脑回 R
2	568	4.180 6e-04		-3.644 7	(7,35)	额中回 L	后扣带回 L
3	602	1.274 0e-05	0.016 5	-4.581 9	(7,36)	额中回 L	后扣带回 R

序号	脑连接编号	p 值	FDR校正后的 p 值	T 值	坐标	连接的两个脑节点(L:左脑,R:右脑)	
						脑节点1	脑节点2
4	807	3.811 5e-05	0.032 9	4.301 6	(27,41)	回直肌 L	杏仁核 L
5	820	8.678 9e-04		3.428 6	(40,41)	海马旁回 R	杏仁核 L
6	954	6.298 2e-04		3.524 6	(8,45)	额中回 R	距状裂周围皮层 L
7	980	5.883 7e-04		3.544 7	(34,45)	内侧和旁扣带脑回 R	距状裂周围皮层 L
8	1 072	2.444 9e-04		3.798 2	(37,47)	海马 L	舌回 L
9	1 073	3.082 1e-04		1.341 4	(38,47)	海马 R	舌回 L
10	1 259	2.268 2e-04		3.819 3	(34,51)	内侧和旁扣带脑回 R	枕中回 L
11	1 456	5.382 8e-04		3.570 9	(25,55)	眶内额上回 L	梭状回 L
12	1 467	4.242 1e-04		3.640 5	(36,55)	后扣带回 R	梭状回 L
13	2 144	8.727 7e-04		−3.426 9	(64,66)	缘上回 R	角回 R
14	2 324	9.428 1e-04		−3.403 5	(46,69)	距状裂周围皮层 R	中央旁小叶 L
15	2 487	5.808 2e-04		3.548 5	(2,72)	中央前回 R	尾状核 R
16	2 558	9.118 2e-04		3.413 7	(2,73)	中央前回 R	豆状壳核 L
17	2 614	2.990 2e-04		3.741 1	(58,73)	中央后回 R	豆状壳核 L
18	2 677	7.043 6e-04		3.491 3	(49,74)	枕上回 L	豆状壳核 R
19	2 732	3.112 4e-04		−3.729 6	(31,75)	前扣带和旁扣带脑回 L	豆状苍白球 L
20	2 734	8.759 5e-04		−3.425 8	(33,75)	内侧和旁扣带脑回 L	豆状苍白球 L
21	2 736	4.767 9e-04		−3.606 5	(35,75)	后扣带回 L	豆状苍白球 L
22	2 737	1.125 5e-05	0.016 5	−4.612 9	(36,75)	后扣带回 R	豆状苍白球 L
23	2 766	2.216 0e-04		−3.825 8	(65,75)	角回 L	豆状苍白球 L
24	2 810	4.734 9e-04		−3.608 5	(35,76)	后扣带回 L	豆状苍白球 R
25	2 811	4.486 7e-04		−3.624 2	(36,76)	后扣带回 R	豆状苍白球 R
26	2 881	4.388 9e-04		−3.630 6	(31,77)	前扣带和旁扣带脑回 L	丘脑 L
27	2 957	7.518 8e-04		−3.471 8	(31,78)	前扣带和旁扣带脑回 L	丘脑 R
28	3 485	2.534 0e-04		−3.788 1	(82,84)	颞上回 R	颞极:颞上回 R
29	3 521	6.998 1e-04		3.493 2	(35,85)	内侧和旁扣带脑回 L	颞中回 L
30	3 818	1.391 2e-04		3.955 2	(77,88)	丘脑 L	颞极:颞中回 R

1.5.7.3　脑网络拓扑特性的时间可变性

在"动态"脑网络拓扑特性的分析中,存在着阈值和时间窗两个变化因素。本研究既观察了所有阈值下集聚系数、最短路径长度、模块化、局部效率和全局效率这些拓扑特性的变化,又计算了每个拓扑特性的"动态"拓扑特性值。这里计算一个阈值下所有时间窗下的标准差值,以此作为脑网络拓扑属性的"动态"特性值。结果发现,IBS 患者和健康被试的集聚系数和最短路径长度在所有阈值下均没有表现出显著性差异。而 IBS 组和健康被试组的局部效率

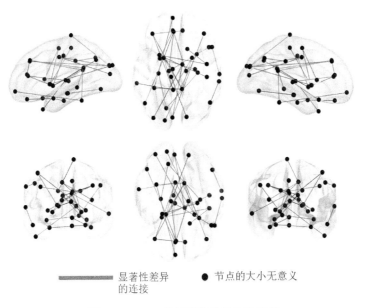

显著性差异   ● 节点的大小无意义
的连接

图 1 - 18 IBS 组显著性差异的脑连接

$(0.27 < S < 0.4)$、全局效率$(0.27 < S < 0.4)$和模块化(大多数阈值下)却展示出显著性差异，如图 1 - 19 所示。

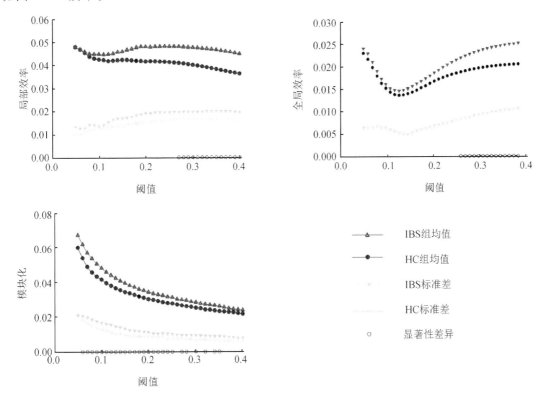

IBS组均值
HC组均值
IBS标准差
HC标准差
显著性差异

图 1 - 19 "动态"脑网络特性

为了进一步观察在扫描期间内人脑网络模块化随时间变化的情况,随机选取一例健康被试进行社团结构展示,如图1-20所示。需要说明的是,本研究中共有61个时间窗,因篇幅所限,这里仅展示6个时间窗的社团结构情况(每隔10个时间窗选一个)。同时,为了方便观察,仅显示所观察的具有显著性组差异的脑区:右侧背外侧额上回(SFGdor. R)、双侧的额中回(MFG. L,MFG. R)、双侧的眶部额中回(ORBmid. L,ORBmid. R)、右侧的三角部额下回(IFGtriang. R)、双侧脑岛(INS. L,INS. R)、双侧的内扣带回(DCG. L,DCG. R)、左侧顶上回(SPG. L)、双侧顶下缘角回(IPL. L,IPL. R)、右侧角回(ANG. R)和双侧颞下回(ITG. L,ITG. R)。从图1-20可以看出,这些脑区主要归属5个不同的社团,在"静态"脑功能网络中归属同一社团结构的,在"动态"观察过程中可能发生改变。例如,在"静态"脑功能网络中,SFGdor. R,DCG. L,DCG. R属于同一个模块,但在"动态"脑功能网络,第60个时间窗中两者不再属于同一模块;同样地,"静态"脑功能网络中INS. R和IFGtriang. R不属于同一模块,但在时间窗10~时间窗20却发现它们归属于同一社团结构。从以上结果可以看出,属于同一社团或同一模块的脑区(即协同工作)随着时间的变化可能存在功能的分离,这在一定程度上说明了"动态"脑网络研究相比于"静态"脑网络研究的优势之处。

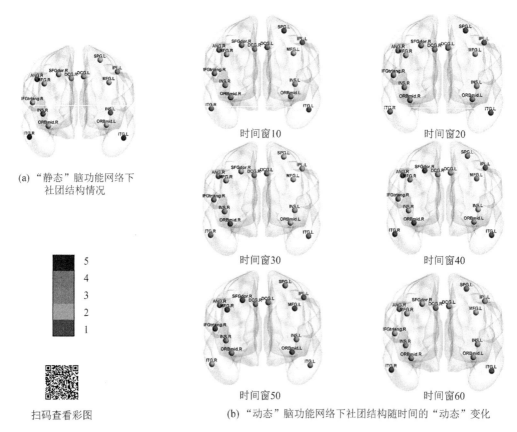

(a) "静态"脑功能网络下社团结构情况

时间窗10　　时间窗20

时间窗30　　时间窗40

时间窗50　　时间窗60

5
4
3
2
1

扫码查看彩图

(b) "动态"脑功能网络下社团结构随时间的"动态"变化

图1-20　一个被试模块"动态"变化图

1.5.8　"静态"脑网络和"动态"脑网络结果比较及讨论

1.5.8.1　IBS 患者脑区异常

脑功能网络"静态"特性分析研究检测出具有显著性差异的脑区是中央后回。而在脑功能网络"动态"特性分析研究中,具有显著性差异的脑区分布在右侧背外侧额上回、双侧的额中回、双侧的眶部额中回、右侧的三角部额下回、双侧脑岛、双侧的内扣带回、左侧顶上回、双侧顶下缘角回、右侧角回和双侧颞下回。这说明,"静态"和"动态"脑网络特性分析对异常脑区的检测可能侧重于不同的方面。"静态"特性分析检测的是在整个扫描时间内大脑主要的功能状态,而"动态"特性分析却可以检测出扫描期间内大脑功能状态的变化情况。因此,"动态"脑网络分析可以检测出"静态"脑功能网络无法发现的特征。当然,这也可能存在误差,因此需要通过更多的样本进行验证。

1.5.8.2　IBS 患者连接异常

在脑功能网络"静态"特性分析研究中,具有显著性差异的连接绝大多数与默认网络(如额中回、前扣带和旁扣带脑回、内扣带和旁扣带脑回、海马、后扣带和旁扣带脑回)、基底神经节(如尾状核、豆状壳核、豆状苍白球)和视觉网络(如楔叶、舌回、枕上回、梭状回)有关。而在脑功能网络"动态"特性分析研究中,具有显著性差异的连接主要与默认网络(如额中回、前扣带和旁扣带脑回、内扣带和旁扣带脑回、后扣带和旁扣带脑回、颞中回)、感知运动网络(如中央前回、中央后回、丘脑)和基底神经节(如尾状核、豆状壳核、豆状苍白球)有关。其中,额中回、前扣带和旁扣带脑回、内扣带和旁扣带脑回、后扣带和旁扣带脑回、尾状核、豆状壳核、豆状苍白球是两种状态特性分析研究中共同涉及的连接,也是 IBS 患者脑影像研究中经常被提及的脑区,这些脑区的功能连接异常与 IBS 的临床表现可能直接相关。在"动态"脑功能网络特性分析研究中,可以检测出与感知运动网络(如中央前回、中央后回、丘脑)有关异常的连接。此外,还检测出一些涉及感知运动网络(如中央前回、中央后回)的连接具有较高的时间可变性。这些都是"静态"脑功能网络特性分析研究所没有的。"动态"脑功能网络特性分析研究侧重于描述脑功能活动随时间变化的"动态"情况,因此,所捕获的信息可能更具敏感性。用本研究所提出的方法检测出的大量大脑两半球等位脑区之间的功能连接呈较高的时间可变性。较强的脑半球等位功能连接是大脑固有功能网络的一个共同特征,如默认网络、感觉运动网络。而脑半球等位功能连接可能为评估脑半球间信息整合提供一种指标。这是"动态"脑功能网络特性分析研究的优势。而这也恰恰说明了"动态"脑网络功能连接分析提供了"静态"脑网络无法描绘的重要信息。

1.5.8.3　IBS 患者拓扑特性异常

众所周知,不同的拓扑特性为脑网络的架构研究提供了不同的视角。本研究中,观察了集聚系数、最短路径长度、局部效率、全局效率、模块化及小世界属性。

在"静态"脑网络研究中,IBS 患者和健康被试的大脑网络均具有基本的脑网络特性,包括小世界属性和模块化($Q > 0.3$ 代表较强的模块结构)。小世界属性处于较高集聚系数(局部信息的有效处理)和较短最短路径长度(脑节点之间的有效信息传输)的最佳平衡。网络中的模块是密集连接的脑节点集群,且具有模块内部连接紧密但模块之间连接稀疏的特点。在研究中发现,IBS 患者和健康被试在小世界属性和模块化中均没有显著的组差异。该结果表明,IBS 患者大脑的整体架构模式没有发生改变,其可能仍然以高度有效的方式运行。然而,最短路径长度、全局效率、集聚系数和局部效率这些特性在 IBS 患者脑网络中有异常改变。对于整个脑网络,最短路径长度是两两脑区最短路径长度的平均;全局效率是平均最短路径长度的倒数(两者彼此反向相关);集聚系数描述了脑节点聚类的程度;局部效率计算了给定脑节点邻居网络(所有邻居节点构成的网络)的全局效率。这 4 个特性的改变,揭示了 IBS 患者大脑局部和全局的信息流变化。从上述"静态"脑拓扑特性分析可以看出,IBS 患者的中枢神经异常可能仅与某些特定的信息流有关,还未波及大脑整体结构模式。

在"动态"脑网络拓扑特性的分析中,IBS 患者和健康被试的小世界属性、集聚系数和最短路径长度在所有阈值下均没有表现出显著性差异,而两组被试的局部效率($0.27 < S < 0.4$)、全局效率($0.27 < S < 0.4$)和模块化(大多数阈值下)却展示出显著性差异。这与"静态"脑网络拓扑特性研究的结果有所不同。这种不同可能是由于"静态"脑网络是大脑活动在扫描期间的平均描述,而"动态"脑网络研究描述的是人脑信息交互过程随时间的变动。从式(1-6)~式(1-8)可知,局部效率和全局效率描述了大脑的局部和全局的信息传输速度,因此在"动态"脑网络研究中,两者反应了大脑局部或全局传输效率的变动情况。在本研究中,IBS 患者的局部效率或全局效率较高,代表了 IBS 患者异常的脑网络信息传递,这在一定程度上可以解释 IBS 患者"内脏异常敏感"的原因。从模块的划分方法可知,模块是将网络分解为内部连接较强而外部连接稀疏的社团结构。IBS 患者模块情况变化更频繁可能代表着患者行为或功能执行中神经系统的不稳定或异常调节,这种不稳定或异常调节用于维持机体的内稳定状态,其也是"静态"脑功能网络所不能捕获的。

1.6　展　望

本章采用两种有效的脑网络时间可变性分析方法来探讨大脑功能活动,为静息态 fMRI 数据的研究提供了更多的技术手段。然而,本章的工作仍存在着以下不足。

(1)未完成脑功能网络拓扑特性的全面分析。在复杂网络研究中,拓扑特性除了小世界属性、模块化、聚集系数、最短路径长度、全局效率、局部效率之外,还包含同配性、层次性等多种属性。因时间有限,本章未能全面计算分析所有特性。在未来研究中,需要更多、更全面、更精细的属性量度来进行人脑网络"动态"拓扑特性分析,来进一步完善和验证本章的研究方法。

(2)对 IBS 患者的研究结果未能从多方面进行验证。例如,在"静态"脑网络中检测 IBS 患者的异常脑节点,仅仅发现 poCC 异常,是否是由于所选择 ReHo 方法造成,未来还须进一步验证。

(3)样本数量相对较小,在未来,应该加强与医院影像科合作,推动影像学数据采集量达到新的高度,以使得研究结果更具有统计意义。

(4)考虑的外在影响因素较少,可能会造成结果误差。并未考虑 IBS 患者的受教育程度、早期的生活环境、父母健在情况、家庭人员结构、经济状况、社会关系等,这些因素均有可能对结果产生影响。

总之,在未来的研究中,不仅需要更多的方法比较和拓扑特性计算来验证本章提出方法的有效性,还需要对采集的被试进行全面调查,以尽可能排除其他因素对研究结果的影响。

第 2 章　脑效应连接方法研究及其应用

据估计,一个成年人的大脑大约包含 10^{11} 个神经元细胞,并且这些神经元细胞之间不是孤立存在的,而是由大约 10^{15} 个突触将它们互相连接在一起,形成了一个高度复杂的网络,大脑进行信息处理和认知表达都依赖于这个复杂而庞大的网络。大脑功能的实现也依赖于大脑网络的组织结构,大规模脑网络是由很多相互作用的子网络组成的。人类的行为能力正是由多个相关的脑区及子网络相互协调、相互作用完成的。脑连接分析方法研究对揭示不同脑区及不同子网络之间的相互作用原理具有重要的意义。脑连接分为功能连接(Functional Connectivity,FC)和效应连接(Effective Connectivity,EC)。功能连接是指空间上不相连子系统的活动在时间上的相关性,而效应连接是指大脑中一个子系统的活动对另外一个子系统所施加的影响。功能连接从某种程度上来说只可以反映出交互作用的脑区,但却无法反映出交互脑区间的信息流向;而效应连接则弥补了功能连接这一缺点,它不仅可以测量不同脑区相互作用的强度,还可以反映其信息传递的方向,并且在一些脑疾病的诊断和预测上,依据脑区间的因果效应比统计相关性可以获得更好的效果。

近些年研究人脑较热门的神经影像技术有脑磁图、单光子发射计算机断层显像技术(Single - Photon Emission Computed Tomography , SPECT)、脑电图及磁共振成像(Magnetic Resonance Imaging, MRI)等,其中,功能性磁共振成像技术作为 MRI 的一种,具有无侵入、无创性、无放射性、较高的时间和空间分辨率及可准确定位脑功能区域的优点,为临床脑疾病的诊断及治疗提供了重要手段,对脑连接分析方法研究具有重要的价值。

综上所述,本章基于 fMRI 图像进行效应连接分析方法研究,并将其应用于与脑相关的机理研究,为揭示人类大脑的复杂机制奠定基础,具有重要的临床意义和社会价值。

2.1　脑效应连接研究概述

2.1.1　研究现状

脑连接可以比较全面并且细致地刻画大脑内部的组织模式,故国内外的研究者也都非常重视对其的研究。Michael C. Stevens 等人在 *Brain and Cognition* 杂志上发表了论文,总结了 1987—2007 年脑网络连接研究情况。从脑连接研究的统计结果中可以看出,国际上关于脑连接分析方面的研究每年呈现递增趋势。而且自 2008 年之后,脑连接研究仍然只增不减,这表明脑连接研究具有重要价值。

效应连接分析方法的研究现状如下。

2.1.1.1　效应连接分析方法研究现状

效应连接可以表明子系统之间的因果关系,不仅有边,而且有方向。目前用于效应连接的分析方法主要包括结构方程模型(Structural Equation Model,SEM)、动态因果模型(Dynamic causal modeling,DCM)、格兰杰因果分析(Granger Causality Analysis,GCA)及多变量的格兰杰因果分析(Multivariate Granger Causality Analysis，MGCA)等。

　　SEM 最初在计算经济学领域被提出，是由遗传路径建模方法发展而来的多元线性统计模型，之后被应用于心理学、社会学和神经影像学等学科。1991 年，MacIntosh 和 Gonzalez - Lima 两人首次将 SEM 应用于人脑网络的识别，为基于 SEM 识别脑效应网络提供了新思路。2003 年，在神经影像学的研究中，SEM 被用来对脑网络之间的效应连接进行评估。SEM 计算效应连接的原理是，先计算两个信号之间的协方差矩阵，从结果来间接地估计两个信号之间的信息传递过程。用 SEM 方法来计算效应连接具有的优点主要包括模型比较简单及鲁棒性和灵活性比较强等，但是它也存在一些弊端。首先，SEM 计算得到的因果关系不是由数据驱动的，缺乏先验知识，无法准确识别脑区之间的因果关系；其次，SEM 仅能用于描述脑区神经活动信号间的同期因果关系，无法有效利用 fMRI 数据的时序信息；最后，SEM 假设脑区间的因果关系是线性的，无法揭示脑区间非线性的因果关系。

　　DCM 是 Karl Friston 基于 fMRI 数据提出的时间序列分析模型，消除了血液动力学的影响，在分析效应连接时具有优势。DCM 把大脑系统看成是"动态"的，外部输入的刺激将改变某个脑区神经活动的"动态"变化，然后借助血液动力学的模型，在神经活动水平上对其进行建模。DCM 可以用来度量一个脑区对另一个脑区所施加的因果效应。它将血液动力学与神经动力学结合起来建立模型，然后对脑区的效应连接进行非线性、"动态"的分析，从而构建出一个更加符合实际大脑活动的模型。该方法也是近年来比较受欢迎的计算效应连接的方法，越来越多的研究者也将这种方法应用于 fMRI 数据，并对不同脑区间的效应连接进行分析。这种方法不仅可以推断大脑内不同区域间的因果交互关系，同时也可以定量和定性地刻画信息在脑区间的传递过程。但是 DCM 也有主要的两个不足之处，一是 DCM 要有现有效应连接模式的先验结构模型，二是其仅在小范围内检验关于效应连接的假设能力。

　　SEM 和 DCM 两种方法属于基于假设模型的效应连接计算方法，基于假设模型的方法具有一些弊端，它们都需要研究者通过先验知识提前选定相互作用的脑区，并且假设任意两个脑区之间都存在因果关系。这两种方法在验证大脑系统中一些有关系的脑区时是有作用的，但是如果模型的假设有错误或者不够准确，则会导致得到的结论有误差。

　　GCA 和 MGCA 是两种基于数据驱动的效应连接计算方法，这两种方法不需要先验知识就可以研究脑区间的因果关系，克服了基于假设模型方法的局限性。GCA 不需要任何关于连接结构的先验规定，因为它是通过 fMRI 时间序列之间的时间优先级来进行因果关系判定的，即有时间变量 X 和 Y，如果时间变量 X 的过去信息可以显著提高变量 Y 的预测结果，则说明 X 是 Y 的原因。到目前为止，GCA 已经成功应用于 fMRI 数据。Wilke 等人提取了负责语言信息处理的各个脑区，并且用 GCA 对其进行了效应连接的研究，其研究的结果可以帮助科研人员对语言等其他认知功能进行研究。Goebel 等人采用该方法基于认知实验任务下的 fMRI 图像对大脑皮层的脑区进行了效应连接分析，研究结果显示，大脑左侧的前额叶皮层和左后顶叶皮层运动前区之间存在明显的效应连接。Roebroeck 等人采用该方法对任务态(复杂视觉任务刺激下)的 fMRI 数据进行了效应连接分析，结果显示，左侧额下回和运动前回区之间存在因果关系。Zhou 等人将该方法应用于情感任务下的 fMRI 图像，并且对相关脑区进行了效应连接计算，结果发现，在情感处理过程中，左侧杏仁核与扣带皮层之间存在较强的因果关系，并且结果也表明，GCA 既能基于任务态也能基于静息态 fMRI 数据进行效应连接的研究。Zhou 等人也使用了该方法对有关情感任务态的脑区进行了效应连接的分析，结果发现，右侧杏仁核对情感有调制作用。Deshpande 等人采用该方法对运动后的 fMRI 数据进行了分析，结果表明，运动疲劳可以改变对应脑区之间的效应连接。GCA 分析有两个明显的优点：一方面它是基于时间点进行"动态"建模的，能够实时捕捉信号当前所在时间点的最有效的信息；另一方面它的系数容易计算，可以将其看作求解一个线性回归模型系数的问题。然而，GCA 分析在计算效应连接时主要根据脑区之间信号的线性特征进行计算，却没有意识到脑区信号的生理基础并非完全线性的，这将导致结果存在一定的误差。

综上所述，当前的效应连接分析方法能在一定程度上分析脑信息的流向及作用强度，特别是 GCA 分析方法更是具有极大的优势，但如果能够提出一种非线性效应连接分析方法，则能够避免 GCA 模型的缺陷，并更好地揭示脑区之间的关系。因此，本章试图基于 fMRI 图像，采用数据驱动结合模式识别技术，从不同尺度（脑网络子系统之间、脑区到脑区）来研究计算效应连接的新框架及新方法，从而更准确地分析脑核团及脑网络之间的关系。

2.1.1.2　效应连接分析在疾病中的应用研究现状

脑效应连接分析不仅能够对正常被试的 fMRI 图像进行有效的因果关系分析，也成功应用于神经及精神疾病等异常状态的大脑。它能够检测疾病状态下大脑内网络连接的改变，为疾病的症状行为学提供解释依据。

目前，脑效应连接分析已经广泛应用于疾病的诊断及治疗中。田雪、邱江于 2015 年通过分析以往关于抑郁症患者效应连接异常的研究，发现抑郁症患者大脑中存在异常的是认知控制系统（如背外侧前额叶）和边缘系统（如杏仁核）之间的连接。有研究表明，抑郁症产生负性情绪的记忆增强及情绪偏差等与这两个系统之间效应连接的异常有关。Hutcheson 等人采用 GCA 对 21 例未服药的精神病患者和 20 例健康被试对照组进行情景记忆检索任务时额颞区之间的效应连接进行评估。2014 年，Uddin 等人基于任务态 fMRI 数据和静息态 fMRI 数据利用 GCA 计算了大脑功能网络之间的效应连接，对结果进行分析得知，自闭症儿童与正常儿童相比，大脑的调整能力较弱。2015 年，Li 等人使用 GCA 分析了大脑网络内部的组织，同时用功能连接对 GCA 关系分析的结果进行了比较，结果发现，GCA 方法对人脑网络中功能重组较为敏感。2017 年，Jiao 等人将 GCA 方法应用于默认网络的有效连通性，证明了利用 GCA 可检验默认网络中效应连接的可行性，并为大脑在静息状态下的内部关系提供了新的见解。

综上所述，效应连接分析方法对与脑相关疾病（如抑郁症、精神病等）的研究不仅能为疾病的诊断提供很大的帮助，也能为医学治疗提供一些依据。大脑中的信息交互非常复杂，利用 GCA 来分析脑网络之间的效应连接，有助于进一步揭示其中的奥秘，并能发现脑疾病与一些异常连接的关系。

2.1.2　主要研究内容和创新点

2.1.2.1　主要研究内容

本章基于静息态 fMRI 图像，对效应连接分析方法进行研究，并且进行了肠易激综合征患者的应用研究，主要内容如下。

（1）基于空间独立成分分析（Independent Component Analysis，ICA）提出一种结合格兰杰因果分析的脑网络效应连接评估框架。基于 fMRI 数据，利用空间 ICA 及成分匹配方法提取 14 个先验网络（左执行控制网络（Left Executive Control Network，LECN）、前突显网络

（Anterior Salience Network，anterior_Salience）、听觉网络（Auditory Network）、基底神经节网络（Basal Ganglia Network）、背侧默认网络（Dorsal Default Mode Network，dorsal_DMN）、高级视觉网络（Higher Visual Network，high_Visual）、语言网络（Language Network）、后突显网络（Posterior Salience Network，post_Salience）、楔前叶网络（Precuneus Network）、初级视觉网络（Primary Visual Network，prim_Visual）、右执行控制网络（Right Executive Control Network，RECN）、感觉运动网络（Sensorimotor Network）、腹侧默认网络（Ventral Default Mode Network，ventral_DMN）和视觉空间网络（Visuospatial Network）），然后通过 GCA 方法分析脑网络间的效应连接情况，形成"基于空间 ICA—成分匹配—时间序列提取—多变量 GCA 分析"的效应连接分析框架。

（2）将基于神经网络的非线性效应连接研究方法应用于子网络间效应连接评估框架。为了克服以往效应连接分析方法的缺点，提出了一种非线性的数据驱动分析技术，并将该方法应用于基于 ICA 结合格兰杰因果分析的脑网络效应连接评估框架中，对研究内容（1）框架中求效应连接的子部分进行进一步改进。首先正向构建非线性的神经网络预测模型，然后结合留一法交叉验证（Leave One Method for Cross Validation，LOOCV）反向推演确定非线性映射关系，并根据已确定的映射关系进行有向性分析，以此来判断脑核团或脑网络的效应连接情况。

（3）基于空间 ICA 结合 GCA 和基于空间 ICA 结合神经网络预测的非线性效应连接分析方法在 IBS 中的应用研究。以脑-肠互动理论为基础，将研究内容（1）和（2）中提出的效应连接方法应用于 IBS 研究中。结果表明，基于空间 ICA 结合 GCA 脑网络间效应连接检测方法框架能够对 IBS 患者子网络之间的因果异常进行检测，而且基于空间 ICA 结合神经网络预测的非线性效应连接研究方法在同样的检测中具有更高的敏感性，这对探索与脑相关的疾病机制具有重要意义。

2.1.2.2　创新点

本章的创新点如下：

（1）提出一种"基于空间组 ICA—成分匹配—时间序列提取—多变量 GCA 分析"的大脑子网络效应连接分析框架。该模型的提出可能为大脑子网络间的效应连接分析提供了一种标准化流程。

（2）提出一种基于神经网络的非线性效应连接研究方法，并对提出的框架进行了改进。该方法克服了现有几种效应连接分析方法的缺陷，实现了非线性地计算脑效应连接。

（3）在 IBS 患者脑异常检测中的应用创新。基于脑-肠互动机理，以肠易激综合征为研究对象，采用以上方法进行网络间的效应连接分析，这可能为 IBS 患者异常中枢机制提供新的发现。

2.2　脑效应连接分析基础知识

大脑是一个非常复杂的系统，同时也是一个非常高效的网络，整个大脑系统是由多个相互连接、相互作用的子网络组成的。为了研究这些脑网络之间的关系，本章提出了"基于 ICA 结合 GCA 的效应连接分析方法"和"基于神经网络的非线性效应连接方法"，这些方法中用到的基础知识包括脑网络的构建、不同尺度的效应连接、独立成分分析和 GCA 模型计算过程及效应连接的显著性检验。本节对基础知识进行介绍,为后续的研究提供了理论支撑。

2.2.1 脑效应网络的构建

大脑是由多个部分(如神经元、神经元集群或者多个脑区)相互连接、相互作用组成的。脑网络方法可以用来描述大脑中这些组成部分之间的相互作用关系,即采用数学上的节点和边来形象地表示。基于 fMRI 的脑功能网络构建通常包含三个步骤:脑节点的定义、时间序列的提取及边的定义。

2.2.1.1 脑节点的定义

在进行脑网络连接分析之前,定义好目标脑节点是首要工作。脑节点可以根据大脑的不同水平来定义,通常包括神经元、体素(Voxel)和簇(自己定义的感兴趣区域(Region of Interest,ROI 或标准模板中的大脑区域)和脑子网络。

2.2.1.2 时间序列的提取

当脑节点定义完成后,就可以提取该脑节点的时间序列了。每个脑节点由多个体素构成,通过将每个脑节点包含的所有体素的时间序列进行平均来计算该脑节点的时间序列。

2.2.1.3 边的定义

计算功能连接时,若将时间序列之间的相关系数作为边权值,则没有方向。计算效应连接时,同样先分别提取两个脑区的时间序列,若将两个脑区时间序列之间的效应连接强度作为边权值,则是有方向的。当然,也可以计算两个脑区各自的特征,并将这些特征之间的相关性作为边权值。在脑网络连接分析中,边权值也可以称为两系统之间的连接强度。

2.2.2 不同尺度的效应连接分析

(1)基于 ROI - voxel。从大脑中找到 ROI,并将其作为脑节点,分别计算每个脑节点中所有体素的时间序列的平均值,并将其作为该 ROI 的时间序列,计算其与大脑内其他所有体素之间的因果强度值,构建基于 ROI - Voxel 的效应连接,如图 2-1(a)所示。

(2)基于 ROI - ROI。从大脑中找到 ROI,并将其作为脑节点,分别计算每个脑节点中所有体素的时间序列的平均值,并将其作为该 ROI 的时间序列,运用因果分析计算两两 ROI 之间的因果强度值及方向,然后基于因果连接构建基于 ROI - ROI 的效应连接,如图 2-1(b)所示。

(3)基于网络-网络。从大脑中提取感兴趣的脑功能网络,分别计算每个脑功能网络中所有体素时间序列的平均值,并将其作为该网络的时间序列,运用因果分析计算两两网络之间的因果强度值及方向,根据因果连接构建基于网络-网络的效应连接,如图 2-1(c)所示。

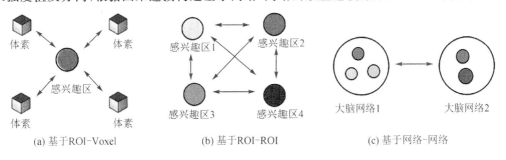

(a) 基于ROI-Voxel   (b) 基于ROI-ROI   (c) 基于网络-网络

图 2-1 不同尺度的效应连接示意图

2.2.3 独立成分分析方法

ICA 是一种基于数据驱动的分析方法,目前它已经广泛应用于有关脑功能网络的分析。它既可以基于任务态 fMRI 数据进行分析,又可以基于静息态 fMRI 数据进行分析。ICA 最初在著名的鸡尾酒会问题中被发现:鸡尾酒会一个非常嘈杂的场合,酒会中的每一个人都会发出独立的语音信号,并且他们同时也在接收其他人的语音信号,这个过程还要假设所有语音信号都没有发生非线性畸变,为了使接收到的混合信号就是所有语音信号的线性叠加,因此忽略了其他设备及外部噪声对语音信号的影响。鸡尾酒会效应是指人虽然处在非常嘈杂的环境中,仍然能集中注意力选择性地听自己想听到的声音,而忽略环境中的其他对话或噪声。独立成分的目的就是将各个独立的信号源从这些混合信号中分离出来。图 2-2 生动形象地展示了鸡尾酒会效应的原理。本节将介绍 ICA 的数学原理及它在神经影像学中的应用。

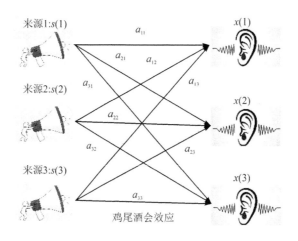

图 2-2 鸡尾酒会效应

2.2.3.1 独立成分分析基本原理

数学上将一系列混合信号解码成一系列源信号的方法称为盲源分离,而 ICA 就是一种典型的盲源分离的方法。ICA 主要由混合系统和解混系统组成。

(1) ICA 的混合系统。能在嘈杂的声音中分辨出某个人的声音,有很大一部分原因是原先就知道那个声音的特征,而计算机并不知道源信号的特征,此时就需要多个观测数据(比如,在 n 个人说话的房间的不同位置放 m 个话筒,且 $m > n$,即话筒数大于说话的人数)。

假设某个数据是由 n 个独立的数据源产生的,即

$$\boldsymbol{X} = \boldsymbol{A} \times \boldsymbol{S} \tag{2-1}$$

$$\boldsymbol{X} = \begin{bmatrix} x_1 \\ \vdots \\ x_n \end{bmatrix}, \quad \boldsymbol{S} = \begin{bmatrix} s_1 \\ \vdots \\ s_m \end{bmatrix}, \quad \boldsymbol{A} = \begin{bmatrix} a_{11} & \cdots & a_{1m} \\ \vdots & \ddots & \vdots \\ a_{n1} & \cdots & a_{nm} \end{bmatrix} \tag{2-2}$$

式中,矩阵 $\boldsymbol{A}$ 是 $m \times n$ 的混合矩阵;$\boldsymbol{X}$ 是观测信号,n 是其维度;$\boldsymbol{S}$ 是源信号,m 是其维度。在不知道源信号 $\boldsymbol{S}$ 和混合矩阵 $\boldsymbol{A}$ 的情况下,独立的源信号 $\boldsymbol{S}$ 只能通过观测信号 $\boldsymbol{X}$ 来估计,这就是 ICA 的原理。它的原理框架图如图 2-3 所示。

(2) ICA 的解混系统。在式(2-1)中,只有观测信号 $\boldsymbol{X}$ 是已知的,混合矩阵 $\boldsymbol{A}$ 及源信号

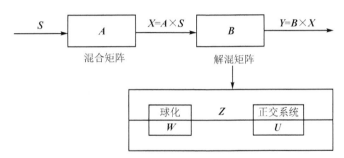

图 2 - 3　ICA 原理框架图

矩阵 S 都是未知的,所以需要满足以下三个限制条件来对该原理进行约束。

① 独立成分必须满足高斯分布。

② 保证源信号的数目大于或等于观测信号的数目。

③ 混合矩阵 A 为满秩矩阵。

当满足上面三个约束条件时,可以称 ICA 是标准的。ICA 原理的主要目的是通过计算得到解混矩阵 B,再通过解混矩阵 B 从观测信号 X 中将源信号 S 分离出来。其分离原理为

$$Y = B \times X \tag{2-3}$$

式中,$Y = (y_1, y_2, \cdots, y_m)^{\mathrm{T}}$,表示估计出来的独立成分,也就是最终想要的源信号 S 的估计值。

2.2.3.2　基于 fMRI 数据的空间独立成分分析原理

将 ICA 应用在 fMRI 数据中时可以分为时间独立成分分析(Temporal ICA,tICA)和空间独立成分分析(Spatial ICA,sICA)。通过 sICA 能够从 fMRI 数据中分离出相互独立的成分,并获得这些成分的图像及相应的时间波形。所以,研究者通常基于 fMRI 数据进行空间 ICA 分解,然后应用脑结构和功能相关知识从分解后得到的成分中选取和辨别自己感兴趣的成分进行分析及应用。sICA 方法基于 fMRI 数据进行分析,可以将大脑分离成多个网络,并且各个网络代表分离出的是在空间上独立(不相关)的各个成分。sICA 分析能够很好地避免空间独立噪声(心跳、呼吸、头动、磁场的线性漂移信号)的影响,所以广泛应用于 fMRI 数据的分析。

fMRI 数据是一个四维数据(三维空间加一维时间)。由于四维空间比较难以想象,为了便于想象,先以图 2 - 4 的方式将一个三维的矩阵重新排列成一个一维的向量。

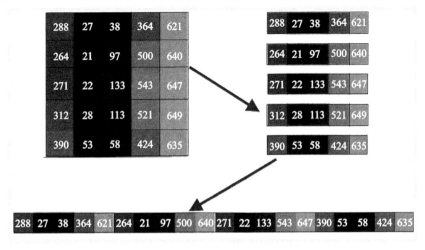

图 2 - 4　四维 fMRI 图像转为一维向量

假设有包含 v 个体素的 fMRI 数据,如图 2-5 所示,时间点为 t 个,该数据包含 k 个相互独立源信号,四维 fMRI 数据就可以表示成一个时间(Time)×空间(Space)的 $t \times v$ 的二维矩阵,在 ICA 中,这也是观测信号矩阵 X;而要求解的源信号矩阵 S 则为源信号成分(Source)×空间(Space)的 $k \times v$ 的矩阵,即每个成分的空间分布图;而每个成分的时间序列则为混合矩阵 A。

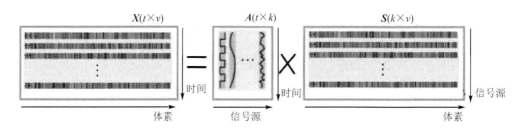

图 2-5　sICA 原理图

以上是在个体水平上进行 ICA 的分析。为了找到一组被试共同的成分,并在组水平上进行统计比较,往往要对一整组被试的标准化数据进行时间上的拼接后,再进行空间组独立成分分析(Group ICA)。

2.2.4　基于 GCA 的效应连接计算与分析

本章的一个主要内容"基于空间 ICA 的子网络间效应连接分析"中计算效应连接的框架中用于效应连接评估的方法是 GCA。因此,本节将对 GCA 计算方法进行详细介绍。对于得到的结果,往往需要借助统计学方法进行检验,来确保连接的显著性,找到"显著有效"的效应连接。

2.2.4.1　GCA 方法的计算过程

由 Granger 提出的 GCA 是研究复杂系统中多变量之间关系的常用方法,并且可用于评估磁共振领域脑功能区域之间连接的强度和方向。GCA 计算效应连接的方法主要包括以下步骤。

(1) 提取时间序列。根据 GCA 关系检验的定义,在使用该方法之前需要提取时间序列。在前面介绍了时间序列的计算方法,首先需要将大脑分割成多个不同的脑节点,并将每个脑节点中所有体素的时间序列进行平均,然后将该结果作为该大脑节点的时间序列。

(2) 时间序列去趋势化和去平均化。GCA 只能处理平稳的时间序列,平稳的时间序列需要满足两个条件,一个是时间序列没有变化趋势(包括周期性变化趋势),另一个是任何时期时间序列的方差没有显著差异。因此,需要对提取的大脑区域序列进行去趋势化和去平均化。

(3) 时间序列平稳性测试。测试时间序列的平稳性有两种常用的方法:ADF(Augmented - Dickey - Fuller)和 KPSS(Kwiatkowski - Philips - Schmidt - Shin)。这两种方法的原理都是用来检测时间序列是否存在单位根。一个非平稳时间序列是有单位根的,并且需要对其进行差分处理直到该序列平稳。

(4) 线性回归模型构建。两个处理过的大脑区域的平稳时间序列 X 和 Y,如果用 X 和 Y 的过去值比只用 X 的过去值更能准确地预测 X 的当前值或未来值,则 Y 和 X 具有 GCA 关系,称 Y 是 X 的格兰杰原因。假设 $X(t)$ 和 $Y(t)$ 为给定的两个平稳时间序列,它们的自回归模型被描述为式(2-4)。当使用线性回归模型计算 GCA 关系值时,关键步骤是估计模型的系数,常用方法是最小二乘法。

$$\begin{cases} X(t) = \sum_{i=1}^{p} A_x(i)X(t-i) + \varepsilon_1(t), \Sigma_1 = \text{var}(\varepsilon_1) \\ Y(t) = \sum_{i=1}^{p} A_y(i)Y(t-i) + \eta_1(t), \Gamma_1 = \text{var}(\eta_1) \end{cases} \tag{2-4}$$

其中,$t=0,1,\cdots,N$;$\varepsilon_1(t)$ 和 $\eta_1(t)$ 是和时间序列不相关的白噪声;$A_x(i)$ 和 $A_y(i)$ 分别代表 $X(t)$ 和 $Y(t)$ 的自回归系数;Σ_1 和 Γ_1 分别是 $\varepsilon_1(t)$ 和 $\eta_1(t)$ 的协方差,它们的联合表示为

$$\begin{cases} X(t) = \sum_{i=1}^{p} A_{xx}(i)X(t-i) + \sum_{i=1}^{p} A_{xy}(i)Y(t-i) + \varepsilon_2(t), \Sigma_2 = \text{var}(\varepsilon_2) \\ Y(t) = \sum_{i=1}^{p} A_{yy}(i)Y(t-i) + \sum_{i=1}^{p} A_{yx}(i)Y(t-i) + \eta_1(t), \Gamma_2 = \text{var}(\eta_2) \end{cases} \tag{2-5}$$

其中,$\varepsilon_2(t)$ 和 $\eta_2(t)$ 分别代表残差;Σ_2 和 Γ_2 分别是 $\varepsilon_2(t)$ 和 $\eta_2(t)$ 的协方差。

线性回归模型确认后,还需要非常关键的一步——模型阶数的确定。

(5) 线性回归模型的阶数估计。回归模型中一个非常重要的参数就是线性回归模型的阶数。对于时间序列模型,模型的阶数如果难以确定,则模型的计算复杂度也会增加,并且样本点的选择将会受到干扰。如果模型的阶数很小,则建立的模型无法正确估计。但是,如果模型的阶数太大,则会导致模型过拟合。因此,选择正确的模型阶数对确定模型至关重要。

通常,定义函数以估计线性回归模型的阶数。常用的函数是 1974 年日本学者 Akaike 提出的经典 AIC(Akaike 信息准则)算法。AIC 的数学表达式为

$$\text{AIC}(p) = N\log(\det(\Sigma)) + 2p \tag{2-6}$$

其中,N 表示所有实验的数据样本总数;目标函数最小时 p 的值就是线性回归模型的阶数。

(6) GCA 计算效应连接。对数比用于表示两个序列直接的影响关系,即

$$F_{Y \to X} = \ln \frac{\Sigma_1}{\Sigma_2} \tag{2-7}$$

$$F_{X \to Y} = \ln \frac{\Gamma_1}{\Gamma_2} \tag{2-8}$$

其中,$F_{Y \to X}$ 和 $F_{X \to Y}$ 分别代表从 Y 到 X 的直接影响和从 X 到 Y 的直接影响。显然,当 $F_{Y \to X} > 0$ 时,Y 对 X 有因果关系;当 $F_{Y \to X} = 0$ 时,Y 对 X 没有因果关系。

2.2.4.2 效应连接的显著性检验

在基于 fMRI 图像计算脑网络之间效应连接的实际应用中,对于得到的结果还需要用统计学方法找到"显著有效"的效应连接,并对其进行分析。基于效应连接分析中所得的连接强度值,常采用 T 检验寻找显著的效应连接。

进行 T 检验的样本数据要求来自正态分布,并且其方差被要求是未知的。T 检验主要包括单样本 T 检验和双样本 T 检验。单样本 T 检验用来评估一个被给样本的平均值与某个目标常数值之间是否具有显著性差异;双样本 T 检验用来定向分析两个相互独立样本之间的差异。根据上述定义,在进行效应连接的显著性检验时,由于连接强度值越小表示两脑区之间因果关系越弱,因此,可利用单样本 T 检验找到所有连接强度大于某个值的连接,这些连接表明两者之间存在因果关系。另外,如果要研究患者组和正常被试组间的效应连接是否具有显著

差异,则用双样本 T 检验。单样本 T 检验中显著性水平 α 常设为 0.05,双样本 T 检验中显著性水平 α 常设为 0.01。

在实际研究中,为了评估多个脑区之间的效应连接,一般会进行多次 T 检验,这种方法称为多重比较。假设计算两两脑区之间的效应连接值后得到了 n 个 r 值,那么就要通过 n 次单样本 T 检验进行显著性检验。假设显著性水平 $\alpha = 0.05$,那么 0.95^n 表示全部假设检验结果都正确的概率。需要进行多重比较校正解决检验结果可信度降低的问题。目前,进行效应连接显著性检验的方法使用最多的是 Bonferroni 校正和 FDR 校正。

假设共有 n 条效应连接,需要进行 n 次单样本 T 检验判断其显著性差异;设原假设 H_0,$H_1,\cdots,H_n:|r|=0$,显著性水平 $\alpha = 0.05$,进行检验后得到 n 个概率值(认为原假设为"真"的概率)$p_1,p_2,\cdots,p_n$。

(1) Bonferroni 校正。取显著性水平 $\alpha' = 0.05/n$,重新进行 n 次单样本 T 检验。

(2) FDR 校正。按升序排列得到所有 p 值,并记为 $p_{(1)},p_{(2)},\cdots,p_{(n)}$,给定 q 值一个常数(常取 0.05 或 0.01),并且找到一个满足 $p_{(k)} \leqslant kq/n$ 的最大整数 k,则对应 $p_{(1)},p_{(2)},\cdots,p_{(k)}$ 的效应连接是可经 FDR 校正的显著效应连接。

2.3　脑网络之间效应连接评估

2.3.1　脑网络概述

脑网络之间的关系是复杂多样的,研究它们之间的连接模式不仅有助于更深入地理解大脑中不同脑模块间的相互作用关系,而且也能够了解它们之间是如何协调作用的。需要了解的一点是,在对脑网络进行效应连接分析之前重要的一步是将静息态脑网络从大脑中提取出来。2000 年,Poldrack 等人开始了对大脑的初步研究,并根据脑区间的相互作用关系将大脑划分成多个静息态脑功能网络。2011 年,Buckner 等人于基于静息态 fMRI 数据采用聚类法将大脑皮层进行了功能分割,将全脑划分为 7 个功能网络。与上述功能网络识别方法相比,Group ICA 不仅可以自动划分脑功能网络,还可以将脑活动信号与噪声分离,其在静息态脑网络的分离中有广泛的应用。

在众多效应连接分析中,GCA 属于数据驱动方法,具有原理简单、无须引入生理模型约束等优点,在基于任务态及静息态功能磁共振时间序列进行连接分析中运用广泛。因此,本章提出基于空间 ICA 结合 GCA 的脑网络效应连接评估框架。

2.3.2　基于空间 ICA 结合 GCA 的脑网络效应连接评估方法

基于空间 ICA 结合 GCA 的脑网络效应连接评估方法的流程包括空间组独立成分分析得到多个相互独立的成分,识别并提取脑网络,提取脑网络的时间序列及对其进行平稳预处理,效应连接的计算与显著性检验。本节将详细叙述各个步骤所涉及的技术细节。

(1) 空间组独立成分分析得到多个相互独立的成分。采集 fMRI 数据之后,多个被试的图像会被统一处理。采用空间 ICA 对各个被试分离,得到的独立成分并非完全一致,造成无法分析一组被试的结果。为了得到组水平上的结果,Group ICA 应运而生。另外,利用组 ICA 处理预处理后的 fMRI 图像得到 30 个相互独立的成分及其对应的时间序列。该步骤可通过

GIFT 软件包实现。

（2）提取感兴趣的静息态脑网络。在得到 30 个成分及其相应的时间序列之后，识别出感兴趣的 14 个脑网络，分别为 LECN，anterior_Salience，Auditory，Basal_Ganglia，dorsal_DMN，high_Visual，Language，post_Salience，Precuneus，prim_Visual，LECN，Sensorimotor，ventral_DMN，Visuospatial。通常会经过两个典型的步骤来识别并选择与模板网络最匹配的成分。

① 以现有文献的脑功能网络的空间模式图作为先验知识，用肉眼直接观察筛选有意义的成分，剔除显著的噪声成分。

② 将剩余的成分与网络模板进行最大空间相关系数匹配，并将与各个模板网络相关系数最大的成分识别为相应的网络，如图 2-6 所示。

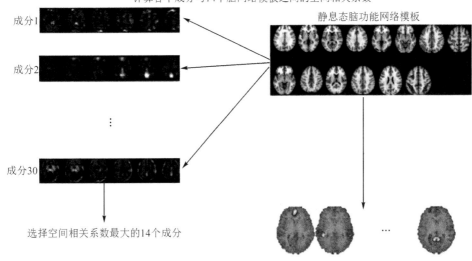

图 2-6　静息态网络识别流程图

（3）脑网络时间序列的平稳预处理。进行 GCA 度量的首要前提是各功能网络的时间序列都是平稳时间序列。平稳时间序列指时间序列的一些统计性质是非时变的，用协方差平稳性来衡量。协方差平稳性是指时间序列的平均值和方差这两个统计量不随时间的变化而改变。然而，多数的时间序列是不满足协方差平稳性的，因此需要在进行 GCA 连接计算前对时间序列进行平稳预处理。常规的平稳预处理方法主要包含以下两步。

① 去除线性趋势。去除线性趋势的目的是避免系统线性干扰环节对分析结果带来的影响。在进行 fMRI 数据采集的过程中，由于核磁共振机器的温度升高，以及随着实验进行被试产生的生理性适应等，会造成采集的 fMRI 数据产生线性漂移。在一般脑网络的时间序列分析中，基本都要进行此项操作。

② 去除全局均值。自回归模型是常用的平稳时间序列的拟合模型之一，在 GCA 分析中，应建立多变量自回归模型来拟合数据。由式（2-7）和式（2-8）可知，模型只对滞后项进行了拟合，没有拟合常数项，即不考察两个变量之间的瞬时因果性（$p=0$）。因此在预处理过程中，应将网络各自的平均时间激流（Temporal Mean）去除，使最终被分析的时间序列是零均值的。

采用上述两个预处理步骤对每个被试脑网络的时间序列进行预处理，并进行协方差平稳性检查，最终确保参与后续计算的脑网络时间序列是平稳时间序列。

（4）通过 GCA 计算脑网络时间序列之间的效应连接。

（5）对所计算的效应连接进行显著性检验。

步骤（4）和（5）的计算方法参照 2.2.4 节，此处不再重述。

2.3.3　模拟实验数据及结果讨论

2.3.3.1　模拟实验数据

为了验证本章所提出的"基于空间 ICA 的脑网络效应连接评估方法"能有效进行不同的功能子网络之间的效应连接计算，模拟一组数据。根据 ICA 的原理（2.2.3 节），$X = A \times S$，A 和 S 都是未知的，只有 X 是已知的，分别模拟 A 和 S，A 为时间序列，S 为对应的成分。首先，设置 A 由时间点为 100 的四条信号组成，分别为一个方波信号、一个锯齿信号，还有两个有因果关系的正弦信号，它们的图像如图 2-7 所示，其中存在 $A_3 \rightarrow A_2$ 的因果关系。模拟数据的真实因果关系如表 2-1 所列。

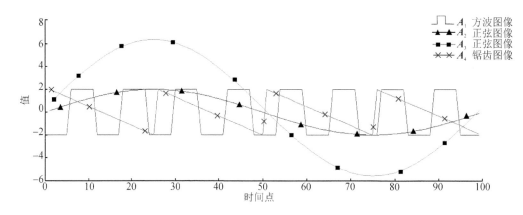

图 2-7　时间序列 A 的显示

表 2-1　四条时间序列的实际因果关系强度值（列→行）

GCA	S_1	S_2	S_3	S_4
S_1	—	0.006 5	−0.013 6	−2.218 0
S_2	−3.519 4e−14	—	0.408 8	5.329 1e−13
S_3	8.881 8e−16	0.079 9	—	−1.199 0e−14
S_4	0.030 4	0.024 9	2.598 3e−04	—

S 的模拟：S 设置的时候需要遵循一个重要的原则，就是需要四个成分之间正交，这样才能保证它们相互独立。信号 S 的显示如图 2-8 所示。

2.3.3.2　模拟实验数据的结果与讨论

由 $X = A \times S$ 得到 X，将 X 作为 ICA 的输入，可以得到成分 A_ICA 及对应的时间序列 S_ICA，A_ICA 和 S_ICA 的显示分别如图 2-9 和图 2-10 所示。

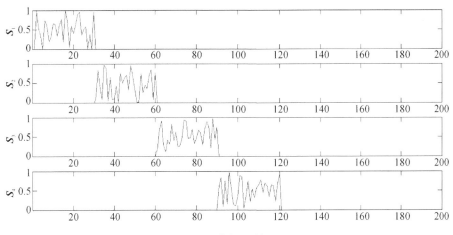

图 2 - 8　信号 S 的显示

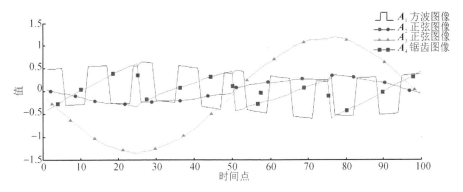

图 2 - 9　成分 A_ICA 的显示

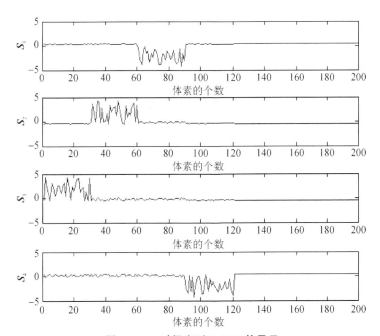

图 2 - 10　时间序列 S_ICA 的显示

通过 GCA 计算得到的四条信号之间的因果关系如表 2－2 所列。

表 2－2　通过 ICA 分离及 GCA 计算得到各成分时间序列之间的因果，强度值(列→行)

GCA	S_1	S_2	S_3	S_4
S_1	—	0.031 1	0.031 0	0.030 8
S_2	0.044 6	—	0.172 1	0.043 0
S_3	0.048 9	0.059 0	—	0.047 4
S_4	0.033 3	0.046 3	0.036 1	—

从上述结果可以看出，基于 ICA 的 GCA 效应连接评估方案不仅能够有效分离不同的成分(如脑网络)，而且能够较为正确地对不同成分之间的效应连接进行计算。

2.3.4　健康被试 fMRI 数据及结果讨论

本章提出的关于效应连接的分析方法都是为了计算脑功能网络效应连接情况。为了能够进一步验证该方法，此处基于实际数据(一群健康被试静息态 fMRI 图像)进行效应连接的情况评估。

2.3.4.1　健康数据 fMRI 数据采集

使用 60 名健康被试，其中包括 37 名女性，23 名男性。被试的个人信息指标(包括年龄、性别、身高、体重及每一项指标的均值和标准差)如表 2－3 所列。

基于 3T MRI 扫描仪(GE Healthcare,Milwaukee,WI,USA)收集了以上 60 名被试静息态 fMRI 数据。采集参数如下：层厚度＝5 mm，矩阵尺寸＝64×64，回波时间＝30 ms，重复时间＝2 s，翻转角度＝90°，层内分辨率＝3.75 mm×3.75 mm，切片数量＝32，数量体积＝180，扫描时间＝360 s。每个受试的扫描过程花费 6 min，并且使用梯度回波型回声平面成像(EPI)序列收集总共 180 个全脑(即 180 个时间点图像)。在扫描期间，要求被试保持清醒和放松，而不要集中思考一件事情，所有被试都被指示闭上眼睛且不要入睡。在静息态实验之后，被试将被问及他们是否在扫描期间睡着了。如果他们在扫描期间睡着了，则该被试的 fMRI 图像将被重新扫描。

表 2－3　研究所涉及的健康被试人口统计学信息

指　标	均值±标准差
年龄/岁	22.35±1.092 8
性别(男/女)	23 人/37 人
身高/cm	162.283 3±7.425 4
体重/kg	52.483 3±7.446 5

2.3.4.2　数据预处理

由于在 fMRI 数据的采集过程中易受到外界因素的影响，如被试头动、外界电磁信号的干扰等，为了能够尽可能消除噪声的干扰，最大限度地保留数据中的神经信号，提高结果的准确性，应对采集到的静息态 fMRI 图像进行预处理。

本章中 fMRI 数据的预处理使用的是中国科学院心理研究所开发的 DPABI。主要步骤包括① 转换数据格式,将原始 DICOM 格式转换为 NIFTI 格式;② 忽略前 10 个 EPI 扫描,以避免扫描仪或主体不稳定,删除时间序列的前 10 个时间点,即留下了 170 个时间点;③ 对去除时间点后的 fMRI 数据进行时间层校正,以消除层间扫描时间的差异;④ 进行头部运动矫正,避免头部运动对结果产生影响;⑤ 空间标准化,以消除不同个体的脑形态差异,空间归一化到标准的蒙特利尔神经病学研究所(MNI)空间模板;⑥ 进行带通滤波,以消除扫描过程中的噪声,提高信噪比,执行线性漂移和带通滤波,其中此处带通滤波频率设定为 0.01~0.08 Hz。

2.3.4.3 基于空间 ICA 结合 GCA 脑效应连接分析结果及讨论

(1) 由 Group ICA 获得静息态脑网络的结果

采用 Group ICA 得到了 30 个独立成分。通过 2.3.2 节中的方法确定了 14 个有意义的子网络空间成分,如图 2-11 所示。先验模板中静息态脑网络的情况及相关匹配计算后对应成分与每个模板的相关系数详情如下。

① 左执行控制网络:$r=0.555\,16$。

② 前突显网络:$r=0.313\,27$。

③ 听觉网络:$r=0.435\,34$。

④ 基底神经节网络:$r=0.416\,24$。

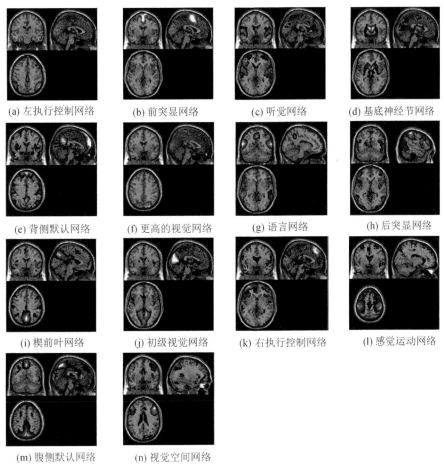

(a) 左执行控制网络 (b) 前突显网络 (c) 听觉网络 (d) 基底神经节网络

(e) 背侧默认网络 (f) 更高的视觉网络 (g) 语言网络 (h) 后突显网络

(i) 楔前叶网络 (j) 初级视觉网络 (k) 右执行控制网络 (l) 感觉运动网络

(m) 腹侧默认网络 (n) 视觉空间网络

图 2-11 健康被试各个网络的空间分布模式

⑤ 背侧默认网络：$r=0.430\,18$。

⑥ 更高的视觉网络：$r=0.335\,29$。

⑦ 语言网络：$r=0.457\,48$。

⑧ 后突显网络：$r=0.417\,18$。

⑨ 楔前叶网络：$r=0.648\,19$。

⑩ 初级视觉网络：$r=0.492\,14$。

⑪ 右执行控制网络：$r=0.405\,45$。

⑫ 感觉运动网络：$r=0.306\,09$。

⑬ 腹侧默认网络：$r=0.402$。

⑭ 视觉空间网络：$r=0.359\,5$。

（2）健康被试中显著的 GCA 效应连接

在全部的 14 个网络之间存在的 182(14×13) 条效应连接中，用 GCA 模型得到两两网络之间的效应连接强度值，其中效应连接强度值大于 1 的效应连接有 12 条，分别是 LECN→RECN(1.333 9)，anterior_Salience→RECN(1.267 8)，dorsal_DMN→RECN(1.270 2)，Precuneus→RECN(1.363 0)，prim_Visual→RECN(1.351 2)，ventral_DMN→RECN(1.187 4)，anterior_Salience→Precuneus(1.068 8)，ventral_DMN→Basal_Ganglia (1.317 2)，anterior_Salience→Basal_Ganglia (1.104 0)，Auditory→Basal_Ganglia (1.160 4)，Precuneus→Sensorimotor(1.065 1)，prim_Visual→anterior_Salience(1.231 2)，如表 2-4 所列。

表 2-4　效应连接强度值大于 1 的子网络情况

序　号	连接的两个脑网络		效应连接强度
	网络 1	网络 2	网络 1→网络 2
1	左执行控制网络	右执行控制网络	1.333 9
2	前突显网络	右执行控制网络	1.267 8
3	背侧默认网络	右执行控制网络	1.270 2
4	楔前叶网络	右执行控制网络	1.363 0
5	初级视觉网络	右执行控制网络	1.351 2
6	腹侧默认网络	右执行控制网络	1.187 4
7	前突显网络	楔前叶网络	1.068 8
8	腹侧默认网络	基底神经节网络	1.317 2
9	前突出网络	基底神经节网络	1.104 0
10	听觉网络	基底神经节网络	1.160 4
11	楔前叶网络	感觉运动网络	1.065 1
12	初级视觉网络	前突显网络	1.231 2

为了更直观地看出两个网络之间因果关系强度，将它们以矩阵的形式表示出来，如图 2-12 和图 2-13 所示。其中，图 2-12 中颜色块的颜色越深表示相应的效应连接值越大，颜色越浅表示相应的效应连接值越小。

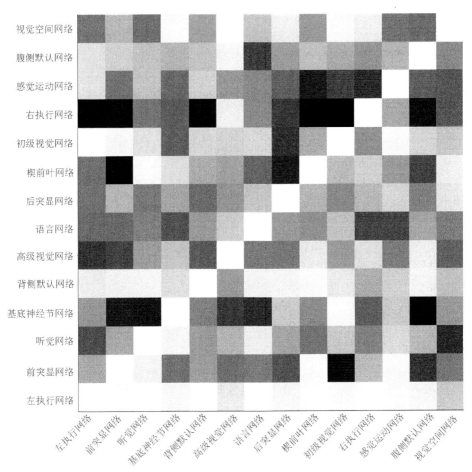

图 2 - 12 14 个健康被试脑网络效应连接矩阵图

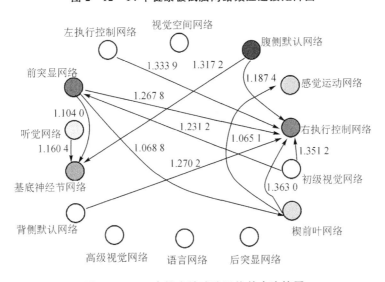

图 2 - 13 14 个健康被试脑网络效应连接图

从上述结果可以看出,左执行控制网络、前突显网络、腹侧默认网络、背侧默认网络、楔前叶网络及高级视觉网络到右执行控制网络,前突显网络到楔前叶网络,腹侧默认网络、前突出网络及听觉网络到基底神经节网络,楔前叶网络到感觉运动网络,初级视觉网络到前突出网络有较强的因果关系。

2.4　基于神经网络的非线性脑效应连接分析

　　2.3 节提出了基于空间 ICA 结合 GCA 来计算脑网络之间效应连接的评估框架,GCA 模型是基于线性模型求因果关系的,而脑信号本质上来说是非线性的。因此,本节针对 2.3 节框架中求效应连接方法的缺陷进行改进,提出一种新的非线性度量效应连接的方法。

　　基于 fMRI 数据的效应连接分析常用的方法有 SEM、GCA 和 DCM。SEM 和 DCM 属于假设驱动方法,是验证分析的一种,需要基于先验知识预先选择交互区域,并假设任意两个区域之间存在交互关系。但是,如果模型不准确,则可能会导致错误的结论。与 SEM 和 DCM 不同,GCA 是一种数据驱动方法,只考虑 fMRI 数据的时间序列来评价区域间的效应连接,不需要任何先验知识,克服了上述方法的局限性。目前,GCA 已用于轻度认知障碍、阿尔茨海默病、抑郁症和精神分裂症等多种疾病中。然而,GCA 方法是基于线性模型的,这与大脑的 BOLD 信号是非线性的这一特征不符。

　　信息技术的发展为研究非线性 BOLD 信号提供了支持。已有许多研究将机器学习方法与功能磁共振数据分析相结合,应用于疾病的分类和预测。例如,Zafar 等人将卷积神经网络和支持向量机应用于 ROI 分析和分类过程中来提取特征;Sun 等人将方差分析(Anaylsis of Variance,ANOVA)与支持向量机(Support Vector Machine,SVM)相结合,形成了一种基于特征的分类方法。神经网络预测模型作为一种强大的数据驱动计算工具和非线性模型,能够克服 GCA 的不足。因此,本研究基于神经网络进行脑区或脑网络间的效应连接分析研究,试图提出一种非线性的脑效应连接分析方法,从而弥补 GCA 等分析方法的不足。

2.4.1　基于神经网络的非线性效应连接分析方法

　　本节提出了一种基于神经网络预测模型的非线性效应连接分析方法,基于预处理的静息态 fMRI 数据,构建效应连接矩阵新方法的完整流程图如图 2 - 14 所示。主要步骤包括特征提取、神经网络预测模型建立及确定、预测、预测误差转换、预测误差归一化变换和预测精度。基于所选择的特征,结合 LOOCV 和神经网络模型进行效应连接构建。

2.4.1.1　特征值计算

　　为了更准确地预测大脑区域之间的因果关系,需要选择大脑区域的代表性特征。对于特征的选择可以是单个特征,也可以是多个特征。目前许多研究表明 ReHo 方法已被广泛应用于静息状态功能磁共振的研究中,因为 ReHo 方法对样本没有特殊要求,具有一定的抗噪声和抗干扰能力,对脑时间序列的同步更敏感,可以更好地测量本质的脑区活动,因此选择大脑区域的单特征 ReHo 值作为探索效应连接值计算的试探性指标。

　　基于预处理后的 fMRI 数据,通过计算得到 M 个被试所有脑区的 ReHo 值,并构成 ReHo 值矩阵。选定一个脑模版,根据所选定的脑模板将大脑划分为 N 个脑区,每个脑区包含多个体素,对应 N 个模板矩阵。每个模板矩阵中元素值要么为 1,要么为 0,1 表示对应体素属于该脑区,0 表示对应体素不属于该脑区。具体地,脑模板选定为 AAL 标准脑模板。根据选定

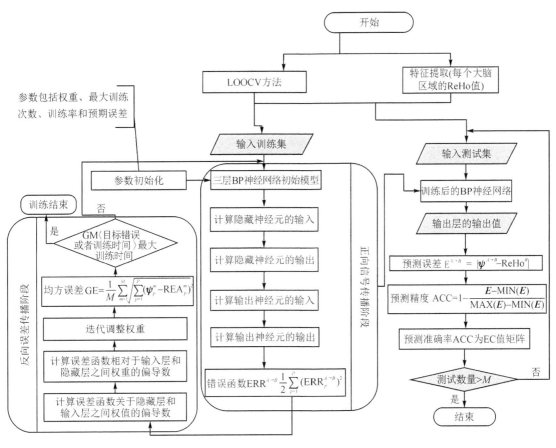

图 2 - 14　效应连接矩阵构建流程图

的脑模板将每个大脑划分为 N 个脑区,$N=1,2,3,\cdots,90$。对每个脑区中所有体素的 ReHo 值进行平均得到该脑区的 ReHo 值,则每个被试得到 N 个 ReHo 值,并将 M 个被试所有脑区的 ReHo 值组成一个 $M\times N$ 的 ReHo 值矩阵。一个脑区的 ReHo 值为

$$W_b = \frac{\sum(\mathbf{Mask}_b \cdot \mathbf{Matrix}_W)}{V} \tag{2-9}$$

其中,W_b 是指第 b 个脑区的 ReHo 值,$\mathbf{Mask}_b$ 为第 b 个脑区的模板矩阵(矩阵中元素值要么为 1,要么为 0,1 表示元素对应的大脑体素属于该脑区 0 表示元素对应的大脑体系不属于该脑区),$\sum$ 表示矩阵中所有元素值求和;V 是第 b 个脑区中体素的个数;$\mathbf{Matrix}_W$ 是指全脑所有体素的 ReHo 值矩阵,矩阵中每个元素对应一个全脑中一个体素的 ReHo 值,即

$$\mathrm{ReHo}_v = \frac{12\sum\left(\sum_{k=1}^{K}S_{\tau k}\right)^2 - n\left(\frac{1}{T}\sum_{\tau=1}^{T}\sum_{k=1}^{K}S_{\tau k}\right)^2}{K^2(T^3-T)} \tag{2-10}$$

其中,ReHo_v 表示大脑中第 v 个体素的 ReHo 值;K 表示大脑中第 v 个体素的邻居个数加 1(K 的取值一般为 7、19 或 27,这里取 $K=27$);$S_{\tau k}$ 表示对 K 个互为邻居体素组成的核团中第 k 个体素所有时间点的值进行从小到大排序后,第 τ 个时间点所在的排序序号,$\tau=1,2,\cdots,T,k=1,2,\cdots,K$;$T$ 表示时间序列中时间点的个数。

ReHo 值按照所有受试的脑区域的顺序排列,得到 $B \times S$ 的矩阵,其中,B 是脑区域的数量,S 是健康被试组或 IBS 组中的被试的数量,用于后续预测。

2.4.1.2　神经网络模型的建立及确定

特征提取完成后就需要通过特征来构建神经网络模型。

首先,建立神经网络初始模型。假设神经网络模型包括输入层、隐藏层和输出层三层,输入层、隐藏层和输出层分别包括若干神经元,给三层神经元之间设置映射关系,建立神经网络初始模型。设置输入层、隐藏层和输出层的初始值:输入层、隐藏层和输出层分别包含 I、H、P 个神经元,其中,输入层的神经元个数由选取特征数决定,输出层的神经元个数由预测结果个数决定,隐藏层的神经元的个数是由一个经验公式得到的,即

$$H = \sqrt{I+P} + a (a \text{ 为常数}, a \in [1,10]) \tag{2-11}$$

输入层设置 $1(I=1)$ 个神经元,这里选取了一个特征 ReHo,即输入层共 1 个神经元,该神经元为一个脑区的 ReHo 值,隐藏层设置 $4(H=4)$ 个神经元,想要的是一个脑区的 ReHo 预测值,故输出层设置 $1(P=1)$ 个神经元,该神经元的输出值为一个脑区的 ReHo 预测值。

其次,分别建立输入层和隐藏层及隐藏层和输出层之间的映射关系,见式(2-12)~式(2-15):

$$Y_h^{A \to B} = \sum_{i=1}^{I} w_{ih}^{A \to B} X_i^A, \quad h=1,2,\cdots,H \tag{2-12}$$

$$Z_h^{A \to B} = f(Y_h^{A \to B}) = \frac{1}{1+\exp(-Y_h^{A \to B})} = \frac{1}{1+\exp\left(-\sum_{i=1}^{I} w_{ih}^{A \to B} X_i^A\right)}, \quad h=1,2,\cdots,H$$

$$\tag{2-13}$$

其中,I,H 分别为输入层神经元和隐藏层神经元的个数;$Y_h^{A \to B}$ 为隐藏层第 h 个神经元的输入值;X_i^A 为输入层第 i 个神经元的输入值;$f(\ )$ 为映射函数,$f(X) = \frac{1}{1+e^{-X}}$;$w_{ih}^{A \to B}$ 为输入层第 i 个神经元和隐藏层第 h 个神经元之间的权值,初始值设为接近于 0 的随机值;$Z_h^{A \to B}$ 为隐藏层第 h 个神经元的输出值。注意:以上过程均为第 A 个脑区到第 B 个脑区训练过程中得到的中间值。

$$Q_h^{A \to B} = \sum_{h=1}^{H} w_{hp}^{A \to B} Z_h^{A \to B}, \quad p=1,2,\cdots,P \tag{2-14}$$

$$\Psi_p^{A \to B} = f(Q_p^{A \to B}) = \frac{1}{1+\exp\left(-Q_p^{A \to B}\right)}$$

$$= \frac{1}{1+\exp\left(-\sum_{h=1}^{H} w_{hp}^{A \to B} Q_p^{A \to B}\right)}, \quad p=1,2,\cdots,P \tag{2-15}$$

其中,H、P 分别为隐藏层神经元和输出层神经元的个数;$Q_p^{A \to B}$ 为输出层第 p 个神经元的输入值;$w_{hp}^{A \to B}$ 为隐藏层第 h 个神经元和输出层第 p 个神经元之间的权值,初始值设为接近于 0 的随机值;$\Psi_p^{A \to B}$ 为输出层第 p 个神经元的输出值。注意:以上过程均为第 A 个脑区到第 B 个脑区训练过程中得到的中间值。

再次,通过神经网络初始模型训练确定神经网络预测模型,确定神经网络预测模型的过

程,就是调整神经网络模型中权值的过程。

令第 B 个脑区期望的输出值为 $\mathrm{REA}^B = (\mathrm{REA}_1^B, \mathrm{REA}_2^B, \cdots, \mathrm{REA}_P^B)$,误差函数为

$$
\begin{aligned}
\mathrm{ERR}^{A \to B} &= \frac{1}{2} \sum_{p=1}^{P} (\mathrm{ERR}_p^{A \to B})^2 = \frac{1}{2} \sum_{p=1}^{P} (\Psi_p^{A \to B} - \mathrm{REA}_p^B)^2 \\
&= \frac{1}{2} \sum_{p=1}^{P} \left(\frac{1}{1 + \exp(- \sum_{h=1}^{H} w_{hp}^{A \to B} Q_p^{A \to B})} - \mathrm{REA}_p^B \right)^2
\end{aligned}
\tag{2-16}
$$

其中,$\mathrm{ERR}^{A \to B}$ 为误差函数;$\mathrm{ERR}_p^{A \to B}$ 为第 A 个脑区到第 B 个脑区训练过程中第 p 个神经元的误差;H, P 分别为隐藏层和输出层神经元的个数;$\Psi_p^{A \to B}$ 为输出层第 p 个输出神经元的输出;$Q_p^{A \to B}$ 为输出层输出神经元的输入;$w_{hp}^{A \to B}$ 为隐藏层第 h 个神经元和第 p 个神经元之间的权值。注意:以上过程均为第 A 个脑区到第 B 个脑区训练过程中得到的中间值。

计算误差函数对隐藏层和输出层之间参数的偏导数 $\dfrac{\partial \mathrm{ERR}^{A \to B}}{\partial w_{hp}^{A \to B}}$ 为

$$
\begin{aligned}
\frac{\partial \mathrm{ERR}_{hp}^{A \to B}}{\partial w_{hp}^{A \to B}} &= \frac{\partial \mathrm{ERR}_{hp}^{A \to B}}{\partial \Psi_p^{A \to B}} \frac{\partial \Psi_p^{A \to B}}{\partial w_{hp}^{A \to B}} = \frac{\partial \mathrm{ERR}_{hp}^{A \to B}}{\partial \Psi_p^{A \to B}} \frac{\mathrm{d} \Psi_p^{A \to B}}{\mathrm{d} Q_p^{A \to B}} \frac{\partial Q_p^{A \to B}}{\partial w_{hp}^{A \to B}} \\
&= \frac{\partial \left(\frac{1}{2} \sum_{p=1}^{P} (\Psi_p^{A \to B} - \mathrm{REA}_p^B)^2 \right)}{\partial \Psi_p^{A \to B}} \frac{\mathrm{d}[f(Q_p^{A \to B})]}{\mathrm{d} Q_p^{A \to B}} \frac{\partial \left(\sum_{h=1}^{H} w_{hp}^{A \to B} Z_h^{A \to B} \right)}{\partial w_{hp}^{A \to B}} \\
&= (\Psi_p^{A \to B} - \mathrm{REA}_p^B) f'(Q_p^{A \to B}) Z_h^{A \to B}
\end{aligned}
\tag{2-17}
$$

其中,$\mathrm{ERR}^{A \to B}$ 为误差函数;H, P 分别为隐藏层和输出层神经元的个数;$\Psi_p^{A \to B}$ 为输出层第 p 个神经元的输出值;$Q_p^{A \to B}$ 为输出层第 p 个神经元的输入值;$Z_h^{A \to B}$ 为隐藏层第 h 个神经元的输出值;$w_{hp}^{A \to B}$ 为隐藏层第 h 个神经元和输出层第 p 个神经元之间的权值。注意:以上过程均为第 A 个脑区到第 B 个脑区训练过程中得到的中间值。

计算误差函数对输入层和隐藏层之间参数的偏导数 $\dfrac{\partial \mathrm{ERR}^{A \to B}}{\partial w_{ih}^{A \to B}}$ 为

$$
\begin{aligned}
\frac{\partial \mathrm{ERR}^{A \to B}}{\partial w_{ih}^{A \to B}} &= \frac{\partial \mathrm{ERR}}{\partial \Psi_p^{A \to B}} \frac{\mathrm{d} \Psi_p^{A \to B}}{\mathrm{d} Q_p^{A \to B}} \frac{\partial Q_p^{A \to B}}{\partial Z_h^{A \to B}} \frac{\mathrm{d} Z_h^{A \to B}}{\mathrm{d} Y_h^{A \to B}} \frac{\partial Y_h^{A \to B}}{\partial w_{ih}^{A \to B}} \\
&= \frac{\partial \left(\frac{1}{2} \sum_{p=1}^{P} (\Psi_p^{A \to B} - \mathrm{REA}_p^B)^2 \right)}{\partial \Psi_p^{A \to B}} \frac{\mathrm{d}[f(Q_p^{A \to B})]}{\mathrm{d} Q_p^{A \to B}} \frac{\partial \left(\sum_{h=1}^{H} w_{hp}^{A \to B} Z_h^{A \to B} \right)}{\partial Z_h^{A \to B}} \cdot \\
&\quad \frac{\mathrm{d}[f(Y_h^{A \to B})]}{\mathrm{d} Y_h^{A \to B}} \frac{\partial \left(\sum_{i=1}^{I} w_{ih}^{A \to B} X_i^A \right)}{\partial w_{ih}^{A \to B}} \\
&= (\Psi_p^{A \to B} - \mathrm{REA}_p^B) f'(Q_p^{A \to B}) w_{hp}^{A \to B} f'(Y_h^{A \to B}) X_i^A
\end{aligned}
\tag{2-18}
$$

其中,$\mathrm{ERR}^{A \to B}$ 为误差函数;H, P, I 分别为隐藏层、输出层和输入层神经元的个数;$\Psi_p^{A \to B}$ 为输出层第 p 个神经元的输出值;$Q_p^{A \to B}$ 为输出层第 p 个神经元的输入值;$Z_h^{A \to B}$ 为隐藏层第 h 个神经元的输出值;$Y_h^{A \to B}$ 为隐藏层第 h 个神经元的输入值;X_i^A 为输入层第 i 个神经元的输入值;$w_{hp}^{A \to B}$ 为隐藏层第 h 个神经元和第 p 个神经元之间的权值;$w_{ih}^{A \to B}$ 为隐藏层第 i 个神经元

和第 h 个神经元之间的权值。注意:以上过程均为第 A 个脑区到第 B 个脑区训练过程中得到的中间值。

最后,通过训练不断修正权值参数,确定神经网络预测模型。

设置训练参数,包括学习速率 η、最大训练次数 ε 及均方误差 SSE;本例将学习速率设置为 0.05,最大训练次数设置为 50 000,均方误差设置为 10^{-3},参数设置好后进行下一步训练模型。

调整隐藏层和输出层之间的参数,以及输入层和隐藏层之间的参数,即

$$w_{hp}^{A \to B}(\Delta + 1) = w_{hp}^{A \to B}(\Delta) - \eta \, \frac{\partial \mathrm{ERR}^{A \to B}}{\partial w_{hp}^{A \to B}} \tag{2-19}$$

$$w_{ih}^{A \to B}(\Delta + 1) = w_{ih}^{A \to B}(\Delta) - \eta \, \frac{\partial \mathrm{ERR}^{A \to B}}{\partial w_{ih}^{A \to B}} \tag{2-20}$$

其中,Δ 为迭代次数。

值得注意的是,以上过程是采用 LOOCV 进行。也就是说,每次实现过程中,只留下被试组中的一个样本作为测试集,其他 $M-1$ 个样本作为训练集,则以上过程需要迭代 M 次,即训练 M 次,将精度最好的训练网络模型固化下来用于最后预测,得到预测值。具体来讲,将测试集中一个样本的给定脑区 ReHo 值输入最终确定的神经网络模型的输入层,在输出层得到给定脑区到另外一个脑区的 ReHo 预测值。对所有被试进行上述过程,最终得到每个被试任意两两脑区之间的 ReHo 预测值。

计算网络训练误差,判断所述误差是否满足要求,若误差达到预设均方误差 SSE 或训练次数大于设定的最大训练次数 ε,则结束训练,否则继续输入训练数据集进行训练,误差计算公式为

$$\mathrm{GE} = \frac{1}{M} \sum_{m=1}^{M} \sqrt{\sum_{p=1}^{P} (\Psi_p^m - \mathrm{REA}_p^m)^2} \tag{2-21}$$

其中,M 表示样本数;P 表示输出神经元的个数;Ψ_p^m 表示第 m 个样本在输出层的第 p 个神经元的输出结果,REA_p^m 第 m 个样本在输出层的第 p 个神经元的真实结果。

2.4.1.3 效应连接测量

通过神经网络预测模型对测试数据集进行预测,得到每个被试两两脑区之间的预测误差矩阵,即大小为 $N \times N$ 的矩阵 E。根据所确定的神经网络预测模型进行 ReHo 值预测,即

$$\Psi^{A \to B} = \frac{1}{1 + \exp\left(- \sum\limits_{p=1}^{P} \sum\limits_{h=1}^{H} w_{hp}^{A \to B} \left(\sum\limits_{p=1}^{P} \sum\limits_{h=1}^{H} w_{hp}^{A \to B} \left(\frac{1}{1 + \exp(-(w_{ih}^{A \to B} X_i^A))} \right) \right) \right)}$$

$$\tag{2-22}$$

其中,$\Psi^{A \to B}$ 表示第 A 个脑区预测第 B 个脑区的最终 ReHo 值预测结果;$w_{ih}^{A \to B}$ 表示第 A 个脑区预测第 B 个脑区中第 i 个输入层和第 h 个隐藏层之间的权值;$w_{hp}^{A \to B}$ 表示第 A 个脑区预测第 B 个脑区中第 h 个隐藏层和第 p 个输出层之间的权值;X_i^A 表示第 A 个脑区第 i 个输入层神经元的 ReHo 输入值。计算每个被试两两脑区之间的预测误差矩阵,即

$$E^{A \to B} = | \Psi^{A \to B} - \mathrm{ReHo}^B | \tag{2-23}$$

$$\boldsymbol{E} = \begin{bmatrix} E^{1 \to 1} & \cdots & E^{1 \to B} & \cdots & E^{1 \to N} \\ \vdots & \cdots & \cdots & \cdots & \vdots \\ E^{A \to 1} & \cdots & E^{A \to B} & \cdots & E^{A \to N} \\ \vdots & \cdots & \cdots & \cdots & \vdots \\ E^{N \to 1} & \cdots & E^{N \to B} & \cdots & E^{N \to N} \end{bmatrix} \tag{2-24}$$

其中,$E^{A \to B}$ 表示第 A 个脑区预测第 B 个脑区的预测误差值;$\Psi^{A \to B}$ 表示步骤得到的第 A 个脑区预测第 B 个脑区的预测值;$ReHo^B$ 表示第 B 个脑区的真实 ReHo 值;E 表示 N 个脑区两两脑区之间的预测误差矩阵。

将所有被试的预测误差矩阵 E 进行归一化,并转换为预测精确率,即

$$\mathbf{ACC} = 1 - \frac{E - \mathrm{MIN}(E)}{\mathrm{MAX}(E) - \mathrm{MIN}(E)}$$

$$= \begin{bmatrix} \mathrm{ACC}_{1 \to 1} & \cdots & \mathrm{ACC}_{1 \to B} & \cdots & \mathrm{ACC}_{1 \to N} \\ \vdots & \cdots & \vdots & \cdots & \vdots \\ \mathrm{ACC}_{A \to 1} & \cdots & \mathrm{ACC}_{A \to B} & \cdots & \mathrm{ACC}_{A \to N} \\ \vdots & \cdots & \vdots & \cdots & \vdots \\ \mathrm{ACC}_{N \to 1} & \cdots & \mathrm{ACC}_{N \to B} & \cdots & \mathrm{ACC}_{N \to N} \end{bmatrix} \quad (2-25)$$

其中,$\mathbf{ACC}$ 表示所有脑区两两之间相互预测正确率矩阵;$\mathrm{ACC}_{A \to B}$ 表示第 A 个脑区到第 B 个脑区的预测正确率,其值在 $0 \sim 1$ 之间,其值越大表示第 A 个脑区与第 B 个脑区之间的因果关系越强,$A = 1, 2, \cdots, N$,$B = 1, 2, \cdots, N$;$\mathrm{MAX}(E)$ 为误差矩阵 E 中数值最大的元素值,$\mathrm{MIN}(E)$ 为误差矩阵 E 中数值最小的元素值;E 为两两脑区之间的预测误差值矩阵。

2.4.2　模拟数据及分析结果

2.4.2.1　模拟数据

下面使用模拟数据来验证所提出的非线性效应连接分析方法。首先,通过以下模型生成长度为 200 的四个时间序列:

$$i = 1 : 1 : 200$$

$$\begin{cases} X(1, i) = i(4 - 4X(1, i)) \\ X(2, i) = i(0.5 - 0.5X(1, i)) + X(1, i) \\ X(3, i) = i(2.1 + 0.4X(1, i)) + X(1, i) \\ X(4, i) = i(0.8 - 0.35X(1, i)) + X(1, i) \end{cases} \quad (2-26)$$

四个模拟数据的原始时间序列如图 2-15 所示。

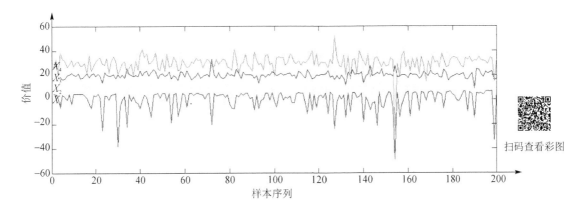

扫码查看彩图

图 2-15　四个模拟数据的原始时间序列

从上面的模型可以看到模拟数据的真实因果关系:$X_1 \to X_2$,$X_1 \to X_3$,$X_1 \to X_4$。

求该模拟数据的效应连接计算特征,这里使用移动平均法分别求出四个序列的移动平均值特征。移动平均法是指选择一定的平均项数(这里取平均项数为 5 项),采用逐项递移的方法对原来的时间序列计算一系列的移动平均值(这里得到长度为 195 的移动平均值序列),即

$$\overline{X_1} = \frac{X_1 + X_2 + X_3 + X_4 + X_5}{5}, \overline{X_2} = \frac{X_2 + X_3 + X_4 + X_5 + X_6}{5},$$

$$\overline{X_3} = \frac{X_3 + X_4 + X_5 + X_6 + X_7}{5}, \cdots, \overline{X_{195}} = \frac{X_{196} + X_{197} + X_{198} + X_{199} + X_{200}}{5}$$

$$(2-27)$$

将得到的长度为 195 的四个移动平均值序列分别作为原始时间序列的特征,用 LOOCV 方式得到特征的训练集和测试集,用训练集对初始神经网络模型进行训练,得到最终确定的神经网络预测模型,该模型用于下一步的预测。此时 $A, B = 1,2,3,4$,代表时间序列信号的序号,当 $A = 1, B = 2$ 时,表示从第 1 个时间序列到第 2 个时间序列的训练过程,即 $X_1 \rightarrow X_2$ 的训练过程。

2.4.2.2 结果及讨论

为了评估提出的新效应连接分析方法的性能,利用仿真数据并分别用新方法与传统 GCA 方法对四个时间序列两两之间的效应连接进行评估,结果如表 2-5 所列。

表 2-5 两种方法四个时间序列两两之间的效应连接(列→行)

新方法	X_1	X_2	X_3	X_4	GCA	X_1	X_2	X_3	X_4
X_1	1	0.528	0.332	0.136	X_1	—	0.024 1	0.003	0.001
X_2	0.721	1	0.327	0.129	X_2	0.016	—	0.010	0.000
X_3	0.723	0.524	1	0.130	X_3	0.012	0.028	—	0.000
X_4	0.727	0.527	0.332	1	X_4	0.012	0.022	0.001	—

注:表中所有值均表明从列到行的因果强度值;在 GCA 方法中,当两个时间序列之间效应连接值大于 0.1 时,表明两个时间序列之间有因果关系;在新方法中,当两个时间序列之间的效应连接值大于 0.6 时,表明两个时间序列之间有因果关系。

表 2-5 所列 GCA 方法得到的效应连接值表明,四个时间序列两两之间都没有因果关系,这与实际数据情况相背离,说明 GCA 方法对非线性信号之间效应连接的预测能力非常不好。然而,从基于神经网络预测的效应连接分析方法中的结果可以看出来,$X_1 \rightarrow X_2(0.721)$,$X_1 \rightarrow X_3(0.723)$ 和 $X_1 \rightarrow X_4(0.727)$ 之间存在因果关系,说明该方法能准确求出非线性信号之间的因果关系。

2.4.3 健康被试 fMRI 数据及分析结果

在用模拟实验验证了提出的基于神经网络的非线性效应连接分析方法的可行性之后,本节将该方法应用到真实的 fMRI 数据中,探究脑区之间的效应连接,并对结果进行分析。

2.4.3.1 fMRI 数据采集及预处理

本节用到的被试及其预处理情况与 2.3.4 节一样,此处不再重复说明。

2.4.3.2 基于神经网络的脑效应连接评估结果与讨论

本节采用基于神经网络的效应连接分析方法对 60 例健康被试的静息状态成像数据进行

脑区之间的效应连接分析,将本章提出的新方法和经典 GCA 方法得到的基于脑区之间的效应连接进行了比较,以此能更有力地说明新方法的有效性及优势。表 2-6 所列为根据效应连接值分别得出较为显著的 50 条脑效应连接的具体情况,基于神经网络的效应连接分析方法获得的 50 个连接结果显示,其中大部分是到海马旁(Parahippocampal gyrus,PHG)和海马(Hippocampus,HIP)的连接。

然而,GCA 获得的 50 个连接结果主要涉及基底神经节网络的三个脑区,包括尾状核(Caudate Nucleus,CAU)、晶状体球(Lenticular Nucleus,pallidum,PAL)和晶状体核(Lenticular Nucleus,pallidum,PUT),此外,还有一些连接到丘脑(Thalamus,THA)和补充运动区(Supplementary Motor Area,SMA)。

表 2-6 健康被试中两种方法效应连接较为显著的 50 条网络连接情况

新方法			GCA		
效应连接(L:左脑;R:右脑)		脑区 A 影响脑区 B 的力度 $EC_{A\to B}$	效应连接(L:左脑;R:右脑)		脑区 A 影响脑区 B 的力度 $GC_{A\to B}$
脑区 A	脑区 B		脑区 A	脑区 B	
MTG. L	HIP. R	0.722 2	AMYG. R	CAU. L	0.153 5
ORBinf. L	HIP. R	0.715 6	PAL. L	CAU. L	0.246
MTG. L	PHG. L	0.735 6	PAL. R	CAU. L	0.207 5
ORBinf. L	PHG. L	0.729	PUT. L	CAU. L	0.220 3
ACG. L	PHG. L	0.726 5	PUT. R	CAU. L	0.196 7
IPL. R	PHG. L	0.724 8	AMYG. R	CAU. R	0.169 1
PreCG. R	PHG. L	0.722 6	PAL. L	CAU. R	0.237 8
SFGdor. L	PHG. L	0.715 2	PAL. R	CAU. R	0.237 7
MFG. L	PHG. L	0.715 2	PUT. L	CAU. R	0.217
MTG. L	PHG. R	0.764 2	PUT. R	CAU. R	0.221 7
ORBinf. L	PHG. R	0.757 5	CAU. R	MTG. R	0.147 9
ACG. L	PHG. R	0.755 1	CAU. L	PAL. L	0.197 2
IPL. R	PHG. R	0.753 3	CAU. L	PAL. L	0.206 5
PreCG. R	PHG. R	0.751 2	CAU. L	PAL. R	0.166
SFGdor. L	PHG. R	0.743 7	CAU. L	PAL. R	0.194 9
MFG. L	PHG. R	0.743 7	PAL. L	PCL. L	0.178 5
ORBmid. L	PHG. R	0.742 1	PAL. R	PCL. L	0.179 7
SPG. R	PHG. R	0.741 7	PreCG. L	PCL. L	0.148 5
ITG. R	PHG. R	0.740 8	PUT. L	PCL. L	0.195 8
PCL. R	PHG. R	0.740 6	PUT. R	PCL. L	0.179 5
PCUN. R	PHG. R	0.739 2	DCG. R	PCL. R	0.168
IFGtriang. R	PHG. R	0.738 6	HES. L	PCL. R	0.157 4
ORBinf. R	PHG. R	0.738 4	HES. R	PCL. R	0.152 2
CAL. R	PHG. R	0.738 2	MTG. L	PCL. R	0.151 6
ITG. L	PHG. R	0.738 1	MTG. R	PCL. R	0.156 9

新方法			GCA		
效应连接(L:左脑;R:右脑)		脑区 A 影响脑区 B 的力度 $EC_{A \to B}$	效应连接(L:左脑;R:右脑)		脑区 A 影响脑区 B 的力度 $GC_{A \to B}$
脑区 A	脑区 B		脑区 A	脑区 B	
SFGmed. R	PHG. R	0.737 7	PAL. L	PCL. R	0.190 1
CUN. R	PHG. R	0.736 9	PAL. R	PCL. R	0.200 6
INS. R	PHG. R	0.736 4	PoCG. L	PCL. R	0.179 6
CAU. L	PHG. R	0.736 2	PoCG. R	PCL. R	0.165 6
SPG. L	PHG. R	0.734 8	PreCG. L	PCL. R	0.190 3
SMA. L	PHG. R	0.731 3	PreCG. R	PCL. R	0.230 6
IFGoperc. L	PHG. R	0.731 2	PUT. L	PCL. R	0.187 1
ACG. R	PHG. R	0.73	PUT. R	PCL. R	0.190 1
TPOmid. L	PHG. R	0.73	ROL. L	PCL. R	0.187
SMG. L	PHG. R	0.728	ROL. R	PCL. R	0.163
ANG. R	PHG. R	0.727 3	STG. L	PCL. R	0.170 4
MTG. R	PHG. R	0.725 4	STG. R	PCL. R	0.195 4
SOG. L	PHG. R	0.725	PreCG. R	PCUN. L	0.149 5
PoCG. L	PHG. R	0.724 9	STG. R	PCUN. L	0.157 7
PAL. R	PHG. R	0.724 1	STG. R	PCUN. R	0.154 5
PCG. L	PHG. R	0.722 4	PCL. R	PreCG. R	0.163 2
MOG. L	PHG. R	0.721 9	CAU. L	PUT. L	0.184 6
CUN. L	PHG. R	0.721 5	CAU. R	PUT. L	0.190 5
IPL. L	PHG. R	0.721 1	CAU. L	PUT. R	0.161 6
THA. R	PHG. R	0.720 8	CAU. R	PUT. R	0.187
PCG. R	PHG. R	0.718 8	PUT. R	SMA. R	0.151 6
ORBsup. L	PHG. R	0.717 2	PAL. L	THA. L	0.164 7
PUT. L	PHG. R	0.717	PAL. R	THA. R	0.166 6
IOG. L	PHG. R	0.715 4	PAL. R	THA. R	0.159 5
MFG. R	PHG. R	0.714 3	PUT. R	THA. R	0.159 4

注:所有缩写均来自 AAL 模板。左边三列是新方法得到的连接最强的 50 条边,第一列和第二列分别为两个脑节点,第三列为效应连接强度值;右边三列是用 GCA 方法得到的连接强度最大的 50 条边,前两列为两个脑节点,第三列为 GCA 强度值。

　　为了更直观地显示结果,使用可视化工具 BrainNet 将表 2 - 6 的结果可视化,如图 2 - 16 所示。

　　图 2 - 16 显示了每个方法结果的权重最大的 50 个连接值的可视化。在图 2 - 16 中,上边的一行分别从三个视角显示了新方法可视化的 50 条连接强度值最大的边;下边一行从对应的

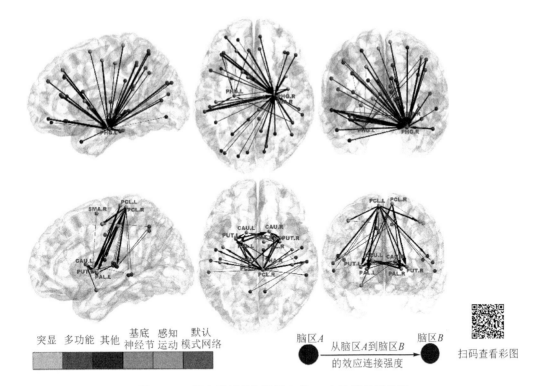

图 2-16　健康被试组权重最大的 50 个连接结果显示

三个视角显示了 GCA 关系可视化的 50 条连接强度值最大的边。

从表 2-6(右)中传统 GCA 方法得出的前 50 个效应连接中的结果发现,基底神经节网络的三个主要脑区(CAU、PAL 和 PUT)之间的连接及到 THA 和 SMA 的连接较多。因为GCA 分析为线性的直接因果分析,其结果暗示与基底神经节、丘脑和补充运动区中较强的直接因果连接,可能是脑网络通路中的重要部分,然而其无法测量出非线性的脑效应连接。

从表 2-6(左)可以看出,通过本非线性评估方法得出的效应连接大部分都是从其他脑区到 PHG 的连接,还有一小部分是到 HIP 的连接。由该方法得到的结果可以检测到更多非线性的因果关系,结果中有很多作用于 PHG 的效应连接,有可能暗示了 PHG 具有复杂的功能。在之前的研究中,本领域技术人员知道 PHG 组织位于内侧颞叶,是连接 HIP 和大脑新皮层的重要通道,并且 PHG 参与很重要的认知功能,如长时记忆、工作记忆及感知。另外,PHG 和HIP 都是默认网络的主要功能脑区,之前的研究证明,静息态下大脑最活跃的脑功能网络是默认网络。而本研究中采用的 fMRI 数据都是静息态下得到的结果,这可能也是到 PHG 和HIP 的效应连接较多的原因。

本节的方法和 GCA 模型得到的效应连接较强的脑区虽然不同,但是它们的结果存在互补的可能,因为两种结果分别从不同的方面反映了大脑的效应连接情况,为脑效应连接提供更有效的度量。

2.4.3.3　基于空间 ICA 结合神经网络的子网络间效应连接评估结果与讨论

本节采用基于空间 ICA 结合神经网络的效应连接分析方法对 60 例健康被试的静息态fMRI 图像进行脑网络之间的效应连接分析。在 2.3.4 节中已经通过 ICA 得到了 14 个脑网络,根据 2.4.1 节的算法求得两两网络之间的效应连接强度值。

在全部14个网络之间存在的182(14×13)条效应连接中,效应连接强度值大于0.8(预测精确率)的连接有21条,如表2-7所列。

表2-7　基于空间ICA结合神经网络健康被试中子网络间效应连接强度值大于0.8的情况

| 序　号 | 连接的两个脑网络 | | 效应连接强度 |
	网络1	网络2	网络1→网络2
1	左执行控制网络	听觉网络	0.836 4
2	前突出网络	听觉网络	0.809 7
3	基底神经节网络	听觉网络	0.807 2
4	背侧默认网络	听觉网络	0.856 8
5	更高的视觉空间网络	听觉网络	0.813 9
6	语言网络	听觉网络	0.874 6
7	楔前叶网络	听觉网络	0.853 9
8	初级视觉网络	听觉网络	0.840 7
9	右执行控制网络	听觉网络	0.857 0
10	感觉运动网络	听觉网络	0.803 7
11	腹侧默认网络	听觉网络	0.840 7
12	视觉空间网络	听觉网络	0.804 0
13	语言网络	前突显网络	0.802 6
14	语言网络	基底神经节网络	0.809 7
15	楔前叶网络	基底神经节网络	0.801 9
16	语言网络	背侧默认网络	0.801 2
17	背侧默认网络	语言网络	0.812 7
18	楔前叶网络	语言网络	0.816 2
19	右执行控制网络	语言网络	0.811 6
20	语言网络	感觉运动网络	0.809 0
21	楔前叶网络	感觉运动网络	0.807 3

为了更直观地看出两两网络之间的因果关系强度,将表2-7的结果以图2-17的形式展示。其中,圆圈表示14个脑网络,有向线段表示网络A到网络B的效应连接方向,有向线段上的值表示效应连接强度值。

从上述的结果可以看出,除了后突显网络,其他12个网络到听觉网络,语言网络到前突显网络、背侧默认网络、感觉运动网络及基底神经节网络,楔前叶网络到基底神经节网络、语言网络及感觉运动网络,背侧默认网络及右执行控制网络到语言网络都具有较强的效应连接值。

与2.3节基于空间ICA结合GCA脑效应连接得到的结果相比,采用基于空间ICA结合神经网络的效应连接分析方法得到的结果虽然有所不同,但是能够看出后者能更敏感地评估子网络之间的因果关系。

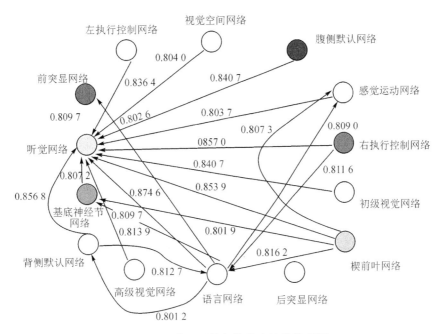

图 2-17　各子网络间的效应连接情况图

2.5　效应连接分析方法在 IBS 患者中的应用

目前,关于 IBS 的脑影像学功能连接的研究有很多。Lcenhour 等人发现 IBS 患者的内脏敏感性与肠间感受、显著性和感觉处理相关的静息态网络中功能连接的变化有关,并且推测这些改变可能在 IBS 患者的高警戒和痛觉过敏中起重要作用。Qi 等人发现 IBS 患者存在脑功能紊乱,IBS 患者的高水平焦虑和抑郁可能是其参与情感加工的区域(前扣带回)在大脑活动减少的原因。Liu 等人发现,与健康被试相比,IBS 患者的双侧前额叶皮层、辅助运动和运动前区域、双侧感觉运动皮层和边缘区(特别是参与稳态调节)的下丘脑功能连接明显降低。然而,目前 IBS 患者的脑效应连接是否存在异常仍然没有报道。因此,本研究基于脑-肠互动机制,分别基于 2.3 节及 2.4 节提出的方法进行 IBS 患者效应连接的分析,一方面探索 IBS 患者的脑效应连接是否异常及异常的连接有哪些,另一方面通过不同效应连接分析方法比较从侧面验证所提出的非线性效应连接分析方法的敏感性和有效性,这将为非线性信号的脑连接分析研究奠定基础。

2.5.1　被试情况

本研究主要基于静息态 fMRI 数据进行,这些数据来自 46 名 IBS 患者和 60 名健康被试。其中,60 名健康被试与 2.3 节和 2.4 节用到的被试一样。所有被试都签过书面知情同意书。根据 IBS 的临床标准,在接受消化临床医生访谈后,所有被试都根据罗马Ⅲ诊断标准进行了重新评估,确保所有被试都没有任何重大精神疾病或其他慢性疾病。

在收集功能磁共振成像数据之前,所有被试均完成了一系列自我评估,包括 10 分数字评分量表(NRS)、健康状况调查简表(SF-36)、自我评分焦虑量表(SAS)和自我评分抑郁量表

（SDS）。NRS 是评估腹痛的量表,使用 0～10 的整数表示疼痛程度（0 表示无痛,1～3 表示轻度疼痛,4～6 表示中度疼痛,7～9 表示严重疼痛,10 表示无法忍受的严重疼痛）。SAS 是心理学中的专业术语,是焦虑评估的标准,是一种用于评估焦虑严重程度及其在治疗过程中变化的生理量表。SDS 与 SAS 类似,是一种用于衡量抑郁严重程度的心理量表。生理健康总测量（PCS）是通过对生理分量表的正加权和对心理分量表的负加权来计算的。相反,心理健康总测量（MCS）是通过对心理分量表进行正加权和对生理分量表的负加权来计算的。

在这项研究中,IBS 患者和健康被试的临床统计信息如表 2-8 所列。从表 2-8 中可以清楚地看到两组被试在年龄、性别、身高、体重上没有显著的差异（$p>0.05$）。然而,PCS、MCS、SAS、SDS 在 IBS 组和健康被试组之间有显著差异（$p<0.001$）。也就是说,与健康被试相比,IBS 患者的身体和心理的健康程度都显著下降,特别是他们存在明显的焦虑和抑郁症状。

表 2-8　两组被试的统计学信息

指标	HC	IBS	p	T
年龄/岁	22.35±1.092 8	22.021 7±3.755 1	0.273 4	1.101 2
性别（男/女）	23/37	12/34	0.187 3	−1.327 3
身高/cm	162.283 3±7.425 4	161.456 5±7.646 3	0.579 7	0.555 6
体重/kg	52.483 3±7.446 5	53.967 4±7.820 3	0.326 6	−0.985 5
NRS	—	2.826 1±0.701 1		
SAS	32.65±5.719 5	41.059 8±7.999 5	9.135 7e−09	−6.250 8
SDS	32.23±6.712 4	44.239 1±9.253 7	9.681 0e−12	−7.668 3
MCS	54.006 7±4.321 3	43.006 5±11.160 4	3.881 8e−10	6.916 3
PCS	57.573 3±1.604 9	53.178 3±6.417 9	1.874 8e−06	5.052 3
病程/月	—	57.5±32.102 9		

注：NRS 为 10 分数字评分量表;SAS 为自我评分焦虑量表;SDS 为自我评分抑郁量表;MCS 为心理健康总测量;PCS 为生理健康总测量;T 表示双样本 T 检验的统计 T 值。

2.5.2　静息态 fMRI 数据预处理

本研究中所用到的 IBS 患者及健康被试的 fMRI 数据的预处理与第 1 章的完全一致,在此不再赘述。

2.5.3　IBS 患者脑区间效应连接异常结果及讨论

本节将通过统计分析方法对 IBS 患者脑区间效应连接异常进行分析。将 GCA 方法及 2.4 节中提出的评估效应连接的新方法应用到 IBS 患者中,将大脑基于 AAL 模板分成 90 个脑区,基于这 90 个脑区来计算它们之间的效应连接,并对得到的结果进行分析。

2.5.3.1　基于神经网络预测的效应连接分析 IBS 异常的结果

在本研究中,使用 FWE（$p<0.005$）校正方法对健康被试组和 IBS 组进行双样本 T 检验,发现具有显著差异的 88 个效应连接。IBS 患者和健康被试之间效应连接的比较结果如表 2-9 所列。

表 2 - 9　基于神经网络预测得到的健康被试与 IBS 患者之间具有显著性差异的效应连接

存在显著性差异的连接		$p(1.0e-05)$	T
ROI A → ROI B			
PreCG. R	PoCG. R	0	8.403 104
ORBinf. L	PoCG. R	0	6.968 746
PreCG. R	PoCG. L	0.000 1	6.837 827
MTG. L	PoCG. R	0.000 2	6.535 623
ORBinf. L	ORBinf. R	0.000 8	6.270 357
ORBinf. L	TPOsup. L	0.000 9	6.256 28
ORBinf. L	STG. R	0.001	6.225 277
MTG. L	MTG. R	0.001 4	6.161 848
ORBinf. L	FFG. R	0.001 5	6.150 898
ORBinf. L	PoCG. L	0.001 5	6.137 709
ORBinf. L	MTG. L	0.002 5	6.030 689
MTG. L	PoCG. L	0.002 6	6.021 975
ORBinf. L	MTG. R	0.002 6	6.027 248
PreCG. R	PreCG. L	0.003 8	5.939 003
ORBinf. L	LING. R	0.004 2	5.919 528
ORBinf. L	FFG. L	0.004 8	5.891 828
SPG. R	PoCG. R	0.006 6	5.818 393
IFGtriang. L	ANG. L	0.006 6	−5.819 83
ORBinf. L	STG. L	0.008 8	5.754 432
ORBinf. L	OLF. L	0.009 6	5.735 559
ORBinf. L	TPOmid. L	0.010 8	5.709 059
SOG. R	MOG. R	0.012 9	−5.670 15
PCL. L	PoCG. R	0.015 8	5.624 217
ORBinf. L	ITG. L	0.016 4	5.615 609
ORBinf. L	PCL. L	0.018 9	5.583 668
PreCG. R	PCL. L	0.019 3	5.579 333
ORBinf. L	PreCG. L	0.020 4	5.566 226
IFGtriang. L	MFG. L	0.026 7	−5.505 6
MTG. L	FFG. L	0.028 1	5.494 166
MTG. L	STG. R	0.030 5	5.475 422
MTG. L	TPOmid. L	0.037 1	5.430 116
MTG. L	PreCG. L	0.039 3	5.417 145
SOG. R	ANG. L	0.040 2	−5.411 84
ORBinf. L	DCG. L	0.051 5	5.354 996
MTG. L	STG. L	0.051 8	5.353 579

存在显著性差异的连接		$p(1.0e-05)$	T
ROI A→ROI B			
ORBinf. L	TPOsup. R	0.056 8	5.332 253
ORBinf. L	PreCG. R	0.057 3	5.330 271
ORBinf. L	CAL. R	0.066 6	5.295 576
PCL. L	PoCG. R	0.067 7	5.291 508
ORBinf. L	IOG. R	0.074 7	5.268 684
ORBinf. L	HES. L	0.076 7	5.262 734
ORBinf. L	LING. L	0.077	5.261 628
ORBinf. L	DCG. R	0.086 5	5.234 532
ORBinf. L	PCL. R	0.087 4	5.232 074
SOG. R	MFG. R	0.089 9	−5.225 47
PreCG. R	PCL. R	0.096 9	5.207 955
SOG. R	SOG. L	0.107 2	−5.184 29
MTG. L	FFG. R	0.111 8	5.174 462
CAU. L	PoCG. R	0.114	5.169 855
INS. L	HES. L	0.120 7	5.156 555
SOG. R	CUN. R	0.127	−5.144 58
ORBinf. L	HES. R	0.145 4	5.112 617
SOG. R	IPL. L	0.149 1	−5.106 61
ORBinf. L	ROL. L	0.164 7	5.083 118
CAU. L	OLF. L	0.177 1	5.065 897
SOG. R	MOG. L	0.191 6	−5.047 15
INS. R	HES. L	0.202 6	5.033 812
MTG. L	ITG. L	0.217 9	5.016 413
SOG. R	PCUN. L	0.237	−4.996 31
IFGtriang. L	IPL. L	0.248 8	−4.984 72
SOG. R	MFG. L	0.259 8	−4.974 32
MTG. L	TPOsup. L	0.287 2	4.950 212
SOG. R	SFGdor. L	0.295	−4.943 78
SOG. R	IFGoperc. R	0.304 3	−4.936 28
SOG. R	IFGtriang. R	0.311 9	−4.930 4
TPOmid. L	OLF. L	0.312 3	4.930 03
PreCG. R	FFG. L	0.320 7	4.923 647
SOG. R	PCUN. R	0.321 6	−4.922 98
ORBinf. L	SOG. L	0.334	4.913 849
PreCG. R	STG. R	0.334 8	4.913 259

续表 2 - 9

存在显著性差异的连接		$p(1.0e-05)$	T
ROI A→ROI B			
ORBinf. L	ROL. R	0.339 4	4.909 999
MTG. L	LING. R	0.346	4.905 337
ORBinf. L	ACG. L	0.358 3	4.896 866
SOG. R	SMG. R	0.392 3	−4.874 9
MTG. L	LING. L	0.403 5	4.868 083
SPG. R	PoCG. L	0.413 8	4.861 93
ORBinf. L	SMA. R	0.430 6	4.852 279
PreCG. R	LING. R	0.450 6	4.841 187
SOG. R	SFGdor. R	0.479 7	−4.825 93
PreCG. R	FFG. R	0.502 1	4.814 779
SOG. R	IFGoperc. L	0.515 5	−4.808 37
ORBinf. L	SPG. L	0.522 9	4.804 863
ORBinf. R	PoCG. R	0.536 6	4.798 558
INS. R	HES. R	0.541 5	4.796 321
ORBinf. L	OLF. R	0.566 8	4.785 111
SOG. R	SFGmed. L	0.587	−4.776 54
SOG. R	PCG. L	0.587	−4.776 53
PCL. R	PoCG. L	0.594 5	4.773 433

　　为了更直观地显示结果,使用可视化工具 BrainNet 将表 2-9 的结果可视化,如图 2-18 所示。

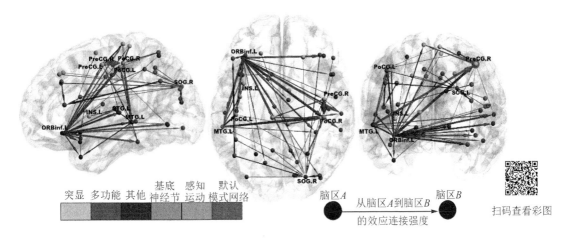

图 2-18　基于神经网络预测得到的健康被试与 IBS 患者之间具有显著性差异的 88 条有向边

2.5.3.2　基于 GCA 效应连接分析 IBS 异常的结果

　　本节中用 GCA 方法求出 IBS 患者关于 90 个脑区之间的效应连接,并且对两组数据进行双样本 T 检验,求出具有差异的脑区之间的效应连接,结果如表 2-10 所列。

表 2 - 10　由 GCA 方法得到的健康被试与 IBS 患者之间具有显著性差异的效应连接（$p <$ 0.000 5）

存在显著性差异的连接		p	T
ROI $A \rightarrow$ ROI B			
ACG. L	REC. R	8.87E - 06	-4.674 4
THA. R	MOG. R	2.07E - 05	-4.461 5
CAU. L	STG. L	2.30E - 05	-4.434 2
CAU. L	HES. L	2.46E - 05	-4.417 4
CAU. R	STG. L	2.48E - 05	-4.415 2
CAU. L	TPOsup. R	3.09E - 05	-4.358 1
THA. L	MOG. R	3.49E - 05	-4.326 2
ACG. L	MFG. R	4.40E - 05	-4.266
CAU. L	ROL. R	4.66E - 05	-4.251
THA. R	FFG. L	5.26E - 05	-4.218 8
CAU. L	MTG. L	5.27E - 05	-4.218 3
HIP. R	PoCG. L	5.32E - 05	-4.215 8
CAU. R	ROL. R	5.39E - 05	-4.212 2
CAU. R	HES. L	5.78E - 05	-4.194 1
HIP. R	PoCG. R	5.93E - 05	-4.187
CAU. L	ROL. L	6.73E - 05	-4.153 2
CAU. R	ROL. L	6.92E - 05	-4.146 1
THA. L	FFG. L	7.25E - 05	-4.133 6
THA. L	MTG. R	7.58E - 05	-4.121 7
HIP. R	FFG. L	7.78E - 05	-4.114 4
THA. R	MOG. L	8.12E - 05	-4.102 9
CAU. R	SMG. L	8.32E - 05	-4.096 7
CAU. L	SMA. R	8.34E - 05	-4.095 9
THA. R	LING. L	9.50E - 05	-4.060 7
CAU. R	ITG. R	9.57E - 05	-4.058 8
CAU. L	STG. R	0.000 103	-4.039 4
CAU. L	CUN. R	0.000 104	-4.035 1
THA. R	FFG. R	0.000 112	-4.017
ACG. L	ORBmid. R	0.000 121	-3.996
ACG. R	ORBmid. R	0.000 122	-3.992 9
CAU. L	ITG. R	0.000 124	-3.988 5
CAU. R	MOG. R	0.000 126	-3.984 5

续表 2 - 10

存在显著性差异的连接		p	T
ROI A→ROI B			
HIP. R	PreCG. R	0.000 13	−3.974 5
IFGtri. L	PreCG. R	0.000 134	−3.967 1
CAU. L	LING. R	0.000 135	−3.965 8
CAU. R	SMA. R	0.000 137	−3.961 4
CAU. L	TPOmid. R	0.000 14	−3.954 7
ACG. L	ITG. R	0.000 141	−3.953 4
THA. R	MTG. R	0.000 141	−3.952 1
HIP. R	ROL. R	0.000 145	−3.945 2
ANG. L	ACG. L	0.000 149	−3.937 7
HIP. L	FFG. L	0.000 15	−3.935 1
ACG. L	IFGtri. R	0.000 156	−3.924 2
CAU. R	INS. R	0.000 158	−3.921 3
THA. L	FFG. R	0.000 163	−3.912 3
HIP. L	PoCG. L	0.000 164	−3.910 9
IPL. L	CAU. R	0.000 164	−3.910 8
THA. R	IOG. L	0.000 166	−3.908 5
AMYG. R	ORBinf. R	0.000 166	−3.907 7
THA. L	LING. L	0.000 167	−3.906 3
THA. L	OLF. L	0.000 169	−3.903 3
CAU. L	MOG. R	0.000 17	−3.901 2
PCG. R	ANG. R	0.000 18	−3.885 1
CAU. L	REC. R	0.000 19	−3.870 9
THA. R	SOG. R	0.000 192	−3.866 9
CAU. L	PoCG. L	0.000 195	−3.862 9
ACG. L	MTG. R	0.000 195	−3.862 3
CAU. R	MTG. L	0.000 199	−3.856 8
ACG. L	ORBinf. R	0.000 201	−3.854 4
CAU. L	PoCG. R	0.000 203	−3.852
CAU. R	STG. R	0.000 206	−3.847 8
CAU. L	CAL. R	0.000 221	−3.828
CAU. R	CAL. R	0.000 223	−3.825 8
CAU. R	TPOsup. R	0.000 223	−3.825 1

存在显著性差异的连接		p	T
ROI A→ROI B			
HES. L	CAU. R	0.000 224	-3.823 9
ACG. L	MOG. R	0.000 228	-3.819 7
CAU. L	INS. R	0.000 228	-3.818 9
ITG. L	CAU. R	0.000 23	-3.816 8
CAU. L	SMG. L	0.000 234	-3.812
ACG. L	MOG. L	0.000 235	-3.810 2
HIP. R	CAL. R	0.000 241	-3.803 7
THA. R	CAL. R	0.000 243	-3.800 9
CAU. R	ORBmid. R	0.000 245	-3.798 8
THA. L	CAL. R	0.000 261	-3.781 4
HIP. R	LING. L	0.000 261	-3.780 8
THA. L	IOG. L	0.000 271	-3.770 6
PCUN. L	LING. L	0.000 271	-3.770 4
HIP. L	CUN. R	0.000 271	-3.770 2
HIP. R	CAU. R	0.000 28	-3.761 2
CAU. L	HES. R	0.000 282	-3.758 9
THA. L	MOG. L	0.000 285	-3.755 6
CAU. L	LING. L	0.000 288	-3.752 9
PHG. L	ACG. L	0.000 294	-3.747 1
ACG. L	REC. L	0.000 297	-3.744 7
THA. R	MTG. L	0.000 304	-3.737 9
FFG. L	HIP. R	0.000 308	-3.733 5
ACG. L	STG. R	0.000 323	-3.720 1
CAU. R	MOG. L	0.000 335	-3.710 2
CAU. L	MCG. L	0.000 335	-3.709 8
CAU. L	CAL. L	0.000 34	-3.705 6
THA. L	SOG. R	0.000 342	-3.703 7
THA. L	STG. R	0.000 346	-3.700 7
CAU. L	MOG. L	0.000 358	-3.690 9
CAU. R	CUN. R	0.000 362	-3.687 6
ACG. L	FFG. R	0.000 364	-3.686 2
HIP. L	PoCG. R	0.000 368	-3.682 6

续表 2 - 10

存在显著性差异的连接		p	T
ROI A → ROI B			
ACG. L	SFGmed. R	0.000 372	−3.679 9
THA. L	MTG. L	0.000 373	−3.678 6
THA. R	STG. R	0.000 374	−3.677 9
CAU. R	CAL. L	0.000 388	−3.667 3
CAU. L	REC. L	0.000 388	−3.667 1
MFG. L	ROL. R	0.000 389	−3.666 5
CAU. R	PoCG. L	0.000 389	−3.666 4
HIP. R	SMA. R	0.000 396	−3.661 8
CAU. R	ORBinf. R	0.000 396	−3.661 5
SFGdor. L	ACG. L	0.000 403	−3.656 3
ACG. L	IOG. L	0.000 416	−3.647 5
TPOmid. R	TPOsup. L	0.000 416	−3.647 4
ACG. R	IFGtri. R	0.000 417	−3.646 5
HIP. R	FFG. R	0.000 426	−3.640 6
CAU. R	MCG. L	0.000 431	−3.636 7
CAU. R	SMA. L	0.000 432	−3.636 7
CAU. L	MCG. R	0.000 436	−3.633 7
ACG. L	FFG. L	0.000 436	−3.633 4
CAU. R	LING. L	0.000 439	−3.632
ACG. L	ORBmid. L	0.000 44	−3.631 1
HIP. L	FFG. R	0.000 444	−3.628 4
CAU. R	HIP. R	0.000 447	−3.626 7
CAU. L	FFG. R	0.000 447	−3.626 5
CAU. R	SMG. R	0.000 449	−3.625 1
THA. R	PoCG. L	0.000 454	−3.621 8
TPOmid. R	ITG. L	0.000 47	−3.611 6
THA. R	PoCG. R	0.000 472	−3.610 6
PUT. L	STG. R	0.000 472	−3.610 3
ACG. L	PHG. R	0.000 48	−3.605 7
MOG. L	SPG. L	0.000 48	−3.605 5
ACG. L	SFGdor. L	0.000 483	−3.603 9
PoCG. L	PoCG. R	0.000 483	−3.603 6
CAU. R	LING. R	0.000 491	−3.598 8

有趣的是,对上述结果进行与基于神经网络的效应连接评估结果同样的 FWE($p<0.005$)检验之后,没有得到具有显著性差异的效应连接。综上所述,对于通过 GCA 方法和新方法获得的结果进行了相同的双样本 T 检验之后,结果没有发现具有显著差异的脑连接。而且,基于神经网络预测的效应连接分析方法得到的结果在 IBS 的功能连接异常研究中常有报道。从结果中得出,IBS 患者从 ORBinf 脑区到其他脑区的效应连接增强。已经知道,IBS 患者具有显著性更强的焦虑和抑郁症状,也有数据显示,额叶已被确定为抑郁症患者最相关的区域,ORBinf 位于大脑的额叶,这可能是 IBS 患者此大脑区域在其他大脑区域中驱动增强的原因之一。ORBinf 在动机驱动回路中起着重要作用,在抑制控制和情绪调节中也起着关键作用。另外,IBS 患者中从 PreCG 脑区域到其他区域的驱动力也增强了。研究表明,PreCG 是负责体感和运动控制的大脑区域,对 IBS 患者的运动行为和肠道运动控制更为敏感。这可能是 IBS 患者 PreCG 脑区到其他脑部区域效应连接增强的原因。还发现,IBS 患者从 MTG 大脑区域到其他区域的驱动力也增强了。MTG 属于颞叶,位于颞叶中间。它在大脑的正常运作中也起着重要作用,并且有研究发现,焦虑症状与颞叶脑功能障碍有关,也有研究发现,IBS 患者在左半球的 MTG 脑区比在健康被试组中更活跃。这就说明,提出的新方法所发现的效应连接异常为 IBS 中枢异常机制提供了进一步的补充。由此可见,新方法较 GCA 来说更为灵敏。

2.5.4　基于空间 ICA 的 IBS 患者子网络间效应连接分析结果

本节将基于空间 ICA 结合 GCA 的效应连接分析方法和基于空间 ICA 结合神经网络预测的效应连接分析方法应用于 46 名 IBS 患者,得到显著性效应连接结果,并分别对其进行总结分析。

2.5.4.1　基于空间 ICA 结合 GCA 的子网络间效应连接分析结果

本研究采用 Group ICA 得到了 30 个独立成分。用肉眼观察后,将得到的独立成分与先前描述的静息态网络模板进行相关计算,通过模式匹配(即最大空间相关性方法)确定了 14 个有意义的成分网络,14 个成分网络的空间分布如图 2 - 19 所示。每个静息态脑网络中的区域及其与每个模板的相关系数如下。

① 左执行控制网络:$r=0.546\,5$。

② 前突出网络:$r=0.350\,28$。

③ 听觉网络:$r=0.452\,87$。

④ 基底神经节网络:$r=0.432\,27$。

⑤ 背侧默认网络:$r=0.437\,76$。

⑥ 更高的视觉网络:$r=0.329\,75$。

⑦ 语言网络:$r=0.305\,1$。

⑧ 后突显网络:$r=0.415\,63$。

⑨ 楔前叶网络:$r=0.705\,38$。

⑩ 初级视觉网络:$r=0.488\,78$。

⑪ 右执行控制网络:$r=0.531\,15$。

⑫ 感觉运动网络:$r=0.304\,48$。

⑬ 腹侧默认网络:$r=0.357\,15$。

⑭ 视觉空间网络:$r=0.291\,16$。

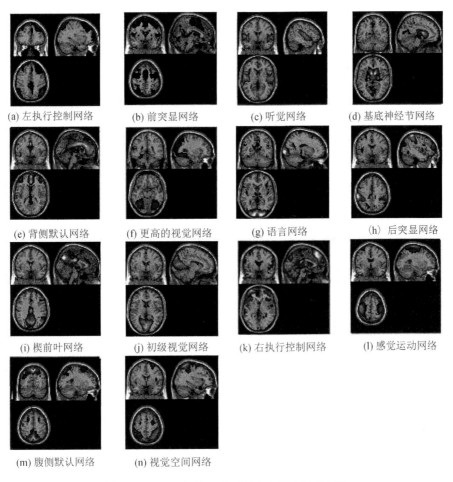

(a) 左执行控制网络　　(b) 前突显网络　　(c) 听觉网络　　(d) 基底神经节网络

(e) 背侧默认网络　　(f) 更高的视觉网络　　(g) 语言网络　　(h) 后突显网络

(i) 楔前叶网络　　(j) 初级视觉网络　　(k) 右执行控制网络　　(l) 感觉运动网络

(m) 腹侧默认网络　　(n) 视觉空间网络

图 2 - 19　IBS 患者 14 个成分网络的空间分布图

对得到的 IBS 患者 14 个脑网络进行效应连接分析,基于空间 ICA 结合 GCA 得到的 IBS 患者中子网络间效应连接强度值大于 0.1 的情况如表 2 - 11 所列。

表 2 - 11　基于空间 ICA 结合 GCA 得到的 IBS 患者中子网络间效应连接强度大于 0.1 的情况

序　号	连接的两个脑网络		效应连接强度
	网络 1	网络 2	网络 1→网络 2
1	左执行控制网络	楔前叶网络	0.163 7
2	前突出网络	基底神经节网络	0.168 1
3	前突出网络	更高的视觉网络	0.183 0
4	前突出网络	语言网络	0.341 7
5	前突出网络	楔前叶网络	0.218 0
6	前突显网络	感觉运动网络	0.319 2
7	前突显网络	视觉空间网络	0.183 4
8	听觉网络	更高的视觉网络	0.201 5

序　号	连接的两个脑网络		效应连接强度
	网络 1	网络 2	网络 1→网络 2
9	听觉网络	初级视觉网络	0.154 3
10	基底神经节网络	腹侧默认网络	0.346 1
11	基底神经节网络	视觉空间网络	0.151 0
12	更高的视觉网络	前突出网络	0.219 5
13	更高的视觉网络	听觉网络	0.259 1
14	更高的视觉网络	感觉运动网络	0.223 0
15	后突显网络	楔前叶网络	0.164 6
16	初级视觉网络	楔前叶网络	0.239 0

为了更直观地看出两个网络之间的因果关系强度,将它们以图 2 - 20 所示的形式表示出来。其中,圆圈表示脑网络,带箭头的有向线段表示效应连接的作用方向,两个网络之间有向线段上的值表示效应连接强度值。

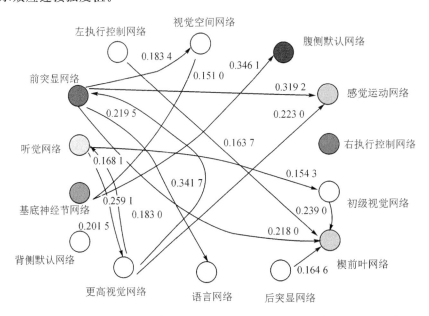

图 2 - 20　基于空间 ICA 结合 GCA 得到的 IBS 患者中 14 个脑网络效应连接图

从上述的结果中可以看出,前突显网络到基底神经节网络、更高的视觉网络、语言网络、楔前叶网络、感觉运动网络及视觉空间网络,听觉网络到初级视觉网络和更高的视觉网络,基底神经节网络到腹侧默认网络和视觉空间网络,更高的视觉网络到前突出网络、听觉网络和感觉运动网络,后突显网络到楔前叶网络及初级视觉网络到楔前叶网络有较强的因果关系。

2.5.4.2　基于空间 ICA 结合神经网络的子网络间效应连接分析结果

本节采用基于空间 ICA 结合神经网络的效应连接分析方法对 46 例 IBS 患者的静息态 fMRI 图像进行脑网络之间的效应连接分析。在 2.3 节中已经通过 ICA 得到了 14 个脑网络,本节将计算这 14 个脑网络的 ReHo 值作为评估效应连接的特征,并根据 2.3 节的算法求得两两网络之间的效应连接强度值。

在全部 14 个网络之间存在的 182(14×13)条效应连接中,效应连接强度值大于 0.8(预测精确率)的连接有 8 条,如表 2 - 12 所列。

表 2 - 12　基于空间 ICA 结合神经网络 IBS 患者中子网络效应连接强度值大于 0.8 的情况

序　号	连接的两个脑网络		效应连接强度
	网络 1	网络 2	网络 1→网络 2
1	更高的视觉网络	前突显网络	0.807 4
2	更高的视觉网络	听觉网络	0.847 6
3	后突显网络	听觉网络	0.811 8
4	初级视觉网络	听觉网络	0.817 6
5	视觉空间网络	听觉网络	0.837 6
6	更高的视觉网络	基底神经节网络	0.807 3
7	更高的视觉网络	语言网络	0.820 2
8	视觉空间网络	语言网络	0.811 0

为了更直观地看出两个网络之间的因果关系强度,将它们以图的形式表示出来,如图 2 - 21 所示。其中,圆圈表示脑网络,带箭头的有向线段表示效应连接的作用方向,两个网络之间有向线段上的值表示效应连接强度值。

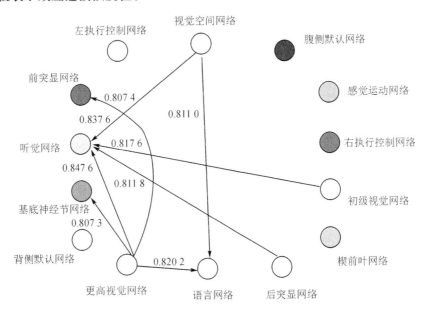

图 2 - 21　基于空间 ICA 结合神经网络得到的 IBS 患者中 14 个脑网络效应连接图

从上述结果可以看出,更高的视觉网络到前突显网络、基底神经节网络及语言网络,更高的视觉网络、后突显网络、初级视觉网络及视觉空间网络到听觉网络,视觉空间网络到语言网络有较强的因果关系。

2.5.4.3　IBS 患者子网络间效应连接异常结果及讨论

2.3.4 节对 60 名健康被试的静息态 fMRI 数据进行了基于空间 ICA 结合 GCA 子网络间效应连接的计算和分析,前文又对 46 名 IBS 患者的静息态 fMRI 数据进行了基于空间 ICA 结合 GCA 子网络间效应连接的计算和分析。本节将对已计算的健康被试和 IBS 患者的结果进行比较分析,找出相较于健康被试,IBS 患者子网络间效应连接异常的结果,并对其进行讨论,如图 2 - 22 所示。

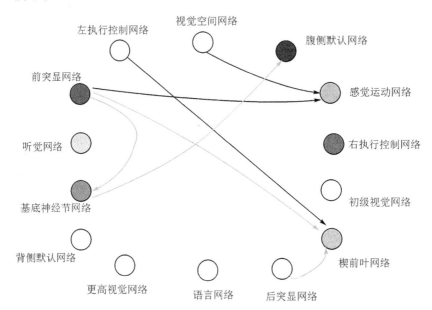

图 2 - 22　基于空间 ICA 结合 GCA 方法得到的 IBS 患者较健康被试子网络间异常的效应连接显示

与健康被试相比,IBS 患者子网络间的效应连接发生变化的主要包括左执行控制网络、腹侧默认网络、感觉运动网络、右执行控制网络、楔前叶网络、基底神经节网络及背侧默认网络到听觉网络的效应连接减弱,右执行网络到语言网络的效应连接减弱,语言网络与背侧默认网络之间相互的效应连接减弱,视觉空间网络到语言网络的效应连接增强,更高视觉空间网络到语言网络、基底神经节网络及前突显网络的效应连接增强,还有后突显网络到听觉网络的效应连接增强。

为了更直观地看出两个网络之间的因果关系强度,将它们以图 2 - 23 所示的形式表示出来。其中,圆圈表示脑网络,带箭头的有向线段表示效应连接的作用方向(灰色表示效应连接强度减弱,黑色表示效应连接增强)。

综上所述,从"基于空间 ICA 结合 GCA 方法得到的 IBS 患者较健康被试子网络间异常的效应连接显示"和"基于空间 ICA 结合神经网络预测方法得到 IBS 患者较健康被试子网络间异常的效应连接显示"的结果可以看出,两种方法发现的效应连接结果虽然不同,但存在互补的关系,并且基于空间 ICA 结合神经网络预测的方法还发现了基于空间 ICA 结合 GCA 未发现的更多子网络间效应连接异常,具有更高的敏感性。

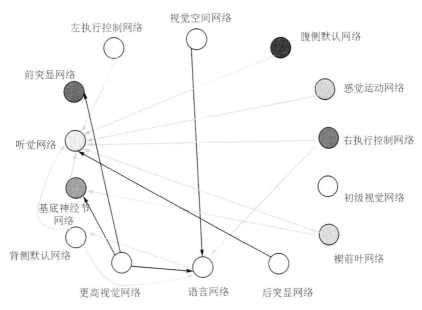

图 2 - 23 基于空间 ICA 结合神经网络方法得到的 IBS 患者较健康被试子网络间异常的效应连接显示

2.6 展 望

本章提出了一种基于空间 ICA 的效应连接分析框架及一种基于神经网络模型的非线性效应连接分析方法，并将其通过模拟数据进行验证，并应用于活体大脑 fMRI 的研究中。从结果可以看到，基于神经网络预测模型的非线性方法和 GCA 获得的结果相互补充，而且在具体的应用中，非线性方法具有更高的敏感性。后面还有许多值得进一步研究的问题。

（1）需要结合网络"动态"特性进行效应连接的分析。当前大多数的效应连接分析都将脑网络看成在扫描期间是以"静态稳定"状态存在的，但事实上，人类大脑网络在这几分钟内也存在着变化，即"动态"网络特性存在。在未来的研究中，应该结合脑网络"动态"特性对效应连接进行进一步分析。

（2）需要挖掘更有效的预测特征进行神经网络模型效应连接分析。采用 ReHo 作为非线性效应连接预测指标只是一种选择，但未必是最好的选择。在未来的研究中，需要提取更多的有效指标（如功率谱）进行该非线性效应连接分析的验证。

（3）未能研究其他预测模型方法在进行效应连接非线性分析时是否更有效。支持向量机和人工神经网络也是非常有效的预测方法。在未来的研究中，可以比较不同预测模型的效果。

第3章 多模态脑影像学融合方法研究及其应用

随着信息技术的不断发展,影像学技术成为研究大脑的重要手段。脑成像技术可以直接或者间接地反映活体大脑信息,不同的成像方式所呈现的大脑信息也不同。脑影像学技术主要分为两大类:① 结构成像,能清晰地反映器官的结构形态,并用于诊断颅内疾病或脑损伤,但其无法揭示实时的大脑活动详情,如结构性磁共振成像(Structural Magnetic Resonance Imaging,sMRI)、计算机断层成像、弥散张量成像(DTI)等;② 功能成像,可以准确地提供器官的新陈代谢信息或实时活动,但无法显示脑区的结构形态细节,如正电子发射断层成像(Positron Emission Tomography,PET)、功能性磁共振成像、脑电图等。相比于其他影像学技术,磁共振成像技术因其无侵入、无辐射、分辨率高等众多优点被科研人员和临床医生所青睐。单个模态的成像往往难以反映特定研究对象的完整信息,仅提供了对大脑功能或结构的不同看法,具有很大的片面性。相比之下,多模态融合技术有信息互补的优势。多模态信息融合又称多传感器融合、多数据融合、多源相关等,它是集成多个源数据,用以产生比任何单一数据源所提供信息更加准确、有用、全面的过程。主要有以下优点:① 通过联合不同模态数据,计算它们之间的相互关系,可以最大限度地挖掘隐藏的信息;② 不同模态数据可以进行交叉验证,提高结果可靠性,更好地揭示潜在的功能结构协变;③ 综合不同模态特征信息,对噪声更为敏感,结果也更健壮。综上所述,数据融合技术能够将多个模态信息进行整合,通过集成和分析多个数据源数据,获取更加准确、健壮、全面的信息,为揭示复杂的大脑潜在信息提供更有利的技术手段。因此,多模态数据融合技术在生物医学领域得到广泛应用,具有重要的社会意义和临床价值。

3.1 多模态融合方法研究概述

3.1.1 国内外研究现状

现有的多模态融合方法主要有两大类:基于模型驱动(Model - Driven)和基于数据驱动(Data - Driven)。其中,基于模型驱动的方法又可分为多元线性回归模型、动态因果模型/状态空间模型、结构方程模型、图模型、神经网络等;基于数据驱动的多模态融合方法,通常根据融合发生的阶段,可分为早期融合(又称数据级融合)、中间融合、晚期融合(又称决策级融合),如图 3-1 所示。

3.1.1.1 基于模型驱动的多模态脑影像学研究现状

基于模型驱动的多模态脑影像学研究是基于一定的模型框架进行的。Adali 等人基于模型驱动提出了基于独立成分分析和独立矢量分析的框架来融合 fMRI 和 EEG 数据,从而探索健康被试与精神分裂症患者之间的大脑活动差异;Valdes - Sosa 等人总结了基于模型驱动算法对脑震荡患者的 EEG 和 fMRI 模态数据进行融合的进展和挑战,提出了一种状态空间模型,将 EEG/fMRI 与代谢血流动力学模型相结合,发现不同模态数据之间的关联信息;Jia 等

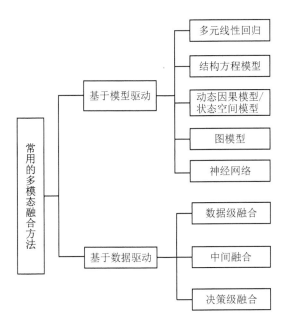

图 3-1　多模态融合方法分类

人使用连续独立相关变换模型融合健康被试和精神病患者的 fMRI 和 DTI 数据,发现两组被试之间存在显著的独立成分差异及成分之间的多种关联,为精神分裂症提供了独特的潜在生物标志信息;Hakmook 等人采用贝叶斯分层时空模型将 fMRI 模态的静息态功能连接融合到 DTI 模态的结构连接中,通过仿真数据证明了该模型具有较好的预测准确率和抗干扰能力;Tong 等人提出一种新的非线性图融合模型,该模型可以充分利用从 sMRI、PET、脑脊液和分类遗传信息中提取的特征。

　　由以上研究可知,基于模型驱动的融合方法为大脑病理生理学机制的研究提供了众多信息。但是,基于模型驱动的方法一般情况下只能得到假设模型内的关系,而超出模型复杂度的重要信息则会丢失,且不能检查出大脑脑区之间的耦合度。

3.1.1.2　基于数据驱动的多模态脑影像学研究现状

　　基于数据驱动的多模态脑影像学研究主要是基于数据本身进行的,例如,Qi 等人使用带参考的多模态典型相关分析+联合独立成分分析方法(Multimodal Canonical Correlation Analysis with Reference+Joint Independent Component Analysis,MCCAR+jICA)融合 fMRI、DTI 和 sMRI 数据,精确地识别与参考信息紧密相关的多模态脑成像协变模式;Misic 等人基于 fMRI 和 DTI,使用多元统计技术——偏最小二乘法来研究大脑结构网络和功能网络之间的联系;Qi 等人使用并行组独立成分分析(Parallel Group Independent Component Analysis,PGICA),进行原始 fMRI 数据和 sMRI 数据融合,通过添加一个约束,使得来自不同模态的两个信息矩阵之间的相关性最大化,得到与 sMRI 协变相关的功能网络可变性;韩保祯通过多模态典型相关分析+联合独立成分分析方法结合 fMRI、sMRI 的局部一致性(Regional Homogeneity,ReHo)、低频振幅(Amplitude of Low-Frequency Fluctuation,ALFF)、功能网络、灰质体积 4 种特征发现自闭症患者的灰质体积、ALFF、ReHo 与功能网络相较于健康被试均出现显著差异变化;Dusan 等人通过多变量数据融合技术融合分析精神分裂症患者 fMRI 模态数据的神经活动和 sMRI 模态数据的灰质体积,发现不同模态之间的共变信息,为此疾病提供了新的神经机制见解；Sui 等人使用 N－way 融合模型 MCCA＋jICA 分析 fMRI、sMRI、DTI，用以阐明精神分裂症患者潜在的脑区异常；随后，Sui 等人应用 MCCA 方法结合静态态 fM-RI、EEG 和 sMRI 数据，阐明精神分裂症患者相较于正常人的异常，以及在多种模态下存在协变的重要关系；此前，Sui 等人又结合 fMRI、DTI、sMRI，使用了 MCCAR＋jICA 方法发现了一组与精神病患者的认知障碍密切相关的多模态共变脑网络，此标记特征可用于量化和预测认知表现；Jil 等人使用了来自 fMRI、DTI 和脑磁图的多模态影像学数据，并假设静息态的功能网络和结构网络的连接矩阵之间存在映射，利用组平均数据和个人数据来研究功能-结构模态之间的映射关系，结果发现，结构和功能网络之间的关系都可以通过一个映射关系来描述；Peng 等人开发了一种基于正则化的多核学习方法，获得多模式特征的最佳组合内核表示，通过将 sMRI、PET 和遗传信息结合用于诊断阿尔茨海默病和轻度认知障碍，通过明显改善的预测诊断效果，以及与阿尔茨海默病紧密相关的脑区域验证了该方法的有效性；Dyrba 等人应用了基于 sMRI、DTI 和静息态 fMRI 数据的多模态支持向量机方法，将阿尔茨海默病与健康被试进行分类，发现获得的曲线下面积为 82％。

　　由以上研究可知，基于数据驱动的多模态脑影像学研究对大脑网络的探索具有重要意义。与基于模型驱动相比，基于数据驱动的模态信息都是从数据本身中学习、融合数据大小及模态数目，易于扩展、融合架构，也可在训练中学习，应用更加灵活且更容易挖掘潜在信息。基于数据驱动的方法包括早期融合、中间融合和晚期融合。早期融合（数据级融合）是将多个数据源信息融合到单一的特征向量中，融合的数据来自不同模态对应传感器获取到的原始数据（Raw Data）或者预处理后的数据（Pre－processed Data），如图 3－2（a）所示。由于多数据源信息的数据级融合往往无法充分利用涉及的多个模态之间的互补性质，且可能会导致融合的原始数据包含大量的冗余信息作为输入向量，因此，多模态数据级融合方法常常与特征提取方法相结合，以剔除冗余信息，如主成分分析（Principal Component Analysis，PCA）、自动解码器（Autoencoders）等。此外，不同模态之间的耦合关系及互补成分往往无法充分利用，因此，数据级融合会有计算量大、处理时间长、抗干扰能力差等缺点。中间融合是最灵活的融合技术，是指将多模态对应的多个数据源首先转化为高维的特征表达，再与模型的中间层进行融合。中间融合既可以在原始数据上进行融合，也可以在转换的高维特征上进行融合，还可以在单模态判别结果上进行融合。与其他融合技术相比，这种在不同深度融合各种信息表示的选择可能是多模态深度融合最强大和灵活的方面。然而，许多当前的中间融合架构需要仔细设计，如何、何时及哪些模式可以达到融合方法的最优解是一个难题。其框架如图 3－2（b）所示。晚

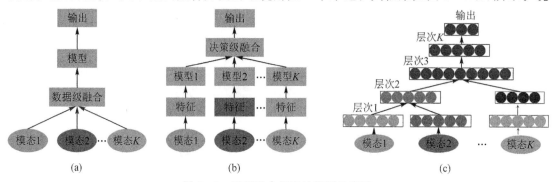

图 3－2　不同融合级别的模型示意图

期融合(决策级融合)是最高层次的融合,是指将来自多个分类器的决策按照一定准则进行集合,从而获得最优解,每个分类器接受不同模型的训练。其框架如图 3 - 2(c)所示。由于融合模型的错误来自不同的分类器,而不同分类器的错误往往是互不相关、互不影响的,不会造成错误的进一步放大,因此,决策级融合具有较强的容错性。

然而,当前存在的多模态脑影像学融合研究均采用单一的低层次特征提取方法进行。而且,探索大脑信息的判别步骤也都是单决策的。因此,本章分别基于以上两个问题进行人脑多模态融合方法改进。

3.1.2　主要研究内容和创新点

本章以脑磁共振成像技术为基础,针对仿真和真实影像学两类数据,从多层次、多决策判别两个角度提出两种多模态融合方法,并将所提出的两种方法应用于 IBS 患者的脑影像学研究。本章的具体研究内容如下。

(1) 提出一种基于多层次特征的数据级融合方法。首先,模拟 200 名被试的 fMRI 和 DTI数据;其次,进行低层次特征提取、高层次特征计算;最后,结合多种层次特征通过多模态典型相关分析及空间独立成分分析进行融合分解,得到大脑不同模态的共变模式,并探索不同模态之间的协变信息及潜在关系,验证所提方法的有效性和抗干扰能力。本方法一方面保留无监督、数据驱动方法的优势,另一方面克服其检测不全面的问题,更加充分地挖掘不同模态间的耦合信息。

(2) 提出一种基于梯度提升决策树(Gradient Boosting Decision Tree,GBDT)的决策级融合方法。首先,对获取的 100 名健康被试的脑影像学数据进行预处理;然后,计算各模态对应的特征值;接着,通过 GBDT 结合所提取特征进行单一模态结果判别及检测;最后,基于各模态特征的影响力进行多模态决策级融合,并探索不同脑感兴趣区的贡献程度。本方法在评估不同指标的性能上明显优于单一模态及其他多模态融合框架,有效提高了同一框架下多模态融合方法的评估精度。

(3) 两种多模态融合方法在 IBS 上的应用研究。以脑-肠互动理论为基础,将本章提出的多模态融合方法应用于 IBS 研究。这有助于分析 IBS 患者的患病机制,为其提供病理生理学相关的影像学证据。

本章研究的创新点如下。

(1) 提出一种多层次特征的数据级融合方法。通过结合低层次特征与高层次特征,对脑影像数据特征进行深层次融合,可以探索出模态间潜在的、多层次的信息关系。

(2) 提出一种基于 GBDT 的决策级融合方法。通过 GBDT 结合影响力分析指标计算,对脑影像学数据进行决策级融合。这种多阶段、多判别的决策级融合方法不仅能够克服单一判别检测的片面性,而且能够使不同模态信息互补,从而提高检测的准确率。

3.2　多模态融合研究的相关基础知识

3.2.1　多模态脑影像学成像原理

随着现代无侵入式影像技术的发展,人类对大脑的认识和探索进入了一个新的时代。迄今为止,已经有很多较为成熟的神经影像技术,部分技术如图 3-3 所示。其中磁共振成像因为多方面优势而受到研究者的青睐:① 可以提供较高的软组织细节,发现软组织病变部位;② 可以多方位成像,在器官解剖结构及病变的立体定位上发挥优势;③ 无电辐射,对人体无害;④ 具有多参数和多序列成像等先进功能,无须静脉注射造影剂即可进行检查,尤其在中枢神经系统、四肢关节、脊柱、肝胆胰腺等部位具有优势;⑤ 可同时进行形态和功能检查;⑥ 可进行分子水平和基因水平的检查。由于本章基于 fMRI 和 DTI 进行数据融合研究,因此下面仅对 fMRI 和 DTI 成像原理作详细介绍。

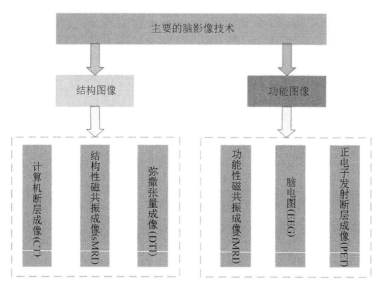

图 3-3　脑影像部分技术汇总

3.2.1.1　功能性磁共振成像

在 1890 年,Roy 和 Shemngton 首次提出了大脑的功能活动与大脑代谢和血液供应的改变有密切关系,这就说明了通过脑代谢或血液耗氧的检测可以评估大脑不同部位的功能活动。在 1990 年,Belliveau 及其同事使用磁共振技术代替核医学技术来观察对人类视觉皮层进行刺激后的结果。这对磁共振技术的发展具有重大意义。然而,在他们的实验中只有使用造影剂才能获得相应的结果,这可能在一定程度上影响正常个体的大脑激活,也会让被试感受到巨大的实验压力。随后,Seigi Ogawa 发现可以不使用造影剂,仅通过简单的血氧依赖水平(BOLD)的对比机制就能完成大脑激活的实验演示,这不仅对大脑功能的研究具有极大的推动作用,也奠定了功能性磁共振成像的基础。

功能性磁共振成像主要用于描述活体组织内的血液动力学现象,其可以反映大脑局部供血的变化情况。大脑中某一区域功能活动增强时,其局部血液流动量也会增加,这必然导致该区域快速地消耗氧气。由生理学知识可知,氧气由红细胞中的血红蛋白分子携带,构成氧合血红蛋白。当氧合血红蛋白到达大脑的局部组织时,脑组织会消耗氧气,氧合血红蛋白会转为脱氧血红蛋白。对于脱氧血红蛋白和氧合血红蛋白,前者具有顺磁性,后者更具有抗磁性,这种差异可以显示出不同的磁共振信号强度,从而反映大脑局部的耗氧情况。因此,fMRI 测量的是血氧依赖水平信号的变化。此现象在呈现时会有一定的滞后性。一般来讲,富氧血液(含氧血液)会在 2 s 后取代耗尽氧气的血液(脱氧血液)。此过程会在 4~6 s 内达到峰值,然后回落到原始水平(通常是略微降低)。fMRI 在静息态和任务态两种情况下获取。静息态 fMRI 数据是指被试在没有受到任何外界刺激,也不进行任何任务或集中思考任何事情的状态下,通过磁共振成像获取到的数据,可以理解为"放空"状态下的大脑自发反应。任务态 fMRI 数据是指被试在进行某一指定任务或者受到某一特定刺激时,大脑 BOLD 信号的变化情况。

在得到 fMRI 数据后主要通过以下几种方式分析大脑的功能活动信号:低频振幅(ALFF)、功能连接、局部一致性(ReHo)、效应连接及脑功能网络属性分析。

(1) ALFF。它于 2007 年由 Zang 等人基于能量的角度提出,用于分析大脑的神经活动。其被定义为低频带功率谱密度的均方根(0.01~0.08 Hz)。

(2) 功能连接。它是通过计算两个时间序列之间的皮尔森相关系数,获得不同脑区之间的关系。

(3) ReHo。它于 2004 年由 Zang 等人提出,他们认为当被试处于某一状态时,任一体素的时间序列与它周围体素的时间序列是相似的。

(4) 效应连接。与功能连接不同,效应连接不仅可以测量不同脑区相互作用的强度,还能反映脑区之间传递信息的方向性。

(5) 脑功能网络属性分析。脑网络特性分析主要包括小世界属性、中心度、富节点、局部效率、全局效率、集聚系数、最短路径长度等。

3.2.1.2　弥散磁共振成像

弥散磁共振成像是结构磁共振成像的一种,又称扩散加权成像(Diffusion Weighted Imaging, DWI),其以分子扩散现象的物理原理为基础。扩散现象是一个基于分子热运动的输运现象,它是指任何物质(如原子、分子、能量)从高浓度区域(或高化势)向低浓度区域(或低化势)的净运动。在一个均匀介质中,水分子的扩散犹如墨水滴入水中,其向周围各个方向的扩散速度都是一样的,呈现出各向同性。但在人脑中,组织结构的不同会导致水分子的扩散速度不同。在灰质和脑脊液中,水分子近似自由扩散,但在白质纤维束存在的地方,水分子侧重于沿着纤维束的方向扩散,表现出各向异性。

目前最为常用的 DWI 成像方法是 Stejskal 和 Tanner 提出的自旋回波序列。在自旋回波序列的两侧,加入一对大小相等但方向相反的梯度脉冲。由于不同组织内水分子的扩散状态不同,因此对扩散敏感梯度脉冲的反应也不同。第一个梯度脉冲导致质子失相位,又由于扩散运动质子相位而不断发生变化。对于扩散速度慢的质子来说,几乎不会产生相位变化,因此第二个梯度脉冲会使失相位的质子重新聚焦,信号强度不发生变化;而对于扩散速度快的质子来说,第二个梯度脉冲到达前会产生很大的相位变化,从而无法被重新聚焦,导致信号强度衰减。因此,不同组织内水分子的扩散状态不同,形成信号的强弱也不一样,此时得到的图像称为DWI,弥散张量成像(DTI)就是从 DWI 计算而来的,可以反映局部组织内水分子的扩散方向。

假设 b 是扩散敏感梯度系数,g 是梯度脉冲方向,那么,沿着 g 扩散得到的信号衰减为

$$S = S_0 e^{-bD} \tag{3-1}$$

其中,S 是沿着 g 施加外部梯度脉冲时的信号强度,也就是原始 DWI 图像;S_0 是在没有外部梯度脉冲时的信号强度,即无方向的 DWI 图像;D 是扩散系数;b 可表示为

$$b = \gamma^2 G^2 \delta^2 (\Delta - \delta/3) \tag{3-2}$$

其中,γ 是旋磁比(一般是 42 MHz/T);δ 是梯度脉冲的持续时间;G 是梯度脉冲的强度,Δ 是两次梯度脉冲之间的时间间隔。

基于式(3-1)可得扩散系数 D，即

$$D = -\frac{1}{b}\ln\frac{S}{S_0} \tag{3-3}$$

那么，要想计算扩散系数 D，需要两幅 DWI 图像，分别是 S 和 S_0。

DTI 图像不是基于标量值来描述水分子的扩散特性的，而是以二阶张量来说明水分子的运动方向和轨迹的。简单来说，若基于椭球坐标系描述该张量，水分子向四周扩散的运动轨迹可以通过椭球表面上的点反映出来。给定一个球坐标系，只需要知道三个半径及其在固定坐标系中的方位，就能得到水分子的一系列信息。可以将二阶张量写成一个 3×3 的矩阵 $\boldsymbol{D}$，且满足 Stejskal-Tanner 方程，即

$$S_k = S_0 e^{-b\boldsymbol{g}_k^{\mathrm{T}}\boldsymbol{D}\boldsymbol{g}_k} \tag{3-4}$$

其中，

$$\boldsymbol{g}_k = (\boldsymbol{g}_{kx}, \boldsymbol{g}_{ky}, \boldsymbol{g}_{kz})^{\mathrm{T}} = \frac{G}{|G|} \tag{3-5}$$

S_k 是梯度脉冲 $\boldsymbol{g}_k$ 方向对应的弥散加权图像。$\boldsymbol{D}$ 是扩散张量，即

$$\boldsymbol{D} = \begin{bmatrix} D_{xx} & D_{xy} & D_{xz} \\ D_{yx} & D_{yy} & D_{yz} \\ D_{zx} & D_{zy} & D_{zz} \end{bmatrix} \tag{3-6}$$

其中，D_{xx}，D_{yy} 和 D_{zz} 分别是水分子沿着 X 轴，Y 轴和 Z 轴三个方向上的运动扩散系数；D_{xy} 和 D_{yx} 表示水分子在 X 轴方向上的弥散和垂直于 X 轴方向的 Y 轴方向上的分子位移关系；D_{xz} 和 D_{zx} 表示水分子在 X 轴方向上的弥散和垂直于 X 轴方向的 Z 轴方向上的分子位移关系；D_{yz} 和 D_{zy} 表示水分子在 Y 轴方向上的弥散和垂直于 Y 轴方向的 Z 轴方向上的分子位移关系。$D_{xy}=D_{yx}$，$D_{xz}=D_{zx}$，$D_{yz}=D_{zy}$，$\boldsymbol{D}$ 为对称矩阵。又因为 $\boldsymbol{D}$ 是正定的，所以其是一个三阶的正定对称矩阵，即

$$\boldsymbol{D} = \begin{bmatrix} D_{xx} & D_{xy} & D_{xz} \\ D_{xy} & D_{yy} & D_{yz} \\ D_{xz} & D_{yz} & D_{zz} \end{bmatrix} \tag{3-7}$$

因此，$\boldsymbol{D}$ 只有 6 个独立分量。这说明至少需要施加 6 次不共面的方向梯度脉冲 $\boldsymbol{g}_k(k=1,2,3,4,5,6)$ 和 1 次没有施加方向的扩散敏感梯度脉冲($b=0$)获取 DWI 图像 $S_k(k=1,2,3,4,5,6)$ 和 S_0 才能确定 $\boldsymbol{D}$。对式(3-4)两边取对数，即

$$\ln(S_k) = \ln(S_0) - b\boldsymbol{g}_k^{\mathrm{T}}\boldsymbol{D}\boldsymbol{g}_k, \quad k=1,2,\cdots,N \tag{3-8}$$

其中，N 是在实际扫描中所施加的梯度脉冲数。式(3-8)展开可得

$$\begin{bmatrix} \boldsymbol{g}_{1x}^2 & \boldsymbol{g}_{1y}^2 & \boldsymbol{g}_{1z}^2 & 2\boldsymbol{g}_{1x}\boldsymbol{g}_{1y} & 2\boldsymbol{g}_{1x}\boldsymbol{g}_{1z} & 2\boldsymbol{g}_{1y}\boldsymbol{g}_{1z} \\ \boldsymbol{g}_{2y}^2 & \boldsymbol{g}_{2z}^2 & \boldsymbol{g}_{2x}^2 & 2\boldsymbol{g}_{1x}\boldsymbol{g}_{1y} & 2\boldsymbol{g}_{2x}\boldsymbol{g}_{2z} & 2\boldsymbol{g}_{3y}\boldsymbol{g}_{3z} \\ \vdots & \vdots & \vdots & \vdots & \vdots & \vdots \\ \boldsymbol{g}_{Ny}^2 & \boldsymbol{g}_{Nz}^2 & \boldsymbol{g}_{Nx}^2 & 2\boldsymbol{g}_{Nx}\boldsymbol{g}_{Ny} & 2\boldsymbol{g}_{Nx}\boldsymbol{g}_{Nz} & 2\boldsymbol{g}_{Ny}\boldsymbol{g}_{Nz} \end{bmatrix} \begin{bmatrix} D_{xx} \\ D_{yy} \\ D_{zz} \\ D_{xy} \\ D_{xz} \\ D_{yz} \end{bmatrix} = \begin{bmatrix} -\frac{1}{b}\ln\frac{S_1}{S_0} \\ -\frac{1}{b}\ln\frac{S_1}{S_0} \\ \vdots \\ -\frac{1}{b}\ln\frac{S_N}{S_0} \end{bmatrix} \triangleq \begin{bmatrix} \mathrm{ADC}_1 \\ \mathrm{ADC}_2 \\ \vdots \\ \mathrm{ADC}_N \end{bmatrix}$$

$$(3-9)$$

若令

$$
\boldsymbol{A} = \begin{bmatrix} \boldsymbol{g}_1^{\mathrm{T}} \\ \boldsymbol{g}_2^{\mathrm{T}} \\ \vdots \\ \boldsymbol{g}_N^{\mathrm{T}} \end{bmatrix} = \begin{bmatrix} \boldsymbol{g}_{1x}^2 & \boldsymbol{g}_{1y}^2 & \boldsymbol{g}_{1z}^2 & 2\boldsymbol{g}_{1x}\boldsymbol{g}_{1y} & 2\boldsymbol{g}_{1x}\boldsymbol{g}_{1z} & 2\boldsymbol{g}_{1y}\boldsymbol{g}_{1z} \\ \boldsymbol{g}_{2y}^2 & \boldsymbol{g}_{2z}^2 & \boldsymbol{g}_{2x}^2 & 2\boldsymbol{g}_{1x}\boldsymbol{g}_{1y} & 2\boldsymbol{g}_{2x}\boldsymbol{g}_{2z} & 2\boldsymbol{g}_{3y}\boldsymbol{g}_{3z} \\ \vdots & \vdots & \vdots & \vdots & \vdots & \vdots \\ \boldsymbol{g}_{N_y}^2 & \boldsymbol{g}_{N_z}^2 & \boldsymbol{g}_{N_x}^2 & 2\boldsymbol{g}_{N_x}\boldsymbol{g}_{N_y} & 2\boldsymbol{g}_{N_x}\boldsymbol{g}_{N_z} & 2\boldsymbol{g}_{N_y}\boldsymbol{g}_{N_z} \end{bmatrix} \tag{3-10}
$$

$$
\boldsymbol{B} = \begin{bmatrix} \mathrm{ADC}_1 & \mathrm{ADC}_2 & \cdots & \mathrm{ADC}_N \end{bmatrix}^{\mathrm{T}} \tag{3-11}
$$

$$
\bar{\boldsymbol{D}} = \begin{bmatrix} D_{xx} & D_{yy} & D_{zz} & D_{xy} & D_{xz} & D_{yz} \end{bmatrix}^{\mathrm{T}} \tag{3-12}
$$

则式(3-9)可以写为

$$
\boldsymbol{A} \cdot \bar{\boldsymbol{D}} = \boldsymbol{B} \tag{3-13}
$$

那么,$\boldsymbol{A}$ 由所施加的扩散敏感梯度决定;$\boldsymbol{B}$ 取决于各个方向的扩散敏感梯度的表观扩散系数。通常情况下 $N \geqslant 6$。对式(3-13)进行最小二乘法求解,可得到

$$
\boldsymbol{D} = \boldsymbol{A}^+ \boldsymbol{B} = (\boldsymbol{A}^{\mathrm{T}}\boldsymbol{A})^{-1}\boldsymbol{A}^{\mathrm{T}}\boldsymbol{B} \tag{3-14}
$$

一般情况下,扩散张量使用图像难以直观地表示出来,但是它可以抽象成一个椭球。如果对张量 $\boldsymbol{D}$ 进行特征值分解,将会得到其三个特征值 λ_1(最大特征值),λ_2,λ_3 和特征向量 $\boldsymbol{e}_1$,$\boldsymbol{e}_2$,$\boldsymbol{e}_3$,则张量 $\boldsymbol{D}$ 可以表示为

$$
\boldsymbol{D} = (\boldsymbol{e}_1 \quad \boldsymbol{e}_2 \quad \boldsymbol{e}_3) \begin{pmatrix} \lambda_1 & 0 & 0 \\ 0 & \lambda_2 & 0 \\ 0 & 0 & \lambda_3 \end{pmatrix} (\boldsymbol{e}_1 \quad \boldsymbol{e}_2 \quad \boldsymbol{e}_3)^{\mathrm{T}} \tag{3-15}
$$

张量的几何特征主要通过三个特征值间的大小关系进行描述,可以分为以下三种情况。

(1) 三个特征值大小相同,即 $\lambda_1 = \lambda_2 = \lambda_3$,此时呈球状。这是因为水分子向周围方向的扩散速度相同。

(2) $\lambda_1 = \lambda_2 \gg \lambda_3$,此时球体为圆饼状。水分子的扩散主要集中在 $\boldsymbol{e}_1$ 和 $\boldsymbol{e}_2$ 所组成的平面内。脑组织中神经纤维交叉的区域水分子的扩散情况便是这样。

(3) $\lambda_1 \gg \lambda_2 = \lambda_3$,此时球体为纺锤状。水分子沿 $\boldsymbol{e}_1$ 方向上的扩散能力很强,其他方向上的扩散能力很弱。脑组织内白质区域水分子的扩散便是这种情况。

目前,人们主要通过以下指标来反映脑内各组织的扩散属性。

(1) 平均扩散率(MD):反映水分子的平均扩散速率。

$$
\mathrm{MD} = \frac{\mathrm{Tr}(\boldsymbol{D})}{3} = \frac{\lambda_1 + \lambda_2 + \lambda_3}{3} \tag{3-16}
$$

其中,$\mathrm{Tr}(\boldsymbol{D})$ 是扩散张量的迹。由式(3-16)可知,MD 不受组织结构内水分子的各向异性影响,其值越大,水分子在组织内的平均扩散能力就越强。

(2) 分数各向异性(Fractional Anisotropy,FA):反映水分子扩散的各向异性情况。

$$
\mathrm{FA} = \sqrt{\frac{3((\lambda_1 - \bar{\lambda})^2 + (\lambda_2 - \bar{\lambda})^2 + (\lambda_3 - \bar{\lambda})^2)}{2(\lambda_1^2 + \lambda_2^2 + \lambda_3^2)}} \tag{3-17}
$$

其中,$\bar{\lambda}$ 是平均扩散度。

由式(3-17)可知,FA 是扩散张量的各向异性与整个扩散张量的比值,取值范围为 0~1。在脑组织中,白质纤维的 FA 值趋近于 1,脑脊液的 FA 值趋近于 0,因此它是一种非常重要的

指标。

（3）轴向扩散率：平行于纤维束方向的扩散速度，也就是最大特征值 λ_1，可以反映神经纤维或轴突的粗细及数量的变化情况。

（4）径向扩散率：表示垂直于纤维束方向的扩散速率，是 λ_2 和 λ_3 的均值，主要反映髓鞘的发育完整性。

当前，由于 FA 能够提供较好的白质灰质对比度，因此其成为使用最多的临床指标。

3.2.2　脑影像学公共模板

近年来，神经成像技术的进步促进了人类大脑的研究。由于大脑具有明显的个体差异性，将不同个体的大脑配准到一个标准模板已成为进行大脑影像学研究的必要步骤。在本研究中也需要借助标准模板进行感兴趣区的划分。

当前人脑的标准模板有很多，包括 AAL（Anatomical Automatic Labeling）模板、JHU（Johns Hopkins University）白质纤维模板、Talairach 标准模板、Brodmann 模板、Desikan - Killiany68 模板、Dos160 模板、Power264 模板等。鉴于本章涉及的模板只有 AAL 模板和 JHU 白质纤维模板，因而在此详细介绍这两种模板。

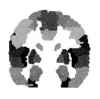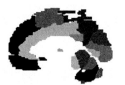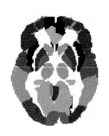

（1）AAL 模板可以用于功能神经成像的研究中，用以获取三维空间中捕获大脑功能脑区的神经解剖学位置，如图 3 - 4 所示。换句话说，通过 AAL 模板可以将脑图谱中的功能脑区划分情况投射到个体脑功能数据上。当前，

图 3 - 4　AAL 模板

其经常用于 SPM、MRIcron 软件和静息态 fMRI 数据的处理软件包 DPARSF 等众多软件工具包中。AAL 模板共分为 116 个脑区，包括 90 个大脑区域和 26 个小脑区域。详细 AAL 模板如表 3 - 1 和表 3 - 2 所列。

表 3 - 1　AAL 模板大脑脑区对照表

脑区序号	英文名称	脑区序号	英文名称
1	Left Precentral Gyrus	9	Left Middle Frontal Gyrus, Orbital
2	Right Precentral Gyrus	10	Right Middle Frontal Gyrus, Orbital
3	Left Superior Frontal Gyrus, Dorsolateral	11	Left Inferior Frontal Gyrus, Opercular
4	Right Superior Frontal Gyrus, Dorsolateral	12	Right Inferior Frontal Gyrus, Opercular
5	Left Superior Frontal Gyrus, Orbital	13	Left Inferior Frontal Gyrus, Triangular
6	Right Superior Frontal Gyrus, Orbital	14	Right Inferior Frontal Gyrus, Triangular
7	Left Middle Frontal Gyrus	15	Left Inferior Frontal Gyrus, Orbital
8	Right Middle Frontal Gyrus	16	Right Inferior Frontal Gyrus, Orbital

脑区序号	英文名称	脑区序号	英文名称
17	Left Rolandic Operculum	50	Right Superior Occipital Gyrus
18	Right Rolandic Operculum	51	Left Middle Occipital Gyrus
19	Left Supplementary Motor Area	52	Right Middle Occipital Gyrus
20	Right Supplementary Motor Area	53	Left Inferior Occipital Gyrus
21	Left Olfactory Cortex	54	Right Inferior Occipital Gyrus
22	Right Olfactory Cortex	55	Left Fusiform Gyrus
23	Left Superior Frontal Gyrus，Medial	56	Right Fusiform Gyrus
24	Right Superior Frontal Gyrus，Medial	57	Left Postcentral Gyrus
25	Left Superior Frontal Gyrus，Medial Orbital	58	Right Postcentral Gyrus
26	Right Superior Frontal Gyrus，Medial Orbital	59	Left Superior Parietal Gyrus
27	Left Gyrus Rectus	60	Right Superior Parietal Gyrus
28	Right Gyrus Rectus	61	Left Inferior Parietal Gyrus
29	LeftInsula	62	Right Inferior Parietal Gyrus
30	RightInsula	63	Left Supramarginal Gyrus
31	Left Anterior Cingulate Gyrus	64	Right Supramarginal Gyrus
32	Right Anterior Cingulate Gyrus	65	Left Angular Gyrus
33	Left Median-and Para-Cingulate Gyrus	66	Right Angular Gyrus
34	Right Median-and Para-Cingulate Gyrus	67	Left Precuneus
35	Left Posterior Cingulate Gyrus	68	Right Precuneus
36	Right Posterior Cingulate Gyrus	69	Left Paracentral Lobule
37	Left Hippocampus	70	Right Paracentral Lobule
38	Right Hippocampus	71	Left Caudate Nucleus
39	Left Parahippocampal Gyrus	72	Right Caudate Nucleus
40	Right Parahippocampal Gyrus	73	Left Lenticular Nucleus，Putamen
41	Left Amygdala	74	Right Lenticular Nucleus，Putamen
42	Right Amygdala	75	Left Lenticular Nucleus，Pallidum
43	Left Calcarine Fissure And Surrounding Cortex	76	Right Lenticular Nucleus，Pallidum
44	Right Calcarine Fissure And Surrounding Cortex	77	Left Thalamus
45	Left Cuneus	78	Right Thalamus
46	Right Cuneus	79	Left Heschl Gyrus
47	Left Lingual Gyrus	80	Right Heschl Gyrus
48	Right Lingual Gyrus	81	Left Superior Temporal Gyrus
49	Left Superior Occipital Gyrus	82	Right Superior Temporal Gyrus

脑区序号	英文名称	脑区序号	英文名称
83	Left Superior Temporal Gyrus, Temporal Pole	87	Left Middle Temporal Gyrus, Temporal Pole
84	Right Superior Temporal Gyrus, Temporal Pole	88	Right Middle Temporal Gyrus, Temporal Pole
85	Left Middle Temporal Gyrus	89	Left Inferior Temporal Gyrus
86	Right Middle Temporal Gyrus	90	Right Inferior Temporal Gyrus

表 3 - 2 AAL 模板小脑脑区对照表

脑区序号	英文全称	脑区序号	英文全称
1	Cerebelum_Crus1_L	14	Cerebelum_8_R
2	Cerebelum_Crus1_R	15	Cerebelum_9_L
3	Cerebelum_Crus2_L	16	Cerebelum_9_R
4	Cerebelum_Crus2_R	17	Cerebelum_10_L
5	Cerebelum_3_L	18	Cerebelum_10_R
6	Cerebelum_3_R	19	Vermis_1_2
7	Cerebelum_4_5_L	20	Vermis_3
8	Cerebelum_4_5_R	21	Vermis_4_5
9	Cerebelum_6_L	22	Vermis_6
10	Cerebelum_6_R	23	Vermis_7
11	Cerebelum_7b_L	24	Vermis_8
12	Cerebelum_7b_R	25	Vermis_9
13	Cerebelum_8_L	26	Vermis_10

（2）JHU 白质纤维图谱作为一种白质模板,其在大脑结构磁共振成像研究中得到广泛的应用。它能够清楚地显示白质纤维的情况,如图 3 - 5 所示。JHU 白质纤维模板作为标准的脑白质图谱已被用于 ExploreDTI、PANDA 等工具包中。JHU 白质纤维图谱共划分为 68 个白质纤维束,划分情况如表 3 - 3 所列。

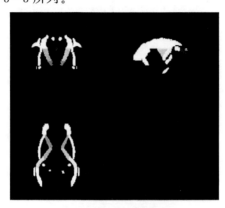

图 3 - 5 JHU 白质纤维模板

表 3 – 3　JHU 白质纤维模板对照表

纤维束序号	英文全称	纤维束序号	英文全称
1	Middle Cerebellar Peduncle	35	Right Cingulum(Cingulat Gyrus)
2	Pontine Crossing Tract	36	Left Cingulum(Cingulat Gyrus)
3	Genu of Corpus Callosum	37	Right Cingulum (Hippocampus)
4	Body of Corpus Callosum	38	Left Cingulum (Hippocampus)
5	Splenium of Corpus Callosum	39	Right Stria Terminalis
6	Fornix	40	Left Stria Terminalis
7	Right Corticospinal Tract	41	Right Superior Longitudinal Fasciculus
8	Left Corticospinal Tract	42	Left Superior Longitudinal Fasciculus
9	Right Medial Lemniscus	43	Right Superior Fronto-Occipital Fasciculus
10	Left Medial Lemniscus	44	Left Superior Fronto-Occipital Fasciculus
11	Right Inferior Cerebellar Peduncle	45	Right Inferior Fronto Occipital Fasciculus
12	Left Inferior Cerebellar Peduncle	46	Left Inferior Fronto Occipital Fasciculus
13	Right Superior Cerebellar Peduncle	47	Right Uncinate Fasciculus
14	Left Superior Cerebellar Peduncle	48	Left Uncinate Fasciculus
15	Right Cerebral Peduncle	49	Right Tapetum
16	Left Cerebral Peduncle	50	Left Tapetum
17	Right Anterior Limb of Internal Capsule	51	Right Superior Frontal Blade
18	Left Anterior Limb of Internal Capsule	52	Left Superior Frontal Blade
19	Right Posterior Limb of Internal Capsule	53	Right Middle Frontal Blade
20	Left Posterior Limb of Internal Capsule	54	Left Middle Frontal Blade
21	Right Retrolenticular Part of Internal Capsule	55	Right Inferior Frontal Blade
22	Left Retrolenticular Part of Internal Capsule	56	Left Inferior Frontal Blade
23	Right Anterior Corona Radiata	57	Right Pre-Central Blade
24	Left Anterior Corona Radiata	58	Left Pre-Central Blade
25	Right Superior Corona Radiata	59	Right Post-Central Blade
26	Left Superior Corona Radiata	60	Left Post-Central Blade
27	Right Posterior Corona Radiata	61	Right Superior Parietal Blade
28	Left Posterior Corona Radiata	62	Left Superior Parietal Blade
29	Right Posterior Thalamic Radiation	63	Right Parieto-Temporal Blade
30	Left Posterior Thalamic Radiation	64	Left Parieto-Temporal Blade
31	Right Sagittal Stratum	65	Right Temporal Blade
32	Left Sagittal Stratum	66	Left Temporal Blade
33	Rightexternal Capsule	67	Right Occipital Blade
34	Left External Capsule	68	Left Occipital Blade

3.2.3　脑图像掩膜

大脑可根据不同的模板划分为多个感兴趣区。因此,若想对某一感兴趣脑区域进行研究,则需要将此区域提取出来做进一步处理。将某一感兴趣区域从整个大脑中提取出来就要用到掩膜(Mask)。在进行脑影像学的研究时,几乎都离不开图像掩膜。

掩膜由 0 和 1 组成,是用选定的图像、图形或物体,对待处理的图像(全部或局部)进行遮挡,来控制图像处理的区域或处理过程。用数学的方式来理解就是"乘",用逻辑学的方式来理解就是"与"。将预先准备的掩膜与待处理图像做"乘"或者"与"处理,就可以提取出感兴趣区域的信息。感兴趣区域内图像信息值不变,掩膜外其他区域图像值都为 0。除此之外,在数字图像处理中,掩膜的作用还包括:① 屏蔽作用,使用掩膜可以将不需要做额外处理的区域或不感兴趣的区域屏蔽,或者仅对某一屏蔽区域做处理计算,此处又可理解为感兴趣区域;② 结构特征提取,用相似性变量或图像匹配方法检测和提取图像中与掩膜相似的结构特征;③ 制作特殊的图像形状。

3.3　基于多层次特征的数据级融合方法

多模态融合方法主要有两种——模型驱动和数据驱动,再根据是否参考临床信息,多模态融合方法又可分为无监督融合方法和有监督融合方法。基于数据驱动的、有监督的多模态融合方法包括并行独立成分分析、系数约束的独立成分分析(Coefficient-Constrained ICA,CC-ICA)、带参考的多模态典型相关分析＋联合独立成分分析(MCCAR＋jICA)等。在有监督的方法中,参考信息的加入可以提高对感兴趣脑区研究的敏感性,但同时也有可能因为参考信息的限制而错过多模态之间更深层次的脑区共变关系,此外还有很多的脑类疾病无法提供参考信息或先验知识。当前,基于数据驱动的、无监督的多模态融合方法主要包括联合独立成分分析(jICA)、连接独立成分分析(Linked ICA)、多模态典型相关分析(MCCA)、稀疏典型相关分析(Sparse Canonical Correlation Analysis,SCCA)、多模态典型相关分析＋联合独立成分分析(MCCA＋jICA)等。其中,jICA 和 Linked ICA 在分解源成分时保持其独立性性能表现较好,不过两者不同模态的混合矩阵相同,这无法保证不同模态之间的对应性;MCCA 和 SCCA 可以使多种模态间混合矩阵协变最大,但是其在分解源成分时,结果的独立性表现较差;MCCA＋jICA 结合了 MCCA 和 jICA 的长处,既保证了不同模态之间的对应关系,又保证了分解后得到的源成分之间的独立性,但是其对不同模态共变关系的检验仍不完善,只能挖掘出较为直接的相关关系。综上所述,基于数据的、无监督的模型在多模态信息融合中具有明显优势,然而现存的方法都存在一定的局限性和缺陷。为此,本研究在 MCCA＋jICA 的基础上进行改进,提出多层次多模态典型相关分析＋联合独立成分分析(Multilevel MCCA＋jICA,MMCCA＋jICA)的数据级融合研究方法,一方面保留无监督、数据驱动方法的优势,另一方面克服其检测不全面的问题。

3.3.1　基于多层次特征的数据级融合方法描述

本节提出的 MMCCA＋jICA 方法主要步骤包括多种模态数据各自预处理、低层次特征提取、高层次特征求取、多种特征组合并通过空间独立成分分析进行融合分解,最终得到大脑不同模态脑区的共变网络模式,其技术路线图如图 3-6 所示。其中,低层次特征求取采用基础的特征提取得到,以下主要介绍高层次特征求取及多特征融合分析过程。

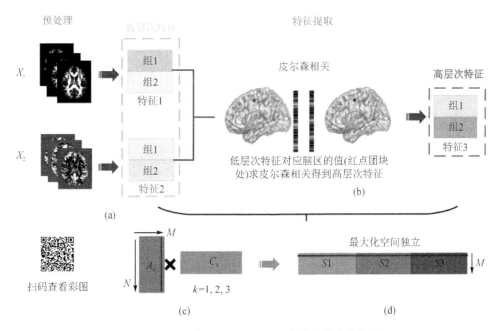

图 3-6 多层次特征的数据级融合方法技术路线图

3.3.1.1 高层次特征求取

目前,磁共振脑影像学特征提取主要分为形态学特征(如灰质体积、皮层表面积等)、弥散特征(如分数各向异性、平均扩散率等)及功能特征(如局部一致性、低频振幅等)。这些特征在此都被认为是低层次特征。现有的基于脑影像学的大部分多模态信息研究都是将这些低层次特征单独或者将其结合起来用于后续影像学分析,虽然已经取得了一定的成果,但这样的分析更多只能得到不同模态之间的直接相关关系,无法体现不同模态之间深层次的共变关系。研究表明,与大脑相关的疾病所造成的脑区病理学变化一般都不局限于某一独立区域,而是分布在全脑范围内有着跨区域、高水平连接的脑网络层次上,同时应用多种模态的低层次特征和高层次的大脑特征,可以更为全面地找出与疾病相关的大脑信息,因此,可以提出一种基于不同模态脑磁共振数据的高层次特征提取方法,将高层次特征与低层次特征相结合,形成脑成像数据的多层次分析技术。

高层次特征提取步骤如下。

(1)设定团块。设大脑中某一团块的中心坐标为(x,y,z),则这一团块包含的体素包括其上下左右所有相邻的体素,即坐标在$(x-1:x+1,y-1:y+1,z-1:z+1)$范围内的所有体素,因此每个团块的体素个数为$C_3^1 \cdot C_3^1 \cdot C_3^1 = 27$。

(2)提取不同模态团块内所有体素的单一特征值。假设有 n 个不同模态,则对于第 i 个模态$(i=1,2,\cdots,n)$、中心坐标为(x,y,z)的团块来说,提取的体素值向量是由 $V_i(x-1: x+1,y-1:y+1,z-1:z+1)$组成的 27 个值构成的。

(3)计算高层次特征 H。通过皮尔森相关计算不同模态之间的耦合关系,对于第 i 个模态和第 j 个模态,假设 Q 由 $V_i(x-1:x+1,y-1:y+1,z-1:z+1)$的 27 个值组成,是一个

1×27 的矩阵;同理,$\boldsymbol{P}$ 由 $\boldsymbol{V}_j(x-1{:}x+1,y-1{:}y+1,z-1{:}z+1)$ 的 27 个值组成,是一个 1×27 的矩阵$(i,j=1,2,\cdots,n,i \neq j)$,则以上两种模态在坐标为$(x,y,z)$体素处的耦合值(这里的耦合值可以表示出不同模态之间的关系,称为高层次特征)为 $\boldsymbol{H}$,即

$$H = \frac{\mathrm{cov}(\boldsymbol{Q},\boldsymbol{P})}{\sigma_Q \sigma_P} = \frac{E(\boldsymbol{QP}) - E(\boldsymbol{Q})E(\boldsymbol{P})}{\sqrt{E(\boldsymbol{Q}^2) - E^2(\boldsymbol{Q})} \sqrt{E(\boldsymbol{P}^2) - E^2(\boldsymbol{P})}} \tag{3-18}$$

3.3.1.2　多模态多层次信息融合算法

不同模态的数据在经过预处理、低层次特征提取、高层次特征求取后,得到多模态融合分析中的所有特征。本节基于低层次特征和高层次特征 $\boldsymbol{H}$ 进行融合分析。

一般来讲,单个模态的脑影像学特征数据 $\boldsymbol{X}$ 是由不同脑区上的独立信号 $\boldsymbol{C}$ 通过混合矩阵 $\boldsymbol{A}$ 混合而成的,可以表示为 $\boldsymbol{X} = \boldsymbol{A} \times \boldsymbol{C}$,也可写成

$$\begin{cases} x_1 = a_{11}c_1 + a_{12}c_2 + \cdots + a_{1j}c_j \\ x_2 = a_{21}c_1 + a_{22}c_2 + \cdots + a_{2j}c_j \\ \qquad\qquad\qquad \vdots \\ x_i = a_{i1}c_1 + a_{i2}c_2 + \cdots + a_{ij}c_j \\ \qquad\qquad\qquad \vdots \end{cases} \tag{3-19}$$

而对于 n 个模态的特征数据 $\boldsymbol{X}_k(k=1,2,\cdots,n)$,假设每个模态的数据都是由 M 个独立成分线性混合而产生,则

$$\boldsymbol{X}_k = \boldsymbol{A}_k \times \boldsymbol{C}_k, \quad k=1,2,\cdots,n \tag{3-20}$$

其中,$\boldsymbol{X}_k$ 大小为 $N \times L$(被试数目×体素个数);$\boldsymbol{A}_k$ 大小为 $N \times M$(被试数目×成分数目)。一般来讲,体素数目 $L \gg M$。假设有 N 个被试,那么多模态多层次信息融合算法的主要步骤如下。

(1) 在获得 N 个被试的 n 个模态数据后,首先对数据进行预处理,其次对预处理后的数据进行低特征提取,最后根据式(3-18)求取高层次特征 $\boldsymbol{H}$,得到输入特征集 $\boldsymbol{X}_k$ 并对其进行降维,得到数据的子空间。此处选择的降维方式是奇异值分解(Singular Value Decomposition,SVD):

$$\boldsymbol{Y}_k = \boldsymbol{X}_k \times \boldsymbol{E}_k \tag{3-21}$$

其中,$\boldsymbol{E}_k$ 是对应于显著特征值(值较大)的特征向量,大小为 $L \times M$,则 $\boldsymbol{Y}_k$ 的大小为 $N \times M$(被试数目×成分数目)。

(2) 在 $\boldsymbol{Y}_k$ 上执行多变量典型相关分析(MCCA),如图 3-6(c)所示。MCCA 是在典型相关分析的基础上得到的,根据优化典型变量相关矩阵所选择的函数不同,又可分为 SUM-COR、MAXVAR、SSQCOR、MINCOR、GENVAR 等 5 种方法,此处所选函数为 SSQCOR (式(3-22)),主要通过不断迭代(式(3-22)~式(3-24)),使得典型变量 $\boldsymbol{A}_k$ 对应列之间相关值的平方和达到最大,来确定最终的 $\boldsymbol{A}_k$。

$$\max \sum_{k,j=1,k \neq j}^{n} \left\{ \mathrm{corr}(\boldsymbol{A}_k,\boldsymbol{A}_j) \Big|_2^2 \right\} \tag{3-22}$$

其中,corr 表示列数据之间的相关性,$\boldsymbol{A}_k = \boldsymbol{Y}_k \times w_k$。在此期间,$\boldsymbol{A}_k$ 可被分解为 M 个成分,典型系数向量 w_k 经过 t 个阶段更新得到。

阶段 1

$$\{\boldsymbol{w}_1^{(1)}, \boldsymbol{w}_2^{(1)}, \cdots, \boldsymbol{w}_n^{(1)}\} = \arg \max_{\boldsymbol{w}} \left\{ \sum_{k,j=1,k\neq j}^{n} \mathrm{corr}(\boldsymbol{A}_k^{(1)}, \boldsymbol{A}_j^{(1)}) \Big|_2^2 \right\} \quad (3-23)$$

阶段 i

$$\{\boldsymbol{w}_1^{(i)}, \boldsymbol{w}_2^{(i)}, \cdots, \boldsymbol{w}_n^{(i)}\} = \arg \max_{\boldsymbol{w}} \left\{ \sum_{k,j=1,k\neq j}^{n} \mathrm{corr}(\boldsymbol{A}_k^{(i)}, \boldsymbol{A}_j^{(i)}) \Big|_2^2 \right\} \quad (3-24)$$

限制条件为

$$\boldsymbol{w}_k^{(i)} \perp \{\boldsymbol{w}_k^{(1)}, \boldsymbol{w}_k^{(2)}, \cdots, \boldsymbol{w}_k^{(i-1)}\}, \quad k = 1, 2, \cdots, n$$

其中，$\boldsymbol{w}_k^{(i)}$ 是典型稀疏矩阵 $\boldsymbol{w}_k$ 的第 i 列，i 值从 2 开始，每次加 1，直至达到 t 值。

(3) 基于已求得的 $\boldsymbol{X}_k$ 和 $\boldsymbol{A}_k$，根据式(3-20)得到关联成分 $\boldsymbol{C}_k$。

(4) 独立成分优化。由于上述步骤得到的 $\boldsymbol{C}_k$ 通常是一组不完全独立的成分，因此引入联合独立成分分析(jICA)对 $\boldsymbol{C}_k$ 做进一步优化。具体操作为：将步骤(3)得到的关联成分 $\boldsymbol{C}_k$ 串联到一起，形成一个级联成分 $[\boldsymbol{C}_1 \boldsymbol{C}_2 \cdots \boldsymbol{C}_n]$。然后在级联成分上执行 jICA，得到对应混合矩阵的逆矩阵 $\boldsymbol{B}$ 和独立性优化后的成分 $\boldsymbol{S}_k$，即

$$[\boldsymbol{S}_1, \boldsymbol{S}_2, \cdots, \boldsymbol{S}_M] = \boldsymbol{B} \times [\boldsymbol{C}_1, \boldsymbol{C}_2, \cdots, \boldsymbol{C}_M] \quad (3-25)$$

此时得到的 $\boldsymbol{S}_k$ 就是反映不同模态之间存在共变关系的目标成分。

多模态多层次信息融合算法就是在保证 MCCA 方法和 jICA 方法优点的情况下，融合不同模态多层次特征，保证能够探索潜在的、不易发现的、多模态脑区共变关系。

3.3.2　脑影像学数据模拟及评估方法

3.3.2.1　脑影像学数据模拟

功能磁共振成像(fMRI)和弥散张量成像(DTI)是常见的两种脑影像学数据。本实验就是通过模拟 200 名被试的 fMRI 和 DTI 数据检验和评估本章所提出的 MMCCA+jICA 方法的有效性和鲁棒性。模拟过程如下。

(1) 确定不同模态数据的目标模板。fMRI 模态选取常用的 AAL 模板生成，模板大小为 $61 \times 73 \times 61$。AAL 模板共 116 个区域，除去小脑区域(因小脑和大脑属于不同的系统，在此不做研究)，剩余 90 个大脑脑区。从中随机选择 8 个大脑脑区作为研究目标，这 8 个脑区所包含的体素值设置为 1，其他区域所包含的体素值设置为 0，构建 fMRI 掩膜。DTI 模态使用 JHU 白质纤维图谱生成，模板大小为 $61 \times 73 \times 61$。JHU 白质纤维模板共 68 个大脑白质区域，从中随机选择 8 个典型纤维束作为研究目标，同理，这 8 个纤维束所包含的体素值设置为 1，其他纤维束所包含的体素值设置为 0，构建 DTI 掩膜。

(2) 构建混合矩阵 $\boldsymbol{A}_k$。拟仿真出 200 位被试、8 个 fMRI 目标成分及 8 个 DTI 目标成分，所以 fMRI 和 DTI 的混合矩阵 $\boldsymbol{A}_1$、$\boldsymbol{A}_2$ 分别对应的矩阵大小皆为 200×8。初始情况为这两个矩阵随机生成 0~1 之间的值。此外，因为随机生成的数据是没有任何规律的，具有很大的不确定性，为了验证这一方法，需要将混合矩阵 $\boldsymbol{A}_1$ 的第 5 列和 $\boldsymbol{A}_2$ 的第 3 列设置为具有相关关系的数据。

(3) 基于掩膜，分别构建出 fMRI 和 DTI 完全独立的目标成分 $\boldsymbol{S}_1$ 和 $\boldsymbol{S}_2$。根据(1)和(2)，$\boldsymbol{S}_1$ 和 $\boldsymbol{S}_2$ 的大小均为 8×体素个数(体素个数根据掩膜而来，即 $61 \times 73 \times 61 = 271\,633$)。

(4) 生成 200 名被试的 fMRI 和 DTI 图像数据。根据式(3-20)可知，当混合矩阵和独立

成分确定时,可以求出 $\boldsymbol{X}_k$。因此,$\boldsymbol{X}_k(k=1$ 或 2,代表两种模态)即为 $200\times271\ 633$ 的矩阵,200 对应被试人数,271 633 对应整个图像体素的个数。此时就得到采用一定规则模拟出的 200 名被试的 fMRI 和 DTI 图像。综上所述,模拟数据中,两种模态具有共变成分的体素个数总共为 535 个。

(5)加入噪声,验证方法的抗噪能力及鲁棒性。因真实数据易受到机器影响或人为影响,故仿真过程中还需要加入噪声来逼近真实数据,从而验证新方法的准确性和抗噪能力。给数据加入一定噪声后,即可表示为 $\boldsymbol{X}_k=\boldsymbol{A}_k\times\boldsymbol{S}_k+\boldsymbol{N}_{\text{noise}}(k=1,2)$。峰值信噪比(PSNR)是评价图像质量的客观标准,即

$$\text{PSNR}=10\lg\left(\frac{\text{MAX}_I^2}{\text{MSE}}\right)=20\lg\left(\frac{\text{MAX}_I}{\sqrt{\text{MSE}}}\right) \tag{3-26}$$

式中,$\text{MSE}=\dfrac{1}{mn}\displaystyle\sum_{i=0}^{m-1}\sum_{j=0}^{n-1}\parallel I(i,j)-K(i,j)\parallel^2$,$I$ 和 K 是两个 $m\times n$ 大小的单色图像,分别代表无噪声(干净)图像和噪声图像;MAX_I 是图像数据中的最大像素值,在本实验中是 255。PSNR 值越大,代表失真越少,图像质量越好。其值低于 20 dB 表示图像质量不被接受,高于 20 dB 低于 30 dB 表示图像质量差,高于 30 dB 且低于 40 dB 表示图像有一些失真但可以接受,高于 40 dB 表示图像已经近似原始图像。因此,添加的模拟数据均在 PSNR 小于 30 dB 的情况下进行(本研究将随机选择多个 PSNR 进行验证)。

篇幅所限,图 3-7 展示了 PSNR=15 情况下两种脑磁共振模拟数据。考虑到大脑的立体结构,为避免大脑切片展现的不完整信息,在此利用三视图呈现大脑成分。在模拟数据中,fMRI 模态中的标注 5 和 DTI 模态中的标注 3 存在着直接的共变关系,而图 3-7(c)中的高亮部分存在着深层次之间的共变关系。将通过本章所提出的多层次特征融合方法进行该模拟数据的分析,验证该方法是否能够发现实际存在的多模态共变成分。

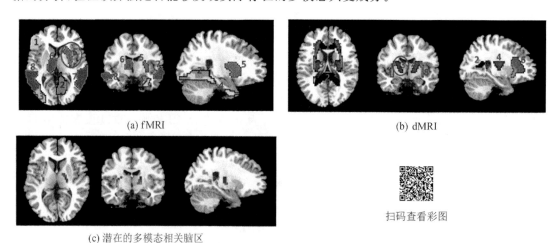

(a) fMRI　　　　　　　　　　　　　　　(b) dMRI

(c) 潜在的多模态相关脑区

扫码查看彩图

图 3-7　模拟的脑图像

3.3.2.2　评估方法

为了说明本方法优势,本章将对所提出的 MMCCA+jICA 方法与当前流行的、有较多优越性的 MCCA+jICA 方法和 MCCAR+jICA 方法进行对比,以验证所提出方法的精确性、有效性、鲁棒性。这里采用的评价方法主要有以下两个指标。

（1）目标成分的检测和识别。多模态信息融合方法最重要的就是检测跨模态之间的关系目标成分，对目标成分的检测也是越准确、越全面越好，因此对目标成分检测的准确性是衡量融合方法好坏最重要的指标。

第一种方法通过模拟数据中的真实目标成分与多模态融合方法分析计算得到的估计目标成分之间的相关性进行检测，即

$$\rho_{G,T} = \frac{\sum (G - \bar{G})(T - \bar{T})}{\sqrt{\sum (G - \bar{G})^2 \sum (T - \bar{T})^2}} \tag{3-27}$$

其中，G 是通过 MCCA+jICA、MCCAR+jICA 和 MMCCA+jICA 三种方法计算得到的目标成分对应的体素值；T 是模拟得到的目标成分对应的体素值。

第二种方法对具有共变成分的检测识别率进行评价，即

$$D = \frac{N_{\text{Voxel}}}{T_{\text{Voxel}}} \times 100\% \tag{3-28}$$

其中，N_{Voxel} 表示通过计算方法得到两种模态具有共变关系的体素数目；T_{Voxel} 表示模拟数据中存在共变关系的体素数目；D 表示对不同模态存在共变关系体素的识别率和检测率。

（2）混合矩阵相关性评估。混合矩阵的相关性是不同模态数据之间联系的彰显。换句话说，不同模态数据混合矩阵的相关度在一定程度上可以反映出不同模态之间对应目标成分的关系，即

$$\rho_{A_1,A_2} = \frac{\sum A_1 A_2 - \dfrac{\sum A_1 \sum A_2}{\text{Num}}}{\sqrt{\left(\sum A_1^2 - \dfrac{\left(\sum A_1 \right)^2}{\text{Num}} \right) \left(\sum A_2^2 - \dfrac{\left(\sum A_2 \right)^2}{\text{Num}} \right)}} \tag{3-29}$$

式中，A_1 是 fMRI 模态的混合矩阵；A_2 是 DTI 模态的混合矩阵；Num 表示矩阵的大小。

3.3.3 结果讨论及分析

（1）目标成分的检测情况。图 3-8 展示了在不同级别的 11 个 PSNR 下通过 MCCA+

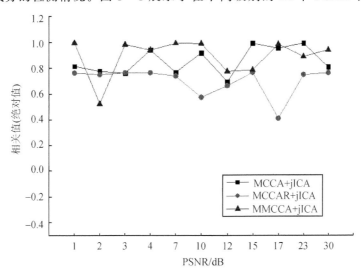

图 3-8 11 个噪声级别下真实目标成分和估计目标成分的相关性

jICA、MCCAR＋jICA 和 MMCCA＋jICA 三种方法得到的真实目标成分 $S_真$ 和估计目标成分 $S_估$ 之间的相关情况。相关值的大小直接说明了多模态融合方法的可靠性，相关值越大，说明得到的估计目标成分越准确，方法也就越好；相关值越小，说明得到的估计目标成分和真实目标成分之间差异越大，方法也就越差。表 3－4 展示了三种方法相关性分析的可信度及显著性意义情况。由表 3－4 可知，不同噪声级别下真实目标成分与估计目标成分之间均具有统计学意义的显著相关性（$p<0.05$）。由图 3－8 可以看出，随着 PSNR 值的变化，三种方法的 $S_真$ 和 $S_估$ 之间的关系值都达到了中高度相关状态，其均值大小关系为：MCCAR＋jICA（0.699 9）< MCCA＋jICA（0.855 7）<MMCCA＋jICA（0.890 6）。综上所述，在 11 个不同级别的噪声水平下，与 MCCA＋jICA 和 MCCAR＋jICA 相比，MMCCA＋jICA 方法相关性最高，整体结果最好。

表 3－4　图 3－8 中相关结果的统计 p 值

PSNR	MCCA＋jICA	MCCAR＋jICA	MMCCA＋jICA
1	0.008 9	0.009 0	0.008 6
2	0.008 2	0.008 8	0.009 0
3	0.009 3	0.009 0	0.009 5
4	0.008 0	0.008 6	0.008 4
7	0.008 5	0.008 7	0.008 6
10	0.008 9	0.008 6	0.008 0
12	0.008 0	0.009 2	0.008 8
15	0.007 5	0.008 5	0.008 5
17	0.008 3	0.008 7	0.008 3
23	0.008 5	0.009 0	0.009 0
30	0.008 2	0.008 0	0.008 5

表 3－5 是在不同级别的噪声水平下，MCCA＋jICA、MCCAR＋jICA 和 MMCCA＋jICA 三种方法对两种模态具有共变关系的体素检测情况。从表 3－5 中可以看出，相比于其他两种方法，MMCCA＋jICA 对共变成分的识别率最高，而且随着信噪比的改变，MMCCA＋jICA 也表现出较好的稳定性，其识别率均达到 95％以上。

表 3－5　不同方法对共变成分的检测率（识别的体素个数）

PSNR	MCCA＋jICA	MCCAR＋jICA	MMCCA＋jICA
1	401(74％)	410(77％)	515(96％)
2	428(80％)	431(81％)	516(96％)
3	440(82％)	429(80％)	510(95％)
4	423(79％)	428(80％)	521(97％)
7	425(79％)	425(79％)	518(97％)
10	438(82％)	439(82％)	519(97％)
12	409(76％)	435(81％)	525(98％)

续表 3 - 5

PSNR	MCCA+jICA	MCCAR+jICA	MMCCA+jICA
15	439(82%)	440(82%)	530(99%)
17	439(82%)	441(82%)	526(98%)
23	437(82%)	432(80%)	525(98%)
30	434(81%)	435(81%)	529(99%)

因篇幅所限,图 3-9 仅展示了在 PSNR=15 这一噪声水平(随机选择)下,不同融合方法获得的估计目标成分示意图。图 3-9 中颜色鲜亮处为不同模态成分的空间图谱,也就是说,在这些脑区中多模态之间存在共变关系。由图 3-9 可知,MMCCA+jICA 与其他两种方法相比,能够识别更多的脑成分潜在相关信息,这些信息也是多模态共变信息的一部分,但其他两种方法无法得到。在研究脑相关疾病时尽可能全面、准确地探索特征中包含的脑区信息是十分重要的,而 MMCCA+jICA 方法的最大优势在于能够发现不同模态数据之间潜在深层次共变关系,而其他两种方法则丢失了这些重要信息。这就代表,如果在人脑真实数据中,运用 MMCCA+jICA 方法对健康被试和患者两组被试的不同模态做实验,通过多层次特征融合,则可以得知某种疾病所引起的脑区共变图信息。

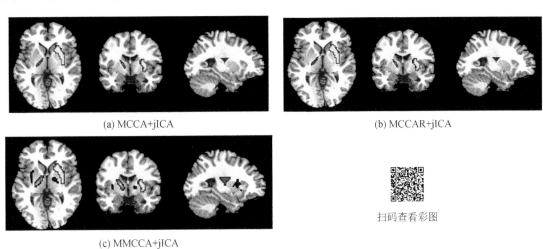

(a) MCCA+jICA

(b) MCCAR+jICA

(c) MMCCA+jICA

扫码查看彩图

图 3 - 9　不同的融合方法下获得的估计目标成分

（2）混合矩阵的相关性。图 3-10 是模拟数据在不同级别的 11 个 PSNR 下 MCCA+jICA、MCCAR+jICA 和 MMCCA+jICA 三种方法得到的混合矩阵之间相关性结果。

根据 3.3.2 节可知,随着信噪比的变化,其值越稳定,性能越好。由图 3-10 可知,对于三种方法而言,随着 PSNR 的变化,不同模态对应的混合矩阵之间的相关值均出现波动。其中,MCCA+jICA 稳定性最差,MCCAR+jICA 与 MMCCA+jICA 稳定性相当。三种方法在不同信噪比下的标准差情况为:MCCA+jICA(0.289 6)＞MCCAR+jICA(0.138 4)＞MMCCA+jICA(0.105 5)。综上所述,通过以上结果可知,与被广泛认同的 MCCA+jICA 和 MCCAR+ jICA 方法相比,MMCCA+jICA 方法稳定性更高,抗干扰能力更强。

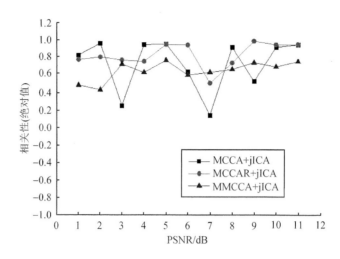

图 3 - 10　11 个噪声级别下不同模态混合矩阵的相关性

3.4　基于 GBDT 的决策级融合方法

目前现有的多模态融合方法在目标检测及判别中主要采用单阶段的决策,存在预测精度不够高、探索脑区信息有限、输入类型有诸多限制等问题。有研究已经表明,对大脑影像学融合信息进行多步骤、多阶段的判别方法比单独使用一种决策分析对检测目标更具有优势。GBDT 作为一种机器学习算法,可以解决以上几个问题。因此,提出一种基于 GBDT 的决策级融合方法,这一方法不仅能够利用 GBDT 的多阶段决策优势,而且能够通过影响力指标计算进行决策级融合,最大限度地降低目标检测误差。

3.4.1　基于 GBDT 的决策级融合方法描述

基于 GBDT 的多模态脑影像学决策级融合方法主要步骤包括:① 对多模态脑影像学数据进行特征提取;② 基于 GBDT 算法的单模态结果判别评估;③ 计算各模态特征的影响力;④ 进行多模态决策级融合;⑤ 大脑感兴趣区域贡献分析。其技术路线如图 3 - 11 所示。

3.4.1.1　特征提取

基于脑影像学预处理数据进行特征提取的方法很多,在此无法一一描述。研究中为了验证所提出融合方法的优势,仅展示一种最简单的特征提取方法。设 K 为全脑体素的个数,n 为模态数目($n=2$),计算步骤如下。

(1)基于每种模态,进行简单特征计算,获得每个体素的特征值。fMRI 模态特征选择为 ALFF,设此模态中每个体素的 ALFF 值为 F_i,DTI 模态特征选择为 FA,设此模态中每个体素的 FA 值为 D_i,其中 $i=1,2,\cdots,K$。

(2)根据脑标准模板划分感兴趣区域(ROI)。本章 fMRI 模态选取标准的 AAL 模板,共 116 个区域。因小脑和大脑属于不同的系统,在此去除小脑的 26 个区域,仅研究剩余的 90 个大脑 ROI。DTI 模态使用 JHU 白质纤维图谱,共 68 个大脑白质 ROI。

(3)分别计算每种模态的每个 ROI 的特征值,即

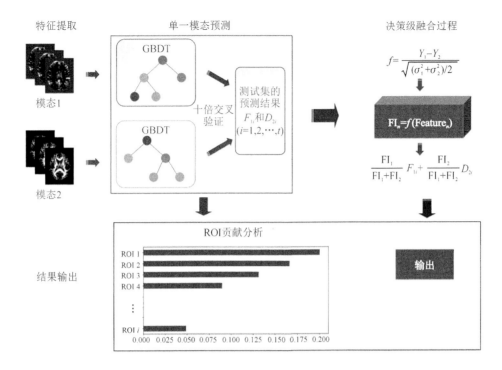

图 3 - 11　基于 GBDT 的决策级融合技术路线图

$$\mathrm{ROI}_t = \frac{\sum V_{\mathrm{tvoxel}}}{V_{\mathrm{num}}}, \quad t = 1, 2, \cdots, T \tag{3-30}$$

其中，ROI_t 是第 t 个 ROI 的特征表示；$\sum V_{\mathrm{tvoxel}}$ 是对第 t 个 ROI 内的所有体素特征值求和；V_{num} 是第 t 个 ROI 包含的所有体素的个数；T 为不同模态大脑划分的 ROI 数目。

假设有 N 个被试，且已得到每个被试不同模态的所有 ROI 的特征数据，那么第一种模态影像学特征数据矩阵表示为 **fM**，矩阵的大小为 $N \times T_1$，T_1 为第一种模态对应的 ROI 数目；同理，第二种模态影像学特征数据矩阵表示为 **dM**，则矩阵大小为 $N \times T_2$，T_2 为第二种模态对应的 ROI 数目。

3.4.1.2　基于 GBDT 的单模态判别

梯度提升算法是一种用于回归、分类和排序任务的机器学习技术，属于 Boosting 算法族的一部分。梯度提升就是一个框架，里面可以嵌套很多不同的算法，如果其中的基函数采用决策树，则得到了 GBDT。GBDT 结合了提升（Boosting）、梯度（Gradient）、决策树（Decision）的优势，是一种集成使用多个弱分类器来提升预测结果的机器学习算法，其核心思想是新模型是在拟合上一个模型产生的残差，最终将多棵树的预测结果相加。

本节将 3.4.1.1 节中得到的特征表示 **fM** 和 **dM** 分别作为基于 GBDT 的决策级融合组合模型的输入，然后通过训练数据得到判别输出。假如设置了迭代次数 $n\_extimators = M$，也就是设置了 M 棵分类回归树，对迭代次数有 $m = 1, 2, \cdots, M$。针对单一模态的多阶段决策过程，在此以 fMRI 特征数据为例，详细步骤如下。

（1）构建训练集 T。

$$T = \{(x_1, y_1), (x_2, y_2), \cdots, (x_N, y_N)\} \tag{3-31}$$

其中，$x_i \in X \subseteq R^N (i=1,2,\cdots,n)$，$X$ 为输入（Input）所有可能取值的集合，是不同被试的多个 ROI 对应的特征值，x_i 也可以理解为 3.4.1.1 节 $N \times T_1$ 的第 i 行数据，是第 i 个被试的所有 ROI 的特征表示；$y_i \in Y \subseteq R$，Y 为输出（Output）所有可能取值的集合，实验中的取值范围是不同被试对应的判别标签值（Lable）。

（2）确定损失函数。迭代过程中，损失函数负梯度称为伪残差。这里采用平方损失函数，即

$$L(y, f_{m-1}(x)) = (y - f_{m-1}(x))^2 \tag{3-32}$$

其中，y 为标签真实值；$f_{m-1}(x)$ 是弱学习器得到的拟合值，通过不断迭代更新。

（3）初始化弱学习器 $f_0(x)$。

$$f_0(x) = \underset{f_{m-1}(x)}{\arg\min} \sum_{i=1}^{N} L(y_i, f_{m-1}(x)) \tag{3-33}$$

得到 $f_0 = \dfrac{\sum\limits_{i=1}^{N} y_i}{N}$，也就是真实数据中的标签值的均值 Mean。

（4）计算负梯度。已知所选损失函数对应的负梯度就是残差，也就是真实值 y 与弱学习器 f_{m-1} 的差。当 $m=1$ 时，此时对应的结果是每个被试对应的真实值与初始化学习器 f_0 的差。负梯度的计算公式为

$$r_{m,i} = -\left[\frac{\partial L(y_i, f(x_i))}{\partial f(x_i)}\right]_{f(x)=f_{m-1}(x)} = y - f(x_i), \quad i=1,2,\cdots,N \tag{3-34}$$

其中，i 表示不同被试；$r_{m,i}$ 是第 m 棵分类回归树不同被试对应的负梯度（残差）。再将残差作为被试对应的真实值来训练弱学习器 $f_1(x)$，也就是除了初始化弱分类器 f_0，此后的每一个弱学习器（决策树）都是利用前一个弱学习器的判别值与实际目标值计算出来的负梯度（残差）来建立的。

（5）寻找回归树的最佳划分节点。利用数据 $(x_i, r_{m,i})(i=1,2,\cdots,N)$ 拟合一棵 CART（Classification and Regression Trees），最终得到 M 棵回归树，$r_{m,j}(j=1,2,\cdots,J_m)$ 对应不同回归树的叶子节点区域，其中，J_m 为第 m 棵回归树对应的叶子节点的个数。在此过程中，特征 $\boldsymbol{x}_i$ 是不变的，只有标签值变为了残差。

（6）对于某一决策树 $m(m=1,2,\cdots,M)$ 的叶子区域 $j(j=1,2,\cdots,J_m)$，利用线性搜索，估计叶子节点区域的值，通过使平方损失函数最小化来求得每个叶子节点中的输出值，计算出第 j 个叶子节点的最佳拟合值 $c_{m,j}$，即

$$c_{m,j} = \frac{1}{R} \sum_{x_i \in R_{m,j}} L(y_i - f(x_i)) \tag{3-35}$$

其中，R 表示第 m 棵树的第 j 个叶子节点上的被试数量，式（3-35）$c_{m,j}$ 的取值为第 m 棵树的第 j 个叶节点上包含的特征数据的伪残差的平均数。对第 m 棵回归树上所有叶子节点的 $c_{m,j}$ 由大到小排序，值最小的叶子节点则为最佳分裂点，这个数值表示损失，要求尽可能小。若出现叶子节点最佳拟合值相同的情况，则取拟合值相同的任一叶子节点。

（7）对学习器 $f_m(x)$ 进行更新迭代，也就是不停建立回归树的过程，即

$$f_m(x) = f_{m-1}(x) + \sum_{j=1}^{J_m} c_{m,j} I(x \in R_{m,j}) \tag{3-36}$$

此步骤主要是对建好的回归树与前面的 $m-1$ 棵回归树共同作用,构成一个前 m 棵回归树的模型。

(8) 得到强学习器 $f_M(x)$ 的表达式:

$$f_M(x) = f_0(x) + \sum_{m=1}^{M} \sum_{j=1}^{J_m} c_{m,j} I(x \in R_{m,j}) \qquad (3-37)$$

其中,$f_M(x)$ 为最终得到的输出回归树。

同理,第二种模态的输入特征表示 **dM** 也是按照上述步骤进行数据训练的,得 DTI 特征的训练回归树 $d_M(x)$。实验中,采用十倍交叉验证法对特征数据进行模型训练,以降低模型的泛化能力。训练过程中,将大脑多模态磁共振特征 **fM** 和 **dM** 里的数据分成 10 份,轮流将其中 9 份作为 GBDT 的算法输入数据来训练模型(也就是训练集),剩余的 1 份作为测试集进行验证。

3.4.1.3　基于各模态影响力的决策级融合规则

本研究基于每种模态特征影响力分析来实现决策级融合。决策级融合是基于特征影响力分析(Feature Influence,FI)进行的,即

$$\mathrm{FI} = \frac{Y_1 - Y_2}{\sqrt{(\sigma_1^2 + \sigma_2^2)/2}} \qquad (3-38)$$

其中,Y_1 是目标检测中一类的特征均值;Y_2 是目标检测中另一类的特征均值;σ_1、σ_2 分别代表两类目标检测的标准差。

通过式(3-38)计算第一种模态的影响力贡献指标 FI_f 和第二种模态的影响力贡献指标 FI_d,则每种模态在决策级融合中的权重分别为

$$W_f = \frac{\mathrm{FI}_f}{\mathrm{FI}_f + \mathrm{FI}_d}, \quad W_d = \frac{\mathrm{FI}_d}{\mathrm{FI}_f + \mathrm{FI}_d} \qquad (3-39)$$

最终获得判别结果 R,即

$$R = f_M(x) \times W_f + d_M(x) \times W_d \qquad (3-40)$$

在进行影响力计算时,同样用到了十倍交叉验证,在此不再赘述。

3.4.1.4　脑 ROI 贡献分析

分析每种模态各个 ROI 对目标检测的贡献程度,能够帮助理解脑中枢神经机制,对脑疾病相关研究有重要意义。为了显示不同特征在目标识别和检测过程中所起的作用,本章基于增益的特征重要性和基于置换的特征重要性两种方法进行分析。

(1) 基于增益的特征重要性。基于增益的特征重要性评估主要是通过将去除某一特征的目标判别结果和不去除此特征的目标判别结果进行对比,通过结果的差值可以求得该特征对目标检测的重要性。在去除选定的特征时测量判别损失的变化情况,损失变化越大,证明这个特征对于模型判别越重要。在本研究中,特征重要性可以显示各个 ROI 的重要性。

(2) 基于置换的特征重要性。基于置换的特征重要性也是一种计算特征对目标判别的贡献度算法。它基于置换检验的思想对特征重要性进行重新检测。简单来说,就是改变数据的顺序,将所有样本的某一特征数据进行随机重排序,其他数据保持不变,然后观察模型判别精度的差异,根据差异变化量来决定这一特征数据的重要性。若将选定的特征数据打乱后,判别效果下降很多,则说明该特征比较重要;反之,则说明该特征不重要。

综上所述,在十倍交叉验证验证过程中,每次迭代都会计算出不同模态对应 ROI 的重要

性。通过将 10 次结果得到的 ROI 重要性进行累积平均,来分析 ROI 在目标检测中的重要地位。

3.4.2 健康被试影像学数据采集及其预处理

为了验证本研究所提出的融合方法效果,在此选取 100 名健康被试,其性别、年龄、身高、体重、焦虑自评、抑郁自评的情况如表 3 - 6 所列。

表 3 - 6 100 名健康被试的基本信息

基本信息	信息范围	均值±STD
性别(男/女)	46/54	—
年龄/岁	18~28	22.22±1.54
身高/cm	150~178	162.0±7.59
体重/kg	40~78	53.0±7.62
SAS	25~62	36.35±8.06
SDS	22~63	37.15±9.87

注:SAS——焦虑自评量表;SDS——抑郁自评量表;STD——标准差。

3.4.2.1 影像学数据采集

fMRI 扫描参数:采用德国西门子公司的 3T 磁共振扫描仪设备完成扫描,基于梯度回波平面成像序列采集活体静息态下的大脑影像。采集参数如下:层厚度＝5 mm,矩阵尺寸＝64×64,TE＝30 ms,TR＝2 s,翻转角度＝90°,层内分辨率＝3.75 mm×3.75 mm,切片数量＝32,数量体积＝180,扫描时间＝360 s。

DTI 扫描参数:弥散磁共振成像使用单次激发回波平面序列,包括 1 个弥散非加权像(无弥散权重)和 30 个梯度脉冲方向上的弥散加权像,重复采集 2 次。参数如下:弥散梯度 $b=1\,000$ s/mmb^2;TR＝6 800 ms;TE＝93 ms;矩阵大小＝128×128;视野＝240 mm×240 mm;轴向无间隔采取 45 层,每层厚度为 3 mm。

3.4.2.2 数据预处理

(1) fMRI 数据预处理。通过机器扫描之后得到的 fMRI 数据是 DICOM 格式。首先将 DICOM 文件通过 MRIcron 软件转化后可得到医学图像常用的 NIFTI 数据格式。由于 fMRI 数据容易受外界影响,如数据采集过程中的机器问题、被试会有头动和外界电磁信号的干扰等,因此必须进行一系列预处理来消除各种因素对功能数据的影响。为了尽量减少噪声的影响,尽可能地保留数据中的神经信号,提高信噪比,可以将采集的数据进行后续预处理(采用 DPABI 软件):去除前 10 个不稳定的时间点图像、时间层校正、头动校正、空间标准化、高斯平滑、带通滤波。

(2) DTI 数据预处理。通过机器扫描获得的数据是 DICOM 格式。首先将 DICOM 文件通过 MRIcron 软件转化后可得到医学图像常用的 NIFTI 格式。使用 PANDA 工具包进行如下处理:① 质量检查,严格筛查每一个被试的每一幅图像,剔除那些任何梯度方向上出现过分头动及振动伪影的图像;② 头动涡流校正,即将所有扩散加权像配准到非扩散加权像(b0像),以校正涡流失真和头动的影响;③ 去脑壳;④ 计算扩散张量指标 FA;⑤ 空间标准化,将分割出来的灰质密度图像利用仿射变换配准到 FMRIB58 标准模板上,使得不同个体大脑结构像的解剖位置在空间上相对应。

3.4.3　评估方法

为了验证本节所提出的多模态脑影像学融合方法的有效性和适用范围,应基于 100 名健康被试进行性别、年龄、体重、身高、情绪状况的判别。对于性别这种二分类结果的检测,主要通过准确率来度量;而对于年龄、体重、身高、情绪状况等回归类结果的检测,主要通过误差结果来度量。另外,脑影像学对性别、年龄、身高、体重、情绪状况等各类不同信息的判别结果的综合比较主要通过归一化误差率进行度量,即

$$Err = \frac{pred - real}{|\Delta|} \tag{3-41}$$

其中,pred 是通过所提方法得到的检测目标判别值;real 是检测目标的真实标签值;Δ 是对应检测目标标签的实际范围(即最大值和最小值的差)。

同时,结果还与特征级融合进行对比,以进一步说明本节所提出方法的性能。特征级融合方法主要步骤是将 fMRI 的特征数据矩阵 **fM** 和 DTI 的特征数据矩阵 **dM** 串联拼接成一个总特征矩阵 **RM**,然后将 **RM** 作为 GBDT 算法的输入进行目标识别与判别,在此不再赘述。

3.4.4　结　果

由 3.4.1.4 节提及的基于增益的特征重要性和基于置换的特征重要性评估算法,判定结果损失值的大小与实验数据集是否存在一定关系。根据 Tsamardinos 等人的研究结果,结合本章实验数据可知,基于增益的特征重要性评估方法中损失变化值超过 0.02 认为有意义,而基于置换的特征重要性评估方法中判别精度变化值超过 0.1 认为有意义。因此,以下仅提出了被认为有意义的特征重要性结果。

3.4.4.1　性别判别结果

表 3 - 7 展示了对健康被试进行性别分类的结果。从表 3 - 7 可以看出,在性别检测的准确率上,3.4 节融合方法＞特征融合方法＞fMRI＞DTI。

表 3 - 7　对健康被试性别判别结果

不同方式及方法	性别分类正确率/%
fMRI	77
DTI	72
特征融合方法	82
3.4 节融合方法	85

图 3 - 12～图 3 - 15 显示了对性别检测贡献较大的 ROI 排列情况。图 3 - 12 中,基于增益的特征重要性结果显示,在右侧额枕下束(Right Inferior Frontooccipital Fasciculus,IFOF. R)、穹隆体(Fornix,FOR)、左侧后中枢叶(Left Post-Central Blade,PostCB. L)、胼胝体膝部(Genu of Corpus Callosum,GCC)、左侧内侧丘系(Left Medial Lemniscus,MLE. L)、左侧内囊前脚(Left Anterior Limb of Internal Capsule,ALIC. L)、右侧皮质脊髓束(Right Cortico-spinal Tract,CST. R)、左侧内囊后脚(Left Posterior Limb of Internal Capsule,PLIC. L)、左侧终纹(Left Terminal Stria,TS. L)、右侧扣带(海马)(Right Cingulum(Hippocampus),CIN

(HPC). R)处的白质纤维束对性别的判别有极其重要的作用；图 3 - 13 中，在右侧尾状核（Right Caudate Nucleus，CAU. R）、左侧颞极：颞上回（Left Superior Temporal Gyrus，Temporal Pole，TPOsup. L）、左侧颞极：颞中回（Left Middle Temporal Gyrus，Temporal Pole，TPOmid. L）、右侧眶内额上回（Right Superior Frontal Gyrus，Medial Orbital，ORBsupmed. R）、右侧背外侧额上回（Right Superior Frontal Gyrus，Dorsolateral，SFGdor. R）、左侧眶部额下回（Left Inferior Frontal Gyrus，Orbital，ORBinf. L）、右侧内侧额上回（Right Superior Frontal Gyrus，Medial，SFGmed. R）、右侧补充运动区（Right Supplementary Motor Area，SMA. R）、右侧嗅皮质（Right Olfactory Cortex，OLF. R）、左侧额中回（Left Middle Frontal Gyrus，MFG. L）处的脑功能活动对性别判别有重要作用；图 3 - 14 中，基于置换的特征重要性

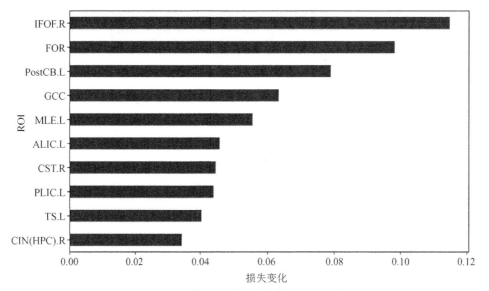

图 3 - 12 DTI 模态中基于增益的 ROI 重要性显示

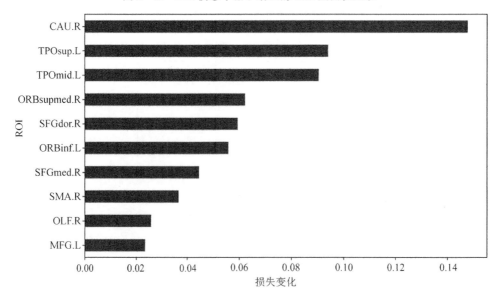

图 3 - 13 fMRI 模态中基于增益的 ROI 重要性显示

结果显示 GCC、FOR、TS. L、MLE. L 处的白质纤维束对性别判别较为重要;图 3-15 中,在 CAU. R、TPOsup. L 处的功能活动对性别判别有重要作用。由此可见,基于增益的特征重要性和基于置换的特征重要性两种指标都显示出,在 FOR、GCC、TS. L、MLE. L 处的白质纤维束,以及在 CAU. R、TPOsup. L 处的脑功能活动和性别存在着紧密的联系。

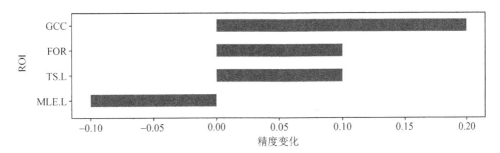

图 3-14　DTI 模态中基于置换的 ROI 重要性显示

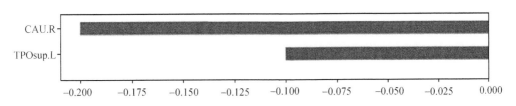

图 3-15　fMRI 模态中基于置换的 ROI 重要性显示

3.4.4.2　年龄评估结果

表 3-8 展示了对健康被试进行年龄评估的结果。由表 3-8 可知,对年龄的评估误差结果为:3.4 节融合方法(0.660 9)<特征融合方法(0.736 8)<DTI(0.988 3)< fMRI(0.999 3)。

表 3-8　对健康被试年龄评估结果

错误率指标	fMRI	DTI	特征融合方法	3.4 节融合方法
MAE	0.999 3	0.988 3	0.736 8	0.660 9
MSE	1.590 2	1.678 0	0.875 6	0.314 6
RMSE	1.229 3	1.250 4	0.935 7	0.560 9

注:MAE 表示平均绝对误差;MSE 表示平均均方误差;RMSE 表示均方根误差。

图 3-16～图 3-19 显示了对年龄评估贡献较大的 ROI 排列情况。基于增益的特征重要性结果显示,FOR、右侧枕叶(Right Occipital Blade,OCB. R)、双侧内侧丘系(Bilateral Mediallemniscus,MLE. B①)、ALIC. L、左侧上顶叶(Left Superior Parietal Blade,SPB. L)、晶状体后内囊的一部分(Left Retrolenticular Part of Internal Capsule,RPIC. L)、右侧中额叶(Right Middle Frontal Blade,MFB. R)、矢状层(Left Sagittalstratum,SAGS. L)、右侧小脑下脚(Right Inferior Cerebellar Peduncle,ICP. R)处的白质纤维束对年龄评估有极其重要的作用,如图 3-16 所示;在左侧楔前叶(Left Precuneus,PCUN. L)、左侧嗅皮质(Left Olfactory

①　.B 代表双侧,包含.R(右侧)和.L(左侧)。

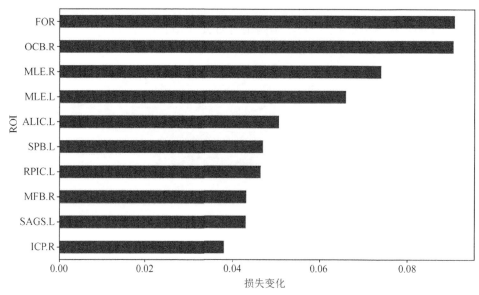

图 3 - 16　DTI 模态中基于增益的 ROI 重要性显示

Cortex,OLF. L)、右侧颞中回（Right Middle Temporal Gyrus,MTG. R)、双侧补充运动区（Bilateral Supplementary Motor Area,SMA. B)、左侧丘脑（Left Thalamus,THA. L)、TPOmid. L、左侧豆状苍白球（Left Lenticular Nucleus, Pallidum,PAL. L)、左侧颞横回（Left Heschlgyrus,HES. L)、右侧顶上回（Right Superior Parietal Gyrus,SPG. R)处的脑功能活动对年龄评估有重要作用,如图 3 - 17 所示;基于置换的特征重要性结果显示,在右侧外囊（Right Externalcapsule,EXC. R)、FOR、双侧内侧丘系（Bilateral Mediallemniscus,MLE. B)处的白质纤维束对年龄评估较为重要,如图 3 - 18 所示;在左侧顶上回（Left Superior Parietal Gyrus, SPG. L)、PCUN. L、OLF. L、左侧枕上回（Left Superior Occipital Gyrus,SOG. L)、MFG. L、右侧前扣带（Rightanterior Cingulate Gyrus,ACG. R)、右侧颞极:颞上回（Rightsuperior Tempo-

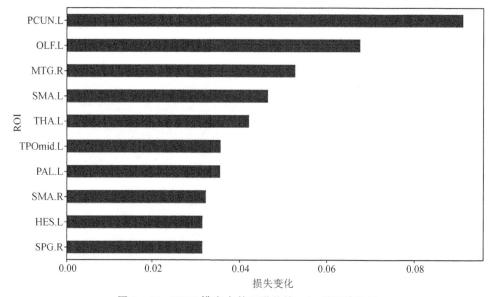

图 3 - 17　fMRI 模态中基于增益的 ROI 重要性显示

ral Gyrus，Temporal Pole，TPOsup. R)、左侧中央后回(Left Post-Centralgyrus，PoCG. L)处的脑功能活动对年龄评估有重要作用,如图 3 - 19 所示。由此可见,基于增益的特征重要性和基于置换的特征重要性的两种指标都显示出,在 FOR、MLE. B 处的白质纤维束,以及在 PCUN. L、OLF. L 处的脑功能活动和年龄存在着紧密的联系。

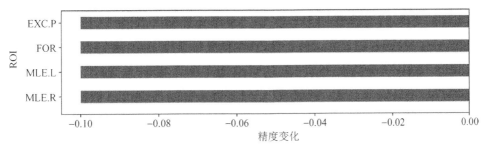

图 3 - 18　DTI 模态中基于置换的 ROI 重要性显示

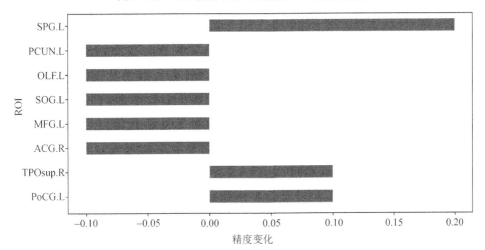

图 3 - 19　fMRI 模态中基于置换的 ROI 重要性显示

3.4.4.3　身高评估结果

表 3-9 展示了对健康被试进行身高评估的结果。由表 3 - 9 可知,对身高的评估误差结果为:3.4 节融合方法(3.711 0)<特征融合方法(4.971 4)<DTI(6.131 3)< fMRI(6.495 5)。

表 3 - 9　对健康被试身高评估结果

错误率指标	fMRI	DTI	特征融合方法	3.4 节融合方法
MAE	6.495 5	6.131 3	4.971 4	3.711 0
MSE	60.624 8	49.451 8	56.577 2	7.959 4
RMSE	7.685 0	6.962 2	7.521 7	2.821 2

注:MAE 表示平均绝对误差;MSE 表示平均均方误差;RMSE 表示均方根误差。

图 3 - 20～图 3 - 23 显示了对身高评估贡献较大的 ROI 排列情况。基于增益的特征重要性结果显示,在 FOR、左侧皮质脊髓束(Left Corticospinal Tract,CST. L)、PostCB. L、右侧晶状体后内囊的一部分(Right Retrolenticular Part of Internal Capsule,RPIC. R)、SPB. L、右侧脑毯(Right Tapetum,TAP. R)、左侧上额叶(Left Superior Frontal Blade,SFB. L)、左侧扣带

（海马）（Left Cingulum（Hippocampus），CIN（HPC）. L）、OCB. R、左侧上额枕束（Left Superior Fronto-Occipital Fasciculus，SFOF. L）处的白质纤维束对身高评估有极其重要的作用，如图 3 - 20 所示；在双侧颞极：颞上回（Bilateral Superior Temporal Gyrus，Temporal Pole，TPOsup. B）、CAU. R、左侧楔叶（Left Cuneus，CUN. L）、右侧海马旁回（Right Para Hippocampal Gyrus，PHG. R）、左侧后扣带回（Left Posterior Cingulate Gyrus，PCG. L）、ORBsupmed. R、左侧中央前回（Left Pre-Centralgyrus，PreCG. L）、右侧枕上回（Right Superior Occipital Gyrus，SOG. R）、右侧中央后回（Right Postcentralgyrus，PoCG. R）处的脑功能活动对身高评估有重要作用，如图 3 - 21 所示；基于置换的特征重要性结果显示，在 CST. L 处的白质纤维束对身高评估较为重要，如图 3 - 22 所示；在右侧岛盖部额下回（Right Inferior Frontal Gyrus，Opercular，IFGoperc. R）、CAU. R 处的脑功能活动对身高评估有重要作用，如图 3 - 23 所示。由此可见，基于增益的特征重要性和基于置换的特征重要性的两种指标都显示出，在 CST. L 处的白质纤维束，以及在 CAU. R 处的脑功能活动和人类的身高存在着紧密的联系。

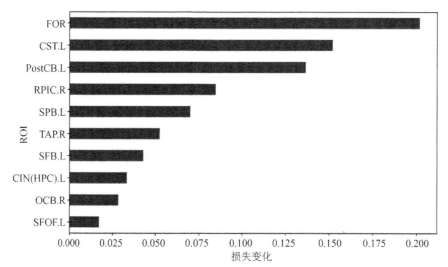

图 3 - 20　DTI 模态中基于增益的 ROI 重要性显示

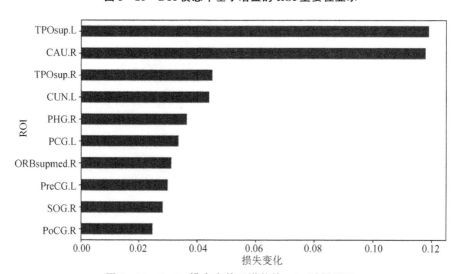

图 3 - 21　fMRI 模态中基于增益的 ROI 重要显示

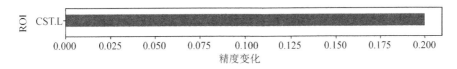

图 3 - 22　DTI 模态中基于置换的 ROI 重要性显示

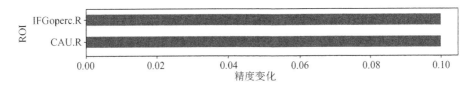

图 3 - 23　fMRI 模态中基于置换的 ROI 重要性显示

3.4.4.4　体重评估结果

表 3 - 10 展示了对健康被试进行体重评估的结果。由表 3 - 10 可知,对体重的评估误差为:3.4 节融合方法(4.558 2)<特征融合方法(5.034 0)<DTI(5.659 7)< fMRI(6.498 1)。

表 3 - 10　对健康被试体重评估结果

错误率指标	fMRI	DTI	特征融合方法	3.4 节融合方法
MAE	6.498 1	5.659 7	5.034 0	4.558 2
MSE	63.736 2	50.735 2	32.397 5	13.926 5
RMSE	7.903 0	7.027 0	5.691 8	3.731 8

注:MAE 表示平均绝对误差;MSE 表示平均均方误差;RMSE 表示均方根误差。

图 3 - 24～图 3 - 27 显示了对体重评估贡献较大的 ROI 排列情况。基于增益的特征重要性结果显示,在 TS. L、左侧小脑上脚(Left Superior Cerebellar Peduncle,SCP. L)、双侧上额枕束(Bilateral Superior Fronto-Occipital Fasciculus,SFOF. B)、IFOF. R、TAP. R、左侧前中枢叶(Left Pre - Central Blade,PreCB. L)、脑桥交叉束(Pontine Crossing Tract,PCT)、右侧大脑脚(Right Cerebral Peduncle,CP. R)、右侧后中枢叶(Right Post-Central Blade,PostCB. R)处的白质纤维束对体重评估较为重要,如图 3 - 24 所示;在右侧豆状壳核(Right Lenticular Nucleus, Putamen,PUT. R)、TPOsup. L、PCG. L、右侧缘上回(Right Supramarginal Gyrus,SMG. R)、右侧三角部额下回(Right Inferior Frontal Gyrus, Triangular,IFGtriang. R)、左侧海马旁回(Left Parahippocampal Gyrus,PHG. L)、TPOmid. L、SPG. R、右侧内侧和旁扣带脑回(Right Median and Para-Cingulate Gyrus,MCG. R)、右侧眶部额上回(Right Superior Frontal Gyrus, Orbital,ORBsup. R)处的脑功能活动对体重评估有重要作用,如图 3 - 25 所示;基于置换的特征重要性结果显示,在 PHG. L、PCG. L 处的脑功能活动对体重评估有重要作用,如图 3 - 26 所示;在 TS. L、SFOF. L、SFB. L、CIN(HPC). L、SCP. L、左侧钩突束(Left Uncinate Fasciculus,UNFA. L)、右侧矢状层(Right Sagittal Stratum,SAGS. R)、GCC 处的白质纤维束对体重评估较为重要,如图 3 - 27 所示。由此可见,基于增益的特征重要性和基于置换的特征重要性的两种指标都显示出,在 TS. L、SFOF. L、SCP. L 处的白质纤维束,以及在 PHG. L、PCG. L 处的脑功能活动和体重存在着紧密的联系。

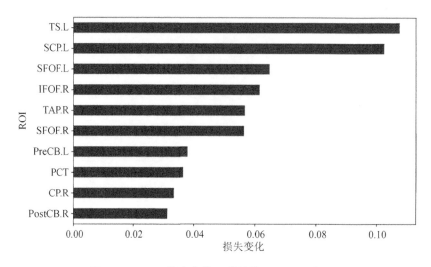

图 3 - 24　DTI 模态中基于增益的 ROI 重要性显示

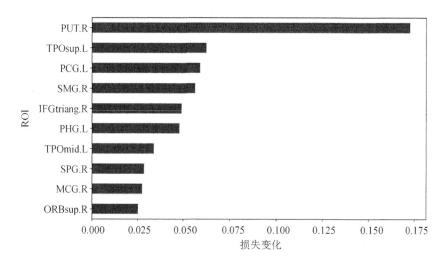

图 3 - 25　fMRI 模态中基于增益的 ROI 重要性显示

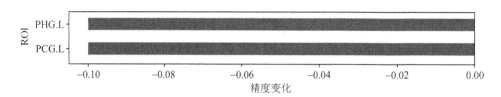

图 3 - 26　fMRI 模态中基于置换的 ROI 重要性显示

3.4.4.5　情绪状况评估结果

表 3 - 11 展示了对健康被试进行焦虑和抑郁等情绪状况评估的结果。由表 3 - 11 可知,对焦虑和抑郁状态的评估误差均为:3.4 节融合方法＜特征融合方法＜fMRI＜DTI。

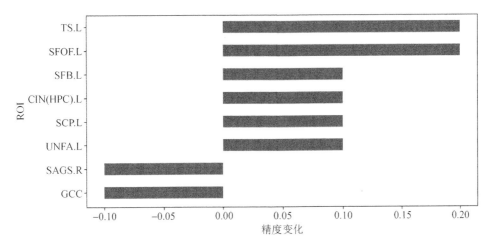

图 3 - 27　DTI 模态中基于置换的 ROI 重要性显示

表 3 - 11　对健康被试情绪状况评估结果

情绪量化指标	错误率指标	fMRI	DTI	特征融合方法	3.4 节融合方法
SAS	MAE	5.695 0	7.120 6	3.910 1	3.281 6
	MSE	53.687 5	75.162 3	23.379 7	3.184 1
	RMSE	7.076 1	8.459 3	4.835 2	0.866 5
SDS	MAE	6.871 6	6.956 2	5.899 9	4.582 1
	MSE	64.890 6	71.957 8	46.859 1	11.882 4
	RMSE	7.941 4	8.265 5	6.845 3	3.447 0

注：MAE——平均绝对误差；MSE——平均均方误差；RMSE——均方根误差；
　　SAS——焦虑自评量表；SDS——抑郁自评量表。

对 SAS 和 SDS,基于置换的特征贡献结果均小于 0.1,因此在图 3 - 28～图 3 - 31 中仅显示了基于增益的情绪状况评估 ROI 贡献结果。基于增益的特征重要性结果显示,在 CIN (HPC). R、左侧额枕下束(Left Inferior Fronto-Occipital Fasciculus,IFOF. L)、双侧小脑下脚 (Bilateral Inferior Cerebellar Peduncle,ICP. B)、SCP. L、UNFA. L、MLE. L、右侧颞叶(Right Temporal Blade,TEB. R)、胼胝体体部(Body of Corpus Callosum,BCC)、FOR 处的白质纤维束对 SAS 评估较为重要,如图 3 - 28 所示;在右侧颞下回(Right Inferior Temporal Gyrus, ITG. R)、PUT. R、左侧颞下回(Left Inferior Temporal Gyrus,ITG. L)、左侧距状裂周围皮层 (Left Calcarine Fissure and Surrounding Cortex,CAL. L)、右侧眶部额中回(Right Middle Frontal Gyrus, Orbital,ORBmid. R)、左侧杏仁核(Left Amygdala,AMYG. L)、右侧楔前叶 (Right Precuneus,PCUN. R)、左侧枕下回(Left Inferior Occipital Gyrus,IOG. L)、ORBsup. R、 TPOmid. L 处的脑功能活动对 SAS 评估有重要作用,如图 3 - 29 所示。

而在 ICP. R、PCT、双侧中额叶(Bilateral Middle Frontal Blade,MFB. B)、右侧内侧丘系 (Right Medial Lemniscus,MLE. R)、双侧钩突束(Bilateral Uncinate Fasciculus,UNFA. B)、 左侧高级放射冠(Left Superior Corona Radiata,SCR. L)、双侧扣带(海马)(Bilateral Cingulum(Hippocampus),CIN(HPC). B)处的白质纤维束对 SDS 评估较为重要,如图 3 - 30 所示;

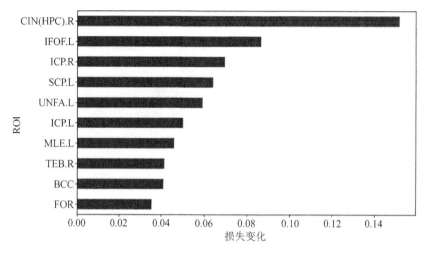

图 3 - 28　DTI 模态中基于增益的 ROI 重要性显示(SAS)

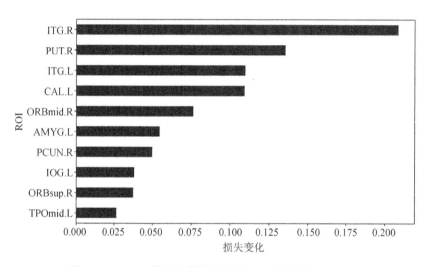

图 3 - 29　fMRI 模态中基于增益的 ROI 重要性显示(SAS)

在 PUT. R、右侧丘脑(Right Thalamus,THA. R)、双侧海马旁回(Bilateral Parahippocampal Gyrus,PHG. B)、ORBsup. R、左侧脑岛(Left Insula,INS. L)、左侧岛盖部额下回(Left Inferior Frontal Gyrus, Opercular,IFGoperc. L)、SPG. R、右侧角回(Right Angular Gyrus,ANG. R)、左侧舌回(Left Llingual Gyrus,LING. L)处的脑功能活动对 SDS 评估有重要作用,如图 3 - 31 所示。由此可见,基于增益的特征重要性和基于置换的特征重要性的两种指标都显示出,在 ICP. R、UNFA. L、CIN(HPC). R 处的白质纤维束,以及在 PUT. R 处的脑功能活动与焦虑和抑郁状态存在着紧密的联系。

3.4.4.6　综合比较结果

表 3 - 12 显示了对健康被试性别、年龄、身高、体重及情绪状况的归一化误差率情况。归一化误差率越低,说明检测效果越好。从表 3 - 12 可以看出:① 多模态融合对人体各指标的判别效果比单一模态更好;② 对多模态融合方法,3.4 节融合方法比直接的特征融合方法的判别误差更小;③ 对于两种单一模态的比较,人体不同指标的判别效果存在差异,对性别、

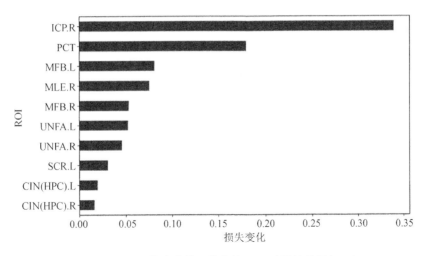

图 3 - 30 DTI 模态中基于增益的 ROI 重要性显示(SDS)

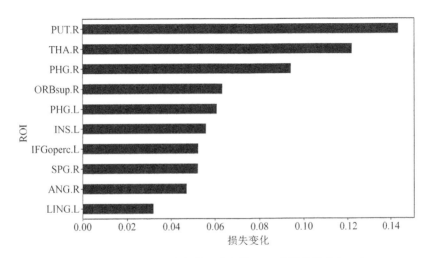

图 3 - 31 fMRI 模态中基于增益的 ROI 重要性显示(SDS)

SAS 和 SDS 而言均是功能数据 fMRI 的判别比 DTI 效果好,而对于年龄、身高和体重而言,人脑结构数据 DTI 的判别比功能数据 fMRI 效果好;④ 对人体各种指标或信息的判别,人脑影像学数据对年龄的判别效果最好,然后是性别、SAS、SDS,最后是体重和身高。

表 3 - 12 健康被试信息判别评估归一化误差率

方 法	性 别	年 龄	身 高	体 重	SAS	SDS
本章融合方法	0.075 0	0.066 0	0.132 5	0.112 0	0.088 7	0.111 8
特征融合方法	0.090	0.073 7	0.177 6	0.132 5	0.105 7	0.143 9
fMRI	0.115 0	0.100 0	0.232 0	0.171 0	0.153 9	0.167 6
DTI	0.140	0.098 9	0.219 0	0.148 9	0.192 4	0.169 7

注:MAE——平均绝对误差;MSE——平均均方误差;RMSE——均方根误差;SAS——焦虑自评量表;SDS——抑郁自评量表。

3.4.5　讨　论

本节提出了一种基于 GBDT 的 fMRI 和 DTI 脑影像学数据决策级融合方法,并将其用于判别健康人群的性别、年龄、身高、体重、SAS 和 SDS 等基本信息。通过分析发现,本节所提的新方法结合了集成模型和决策级融合方法的优势,不仅具有灵活的输入、良好的稳定性、较高的容错性及降低数据过拟合能力等优点,还能对健康被试的性别、年龄、身高、体重及情绪状况进行较为准确的判别,最大限度地挖掘与人类行为、发育及健康状况相关的脑影像学信息。

无论是性别这种二分类判别,还是年龄、身高、体重、情绪状况这些回归评估,多模态融合方法总是比单模态模型检测结果要好,而且同一框架下,本节所提的多模态决策级融合方法比直接的特征融合方法要好。人类的性别、年龄、身高和体重、情绪状况与人类大脑存在一定关系。基于功能或结构中某一模态数据的检测结果存在一定的片面性,而直接的特征融合将特征直接放在一起,输入到分类或检测模型中,这种融合方式具有计算量大、容错性较低、抗干扰性较差等缺点。相比之下,决策级融合可以通过不同的模型较为契合地训练挖掘不同模态的数据,充分利用了每种模态的有用信息,再通过决策级融合,具有容错性高、抗干扰性强等优势。总而言之,通过多模态脑影像学决策级融合方法进行人类行为学检测分析,可以更全面地揭露不同模态相关信息的作用机制。

单一模态数据检测结果显示,对性别、SAS 和 SDS 的检测,fMRI 效果比 DTI 效果好;对年龄、身高和体重的检测,DTI 效果比 fMRI 效果好。众所周知,年龄、身高和体重是随着人的成长变化而发生较大改变的基本信息。人类从出生成长到幼儿,然后到儿童,到青少年,到成年,再到老年,身高和体重会不断发生变化,人脑神经元结构也会发生改变,这可能是人脑结构比功能能够更好检测年龄、身高和体重的原因。而性别是人一出生就固有的特性,相对而言,在同一年龄下脑判别信息相对稳定。虽然当前已发现性别之间存在脑结构差异,但男女之间功能差异更为明显,例如,一般来讲,男性方位感、运动能力更强,女性在记忆、注意力、推理速度、社会认知测试上的表现都优于男性。与性别相比,焦虑、抑郁等情绪状况更是随时会发生改变的脑功能活动,人经常会经历“上一秒还欢天喜地,下一秒就情绪低落”这一状态。因此本节两种单一模态的检测结果与实际情况完全吻合。

在健康被试的性别、年龄、身高、体重、情绪状况的检测中,明显脑影像学对年龄的检测效果最好,其次是性别,然后是情绪状况 SAS 和 SDS,最后依次是体重和身高。这一结果与日常生活中的实际情况及已有的研究结果相符。目前存在一定的影像学研究发现,人类脑影像学数据能够在一定程度上检测人类年龄,识别不同性别,反映情绪状况。例如,在脑影像学和年龄关系的研究中,Mowinckel 等人发现,随着年龄的增长,人脑静息态功能连接存在差异,而且额叶和顶叶网络的共激活增加;Meunie 等人发现,年轻人和老年人的大脑网络都显示出明显的非随机模块化;Grayson 等人通过研究发现,随着年龄的改变大脑拓扑组织网络也会产生相应的变化。在脑影像学和性别的研究中,Ingalhalikar 等人发现,人类大脑连接存在独特的性别差异,男性在大脑半球内的连通度更高、模块属性较强,而女性在脑半球之间的连通性和跨模块信息处理中占主导地位;Tyan 等人发现,青少年男性的脑网络组织比青少年女性的脑网络组织更易显示出小世界属性;Tomasi 等人发现,男性的大脑组织的分布比女性大脑组织的分布更广泛。在脑影像学与情绪状况的研究中,Sylvester 等人认为,焦虑与功能性网络的特定模式有关;Lai 发现,对于拥有社交焦虑症的人群会出现边缘系统(如颞叶、杏仁核)与额叶区域的功能连接发生改变。当然,对于大脑与年龄、性别和情绪状况之间关系描述的研究还远远不止这些。相比之下,脑影像学与身高、体重之间的关系研究相对较少,Vuoksimaa 等人发现,长得越高人脑总表面积可能越大,同时也表明人体高度与脑皮质厚度无关;Amen 等人发现,较高的体重会使人类脑血流量下降。以上研究虽然在一定程度上说明身高、体重和大脑存在着一定的关系,但研究深度远远不及年龄、性别、情绪状况和大脑之间的精密联系。本节的检测结果也发现,其检测效果不如性别、年龄和情绪状况,与前人研究结果一致,这可能意味着,大脑影像学信息和身高、体重之间并不存在着精确的相应波动关系。在未来,随着影像学成像、特征提取技术、多模态数据融合方法等的进一步发展,这一结果需要进一步验证。

　　值得注意的是,脑影像学对性别、年龄、情绪状况的检测误差很小,效果非常好,那贡献检测效果的脑影像学特征就显得尤为重要。在本章中,综合基于增益的特征重要性和基于置换的特征重要性这两种评估指标,与性别检测有紧密关系的 ROI 是 FOR、GCC、TS. L、CAU. R、MLE. L、TPOsup. L。FOR 由海马的传出纤维组成,与认知、回忆记忆(Recall Memory)、情绪有关。胼胝体连接了大脑两个半球,分为四个部分,喙、膝、体/躯干和亚部,在认知中起主要作用。CAU 作为大脑基地神经节的一部分,在记忆、情感、认知学习等方面发挥着重要的作用。TS 是杏仁核发出的一条较细纤维,而杏仁核与情绪、控制学习和记忆等功能有关。MLE 位于延髓锥体束背面、中线两旁上行,经脑桥、中脑,止于背侧丘脑,在感觉功能和灵巧运动中起着关键作用。颞极主要与杏仁核、海马、颞上回、枕基底皮层相连,在情绪处理、社会认知方面有一定功能。已有研究表明,FOR、GCC、CAU、TS 和 TOPsup 与性别差异存在关系。结合研究结果,这些均表示男女在学习、记忆、情感、社会认知和运动方面存在一定差异,与大脑功能-结构有很大的关系。与年龄关系紧密的 ROI 是 FOR、MLE. B、PCUN. L、OLF. L。除上文已介绍过的 FOR 和 MLE 之外,PCUN 涉及情景记忆、注意力、自我反思和意识的各个方面,OLF 在注意机制和分析联想方面有一定作用。前人研究已发现,FOR、PCUN、OLF 和年龄之间均存在一定的关系,本节研究可能进一步证实了这些脑部位的功能或结构对人体的发育、衰老有重要贡献。截至目前,还未发现其他研究报道 MLE 与年龄之间的精确关系,因此该结果在未来需要进一步证实。与情绪状况关系紧密的 ROI 是 ICP. R、UNFA. L、CIN(HPC). R、PUT. R。ICP 又称绳状体,其通过小脑后主要投射到小脑半球皮质,与运动功能的整合有关。运动与人类情绪息息相关,不同的感觉可能会触发人体不同的情绪,或者说情绪是所有感觉整合后的外在表现,运动能够调节人类情绪。UNFA 是额叶眶回和海马体、杏仁体的联合纤维束,在社交情感加工中起着推动作用。扣带束(CB)是大脑中最独特的纤维束之一,从眶额皮质开始,沿着胼胝体背面,然后向下到颞叶直至极部,形成一个近乎完整的环,在执行控制、情绪、疼痛(背扣带)和情景记忆(海马旁扣带)中发挥作用。而临床研究表明,在精神分裂症、抑郁症、强迫症、自闭症谱系障碍、轻度认知障碍和阿尔茨海默病等多种精神疾病下,扣带出现异常。来自 Papez 等人的长期研究表明,扣带束在维持情绪调节的神经系统中起重要作用。PUT 作为纹状体的一部分,已被报道在抑郁症患者大脑中的相关功能连接减少。本节研究进一步证实了这些 ROI 的功能或结构对人类焦虑和抑郁状态有重要影响。

3.5　两种融合方法在 IBS 中的应用

　　肠道作为人类的第二大脑,不仅可以抵御外来刺激、感知人体健康发展状况,而且能够随时感知人类的喜怒哀乐和情绪波动。IBS 作为最常见的肠道系统疾病之一,其表现为间歇或持续性发作,具有慢性腹痛、腹泻,排便习惯改变,大便性状改变等症状,已对患者的身体健康和生活质量造成很大的影响。但由于其发病机理非常复杂,目前临床医生及研究人员对其病因众说纷纭。在 2016 年提出的罗马 Ⅳ 标准中,功能性胃肠病被定义为脑-肠互动障碍,该定义得到 23 个国家、117 位临床医师和研究者的认可,这标志着大脑对胃肠道的影响和作用不容忽视。在此次定义中,"脑-肠互动紊乱"被直接认定为 IBS 的病因学本质。因此,基于脑-肠互动理论,通过脑影像学来研究 IBS 患者的中枢神经活动,对揭示 IBS 的病理机制具有重要的科学意义。本节将所提出的两种多模态融合方法应用于 IBS 研究,以探索与 IBS 相关的功能-结构模态的耦合信息,以及与 IBS 腹痛强度紧密相关的重要脑区。

3.5.1　被试情况

所纳入的被试包括 46 名 IBS 患者及 46 名健康被试(均是从 3.4.2 节的被试中随机选取出来的)。采集的被试信息主要包括年龄、身高、体重、性别、病程、腹痛强度等状况。健康被试组的年龄范围在 20~25 岁,体重范围在 40~69 kg,身高范围在 150~178 cm;IBS 组的年龄范围在 18~28 岁,体重范围在 43~78 kg,身高范围在 150~176 cm。IBS 患者腹痛状况的测量采用近 3 个月腹痛积分的平均值,计分依据如下:从不腹痛计为 0,很少腹痛计为 1,有时腹痛计为 2,经常腹痛计为 3,总是腹痛计为 4。IBS 患者和健康被试的临床统计信息如表 3-13 所列,从表 3-13 中可以清楚地看到两组被试在性别、年龄、体重、身高上没有显著的差异($p > 0.05$)。

此处所有被试的脑影像学数据采集参数、预处理过程均与 3.3 节和 3.4 节一致,在此不再赘述。

表 3-13　被试人口统计学信息

指　标	健康被试($n = 46$)	IBS($n = 46$)	p 值	T
性别(女/男)	27 人/19 人	34/12	0.370 3	0.900 5
年龄/岁	22.327 9±1.091 2	22.021 7±1.937 8	0.894 8	0.132 6
体重/kg	52.098 4±7.363 7	53.967 4±7.906 7	0.265 6	−1.120 3
身高/cm	162.147 5±7.268 3	161.456 5±7.730 8	0.661 5	0.439 3
病程/月	—	57.5±32.457 7	—	—
腹痛强度	—	2.16±0.833 3	—	—

3.5.2　基于多层次特征的数据级融合方法在 IBS 中的应用

本节将基于多层次特征的数据级融合方法对上述 46 名健康被试和 46 名 IBS 患者进行耦合关系分析。

3.5.2.1　IBS 的多模态共变成分结果

根据基于多层次特征的数据级融合方法可以从共变关系上反映 IBS 患者的异常情况,如图 3-32 所示。从图 3-32 中可知,与健康被试相比,IBS 患者在 OLF.B、ORBsup.L 处的脑功能信号 ALFF 值和在 GCC、SCC 处的白质纤维束 FA 值均减小,同时在 MOG.R 处的 ALFF 值和在 SFB.R、OCB.L 处的 FA 值之间的耦合关系降低。

3.5.2.2　实验结果讨论

在所发现的 IBS 异常感兴趣区中,OLF 在注意机制和分析联想方面有重要作用;ORBsup

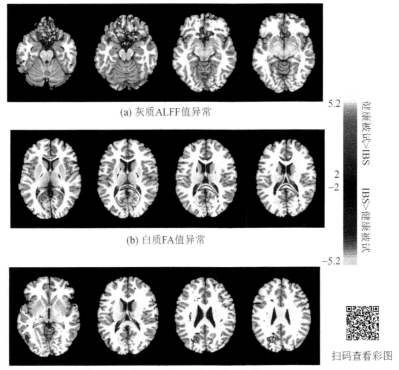

(a) 灰质ALFF值异常

(b) 白质FA值异常

(c) 灰质ALFF值与白质FA值耦合关系异常

扫码查看彩图

图 3 - 32　不同模态对应的空间激活图谱

是额上回的一部分,参与自我意识、感觉系统的协调;GCC 和 SCC 均是胼胝体的重要部分,是人脑纤维组织的主干部分。以上灰质功能信号及白质纤维各向异性的异常均表示了 IBS 患者的病理机制与大脑功能和结构存在一定的关系。MOG 是枕叶区域的一部分,负责处理语言、动作感觉、抽象概念及视觉信息。通过研究发现,IBS 患者在 MOG 与额上叶纤维束、枕叶纤维束之间的耦合关系降低,证明了 IBS 的发生与发展可能和功能-结构之间的耦合性也存在关系,因此对 IBS 的诊断和判别不应从功能或结构的单一角度进行。

3.5.3　基于 GBDT 的决策级融合方法在 IBS 中的应用

本节将通过 GBDT 的决策级融合方法对上述 46 名健康被试和 46 名 IBS 患者进行分类判别,并实施 IBS 患者的腹痛强度评估,从而探讨与 IBS 紧密相关的重要脑靶点。

3.5.3.1　IBS 患者和健康被试的分类结果

表 3 - 14 展示了对两组被试进行分类的结果。从表中可以看出,在分类的准确率上,基于 GBDT 的决策级融合方法>特征融合方法>fMRI>DTI。

表 3 - 14　对 IBS 患者和健康被试的分类判别结果

不同方式及方法	正确率/%	不同方式及方法	正确率/%
fMRI	90	特征融合方法	92
DTI	83	基于 GBDT 的决策级融合方法	95

　　图 3-33～图 3-35 显示了对 IBS 患者和健康被试分类判别贡献较大的 ROI 排列情况。由于 fMRI 模态中基于置换的特征贡献评估结果均小于 0.1,因此不再展示。基于增益的特征重要性结果显示,在 CIN(CG). L、ACR. B、左侧脑毯(Left Tapetum,TAP. L)、IFOF. L、CIN(HPC). L、UNFA. L、左侧后放射冠(Left Posterior Corona Radiata,PCR. L)、PLIC. L、ALIC. L 处的白质纤维束对 IBS 患者和健康被试的分类判别有极其重要的作用,如图 3-33 所示;在 PCUN. R 处的脑功能活动对 IBS 患者和健康被试的分类判别有重要作用,如图 3-34 所示;基于置换的特征重要性结果显示,在 CIN(CG). L 处的白质特性对 IBS 患者和健康被试的分类判别较为重要,如图 3-35 所示。综上所述,基于增益的特征重要性和基于置换的特征重要性两种指标都显示出,CIN(CG). L 与 IBS 患者识别存在紧密的联系。

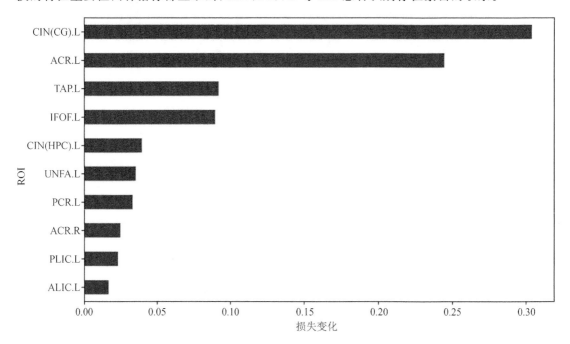

图 3-33　DTI 模态中基于增益的 ROI 重要性显示

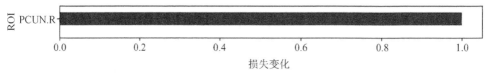

图 3-34　fMRI 模态中基于增益的 ROI 重要性显示

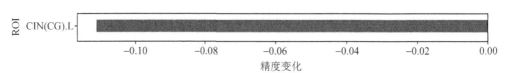

图 3-35　DTI 模态中基于置换的 ROI 重要性显示

3.5.3.2　腹部疼痛值情况评估

　　表 3-15 展示了 IBS 患者腹部疼痛值评估误差结果。由表 3-15 可知,将误差从小到大排序为:基于 GBDT 的决策级融合方法(0.197 7)<特征融合方法(0.216 0)< fMRI(0.232 2)<

DTI(0.234 5)。

表 3 - 15 对 IBS 患者腹部疼痛值评估误差结果

错误率评估指标	fMRI	DTI	特征融合方法	基于 GBDT 的决策级融合方法
MAE	0.232 2	0.234 5	0.216 0	0.197 7
MSE	0.114 5	0.176 1	0.166 5	0.106 4
RMSE	0.336 3	0.406 2	0.408 1	0.316 4

注：MAE 表示平均绝对误差；MSE 表示平均均方误差；RMSE 表示均方根误差。

图 3 - 36～图 3 - 38 显示了对疼痛值评估贡献较大的 ROI 排列情况。基于增益的特征重要性结果显示，在 CIN(HPC).L、CIN(CG).L、IFOF.R、UNFA.L、ALIC.L、PLIC.L、SFB.L、左侧上纵束(Left Superior Longitudinal Fasciculus，SLF.L)、IFOF.L、PCT 处的白质特性对 IBS 患者的疼痛值评估有关键作用，如图 3 - 36 所示；在 PCUN.R 处的脑功能活动对 IBS 患者的疼痛值评估有关键作用，如图 3 - 37 所示；在本研究中，对 IBS 患者的疼痛值评估，DTI 模态中基于置换的特征贡献结果均小于 0.1，因此，仅显示在 fMRI 模态下基于置换的特征贡献图；从图 3 - 38 可看出，在 PCUN.R 处的脑功能活动对 IBS 患者的腹部疼痛值评估有重要作用。综上所述，基于增益的特征重要性和基于置换的特征重要性两种指标都显示出，在 PCUN.R 处的脑功能活动和 IBS 患者的腹部疼痛值存在着紧密的联系。

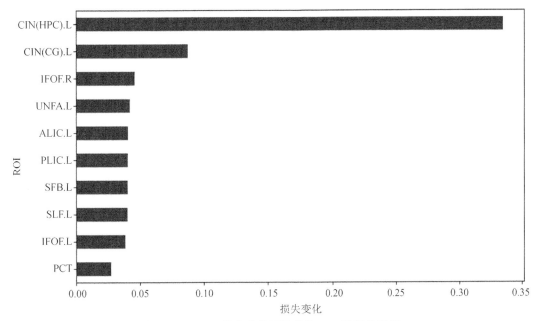

图 3 - 36 DTI 模态中基于增益的 ROI 重要性显示

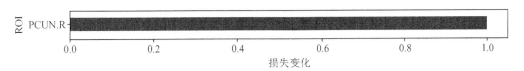

图 3 - 37 fMRI 模态中基于增益的 ROI 重要性显示

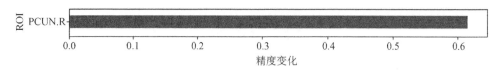

图 3-38　fMRI 模态中基于置换的 ROI 重要性显示

3.5.3.3　结果讨论与分析

由结果可知,无论是健康被试和 IBS 患者的分类判别还是 IBS 患者腹部疼痛值的评估,两种单一模态的判别结果都显示,fMRI 的效果比 DTI 的效果好。众所周知,IBS 是功能性胃肠病的一类,是需要经过胃肠镜检查后未发现器质性病变而纳入筛选范围的。其定义和诊断标准就暗示了 IBS 的疾病性质,即不应包含临床医生和大众可以看到的结构病变。根据现有的 IBS 研究可知,患者可能存在大脑功能或结构特性的异常,但关于 IBS 结构磁共振成像的相关研究结果远远不及功能性磁共振成像,这在一定程度上与 IBS 性质吻合。

由 3.5.3.1 节和 3.5.3.2 节可知,基于增益的特征重要性和基于置换的特征重要性两种指标均发现,对 IBS 患者识别有重要贡献的脑区是 CIN(CG). L,对 IBS 患者腹部疼痛情况评估有重要贡献的脑区是 PCUN. R。CIN 作为主要的纤维之一,在执行控制、情绪、疼痛(背扣带)和情景记忆(海马旁扣带,CIN(HPC))中发挥作用。PCUN 作为顶上小叶的一部分,位于楔叶前部,在综合任务中扮演着核心角色,包括情景记忆、自我相关的信息处理、意识等。还有研究发现,PCUN 的灰质体积与人的幸福感存在相关关系,例如,幸福感越强的人,PCUN 的灰质体积会越大。本研究中识别 IBS 患者贡献脑区和检测其腹痛程度贡献脑区的差异表明,IBS 患者中枢靶点与其病情发展的中枢轨迹之间的分离。也就是说,能够以高准确性判别 IBS 患者的脑功能活动或结构位置,未必能直接反映 IBS 患者的临床腹痛症状。

3.6　展　　望

本章提出两种多模态脑影像学数据融合方法,且验证了各自的优势。然而,本章还有很多值得进一步研究的问题,主要包括如下内容。

(1)本章提出的多层次多模态融合方法适用于两种及两种以上的脑影像学数据,也适用于多种低层次特征提取,但因篇幅及时间限制,本章仅基于两种模态数据,采用单一的低层次特征进行融合方法验证。在未来,应考虑更多脑影像学模态(如 CT、PET、EEG 等)、更丰富的特征提取方法,以更全面的方式验证本章提出的融合方法的有效性和可行性。

(2)本章提出的基于 GBDT 的决策级融合方法,融合阶段发生在单一模态判别之后,但该融合阶段获得的结果可能不是最优的。在未来,需要结合灵活的中间级融合,在不同阶段进行迭代尝试,探索出最佳的融合模式。

综上所述,人脑方法性研究还存在众多问题,这就导致人类对大脑的理解和探讨还远远不足。目前,随着人口老龄化程度的加深,脑相关疾病越来越多。只有运用科学的技术手段助力,才能更高效、准确地诊断和治疗疾病。

第4章 人脑图像配准技术研究及其应用

随着医学影像技术的不断发展,包含不同类型信息的影像学图像广泛地应用在医生对患者病情的诊断和治疗过程中,例如,CT 图像是临床中常用的辅助诊断手段,对器官成像的分辨率高,可以精准地定位病灶位置;相较于 CT 图像,MR(Magnetic Resonance)图像可以更清楚地显示脑灰白质等其他器官,同时可以显示发生病变的区域;PET 图像能够通过分子显像发现病灶位置,实现早发现、早治疗。然而,单独使用某一种医学影像图像进行诊断分析的效果并不好,例如,CT 图像对皮下组织、关节囊等人体软组织成像效果不好,MR 图像存在对人体中钙化区域显示效果不明显等问题。为了充分利用多种医学影像学信息,克服使用单一影像的缺点,让临床医生从不同类型信息的图像中获取更多的诊疗信息,提高诊断的准确度,最有效的方式就是将患者的不同影像学图像进行配准。

4.1 人脑图像配准技术研究概述

4.1.1 国内外研究现状

20 世纪 80 年代初,医学图像配准技术的发展正处于萌芽时期,由于设备等条件的限制,在实际临床应用中需要相关人员手动检测图像像素之间的相关性,从而对图像进行变换。随着科学技术的不断进步,低效率的手动配准已经不能满足临床应用的实时需求,于是研究者把目光聚集在如何提升配准效率的自动配准技术上,医学图像配准技术得到了新发展。

20 世纪 80 年代至 21 世纪初期,大量配准速度快、准确性高的关于医学图像配准算法的论文或书籍纷纷出版。综合来看,医学图像配准技术可分为基于图像灰度的方法和基于图像特征的方法。

(1)基于图像灰度的方法

基于图像灰度的方法直接或间接地使用图像空间域上像素点的灰度信息,按照一定的相似性测度对两幅图像的灰度信息进行评价,寻找两幅图像上的相似区域或者像素点,形成映射关系,求取变换位移场。国外学者 Broit 率先提出了针对图像配准的线性弹性模型,通过求解偏微分方程来确定图像变换位移场,完成医学图像间配准;Christensen 提出了一种利用黏性流体流动力学模型原理,把浮动图像的形变看作黏性流体,并通过求解偏微分方程来确定形变驱动场,成功解决了图像配准过程中大范围形变的问题;Thirion 提出了一种基于光流扩散模型的 Demons 算法,利用光流估计参考图像和浮动图像之间的位移,获取浮动图像空间变换所需的形变量,得到图像配准结果;在 Thirion 等人的研究成果上,Wang 等人提出了一种 Active Demons 算法,相较于原始的 Demons 算法,该算法在对浮动图像和参考图像计算空间形变力时,采用牛顿第三定律,加快了形变参数的计算,提升了算法收敛速度;Vercauteren 等人提出了一种改进的 Demons 算法,结合微分同胚理论,在对图像形成空间形变场时,同时对两幅图像中的像素点进行映射叠加,大大减少了图像配准时间;Brown 等人提出了一种基于薄板样条的非刚性医学图像配准形变算法,利用薄钢板的形变模拟真实的图像形变场,将两幅图像中相对应的特征点进行匹配,通过计算得到图像位移量,完成图像间配准;Paragios 等人提出了一种非刚性几何形变配准算法,通过增加距离函数组建一个刚性不变框架,使算法在图像中的局部形变能力得到提升,有利于提高图像配准准确度;Andronache 等人提出了一种基于信息理论方法的非刚性配准算法,利用信息理论方法对图像中产生误匹配的区域进行识别,提高算法配准的准确性和鲁棒性。同一时期,国内学者也发表了相关的研究成果,比如,彭晓明等人提出了一种基于 B 样条的快速弹性图像配准算法,利用"拆分计算,局部更新"的策略使算法运行效率有了显著提高;白小晶等人提出了一种基于改进光流场模型的大脑图像配准,通过构造具有边缘保持和一致性增强能力的流驱动对光流场改进,同时将非二次惩罚函数作为数据项,增加模型的稳定性,得到准确的配准结果;陈昱等人提出了一种针对三维医学图像的非刚性配准算法,基于二维联合直方图并将配准图像的重叠部分均匀划分为不同体积的子集,实现对三维图像的全局非刚性配准;杨明星等人提出了一种非刚性医学图像点配准算法,使用退火优化算法对能量函数进行改进,使得算法在图像配准过程中的鲁棒性大大增强;徐峰等人提出了一种针对大形变特征的非刚性配准算法,将 sKL 距离作为正则项优化形变场函数,使得算法能够处理图像大形变配准问题,得到更加精确的配准结果。

(2)基于图像特征的方法

在基于图像特征的方法中,尺度不变特征变换(Scale Invariant Feature Transform,SIFT)算法是一种经典算法。加速鲁棒性特征(Speeded Up Robust Features,SURF)算法是基于 SIFT 算法的改进,相较于 SIFT 算法,SURF 算法具备速度快的优势。虽然 SIFT 算法和 SURF 算法能够提取图像特征点,但在进行点对之间匹配时,都存在提取的特征点数量较少的问题,当图像间进行坐标变换时,容易造成对齐的精度不高,从而影响配准结果的精确度。因此,国内外研究者提出了不同的改进策略。Ke Y 等人提出了一种 PCA - SIFT 图像配准算法,将主成分分析应用到归一化梯度面,使得算法特征描述符由 128 维降为 20 维,大大缩短了配准时间,提高了配准结果的精确度;Tang C 等人提出了一种改进的 SIFT 算法,利用随机抽样一致性(RANSAC)算法消除图像误匹配点,使得图像的配准效果有了显著提升;柯杉等人提出了一种改进的 SIFT 算法,采用 Duclid 距离作为 SIFT 算法提取特征点间的距离度量,进一步增加了特征点的个数,提高了配准的精确度;杨飒等人提出了一种基于多项式确定性矩阵的 SIFT 医学图像配准算法,在特征点的特征向量中加入方向梯度,增强有效性,结合多项式确定性矩阵进行降维操作,使得配准效果有了显著提升;王婕好等人提出了一种基于改进光流场和 SIFT 的非刚性医学图像配准算法,针对图像特征点数量少这一问题,结合光流模型,采用多分辨率、由粗到细的变形策略,提高了算法执行效率和精度。

自从 AlexNet 在 2012 年 ImageNet 挑战赛中取得了巨大成功后,各个领域都将深度学习技术作为首选,包括但不局限于目标检测、特征提取、图像分割、图像分类、图像去噪和图像重建,同时,深度学习技术在图像配准上的应用也有较快的发展。随着深度学习技术在医学图像配准中的普及与应用,近几年发表的基于深度学习技术的医学图像配准算法的文献数量也在不断增加。国内外研究者提出了各种类型的深度学习框架,包括无监督、全监督、双监督、弱监督及深度迭代等模型框架。通过大量数据训练模型使其能够适用于任意一对图像配准,并得到较为满意的结果。例如,Wu 等人提出了一种基于无监督深度特征表示学习的图像配准框架,利用深度学习来学习数据的深度特征,使得特征选择的方式更加灵活,进一步提升了图像配准效果;Eppenhof 等人提出了一种基于 3D 卷积神经网络的非线性配准中配准误差估计算法,通过网络学习从一对图像块中估计配准误差,进而构建配准误差图,完成对配准误差的估计;Haskins 等人提出了一种基于深度卷积神经网络学习 3DMR－TRUS 相似性度量算法,利用卷积神经网络(Convolutional Neural Network,CNN)强大的学习能力,克服两种成像模式之间的巨大差异,解决了图像配准后的评价问题;田梨梨等人提出了一种集成注意力增强和双重相似性引导的无监督深度学习配准模型,采用无监督深度学习框架实现两种不同模态间的精细化配准,实现了较好的配准效果;陈向前等人采用影像学重建技术进行脑图像 2D/3D 特征挖掘,实现了效率较高的配准,能够满足临床需求;姚明青等人提出了一种基于深度强化学习的不同模态间医学图像配准,采用端到端的深度强化学习方法,对图像特征和相似性测度进行表达,克服了人工设计的缺陷,提升了图像配准结果的精确度。

4.1.2　研究目的

近些年,尽管研究者将不同的基于图像灰度算法、基于图像特征算法及基于深度学习算法等应用于人脑医学图像配准,使图像配准的准确度和效率都有了较大的提升,但是面临局部复杂形变人脑医学影像学联合配准、图像特征提取及特殊肿瘤图像配准时,算法的效果、精确度仍有进一步的提升空间。

(1)局部复杂形变人脑医学图像配准问题。影响人脑医学图像配准算法精确度的主要原因往往在于浮动图像和参考图像之间存在着局部复杂形变,多数配准算法都无法适应复杂形变配准过程中空间坐标的变化。例如,基于图像特征的 SIFT 算法具有运算效率高的特点,但SIFT 算法在进行点对之间匹配时,往往提取的特征点数量较少,进行图像间的坐标变换时容易造成对齐的精度不高,从而影响配准结果的精确度。而基于图像灰度的物理形变模型及基于函数插值模型对于局部复杂形变配准也表现不佳,不能达到实际临床应用中对配准精度的要求。

(2)人脑医学影像联合配准问题。随着计算机技术的不断发展,医学图像的种类越来越多,反映病灶的信息时可以相互补充。多模态联合配准一直是医学图像配准领域的一个重要环节,而不同影像学的医学图像灰度信息变化较大,所以基于图像灰度的配准算法在联合配准上表现不佳,例如,基于光流扩散模型的 Demons 算法,虽然具有较高的配准效率和准确度,但在处理多模态联合配准时,会形成大量的误配准及错误形变,得到的配准结果精度不佳。

(3)图像特征提取问题。传统图像特征提取算法往往达不到医学图像配准的要求,影响配准结果的精度。例如,人脑中存在大量脑脊液,该物质在核磁共振成像中呈现白灰色,占正常人脑体积的三分之一,然而脑脊液中并无局部像素突出区域,导致提取的特征点数目较少。

(4)特殊人脑图像配准问题。目前临床中部分人群患有特殊肿瘤疾病,但当前有关医学图像的大多数配准方法都是设计用于正常神经解剖学的正常图谱,将这些方法直接应用于肿瘤患者的图像,可能会导致肿瘤区域周围的配准较差,这是因为患者图像缺乏清晰的解剖细节。具体来说,在含有肿瘤的图像中,组织死亡和肿瘤出现引起了解剖学变化。此外,水肿和肿瘤浸润的混杂效应,导致图像强度的变化,使得寻找对应图像特征点变得非常困难。

因此,本章的研究目的是针对当前人脑医学图像配准技术面临的问题,提出能够应对局部复杂形变及影像学联合医学图像配准等问题的优化算法,提升医学图像配准结果的精确度。

4.1.3　主要研究内容和创新点

本章首先概括了研究背景、意义及国内外研究现状,并对医学图像配准算法分类进行了系统地归纳和总结,提出了两种人脑医学图像配准算法。

以下是本章的主要研究内容(见图4-1)和创新点。

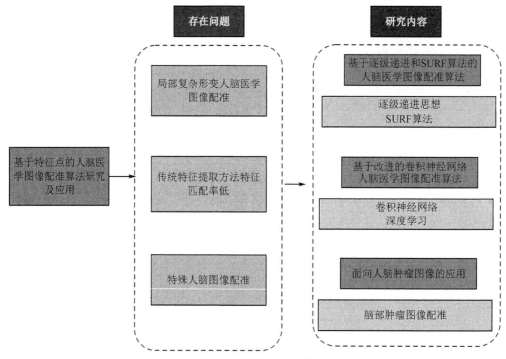

图4-1　研究内容概览

(1)针对局部复杂影像联合配准时存在较多伪特征点且配准率低的问题,提出了一种基于逐级递进和SURF算法的人脑医学图像配准算法(PI-SURF)。利用设置中间递进图像策略,对浮动图像和中间递进图像进行初始配准,得到粗配准结果;将粗配准结果与参考图像配准,得到精确图像配准结果。由粗到精循序渐进地对浮动图像进行空间变换,提升配准精确度。相较于对比算法,本章提出的PI-SURF算法具有更好的配准效果。

(2)针对传统特征提取方法在医学图像配准中存在特征匹配率低的问题,提出了一种基于改进的卷积神经网络人脑医学图像配准算法。卷积神经网络能够提取图像中深层次的特征点,但分析发现网络中池化层窗口大小的改变对于提取医学图像全局及边缘的特征点有较大影响,通过调整网络中池化窗口的大小,观察提取特征点区域及数量;然后通过在特征空间中寻找最近邻进行特征点匹配;最后结合空间变换和插值函数得到图像的配准结果。实验结果表明,改进后的网络能够提取到更多的图像特征点,提升了配准结果的精确度。

(3)针对特殊肿瘤图像配准难度大的问题,同时为了检验本章提出算法的可扩展性,将本章提出的算法应用于人脑肿瘤图像配准中,并结合图像融合算法将配准后的结果与脑部标准模板进行比对,以便查看肿瘤组织在人脑中的位置和体积。实验结果表明,本章提出的算法在特殊人脑配准中也能发挥较好的作用,具有诊断意义的肿瘤组织位置能够与标准模板对齐,加快医生的诊断效率。

4.2 配准研究理论基础

4.2.1 医学图像配准的概念

医学图像配准的概念可以理解为将不同视角、时间或者使用不同影像学设备获得的图像在同一个空间坐标系对齐。同时,在配准过程中,浮动(待配准)图像相对于参考(固定)图像进行空间坐标移动,如平移、旋转等更常见的变换目的是使浮动图像与参考图像能够匹配更紧密,使两幅图像中的像素点尽可能对齐,如图 4-2 所示。

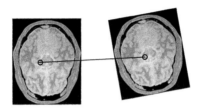

图 4-2 两幅图像特征对应点

另外,医学图像配准也可以定义为浮动图像和参考图像在空间和灰度上的映射。假设两幅图像分别表示为 I_1 和 I_2,$I_1(x,y)$ 和 $I_2(x,y)$ 分别表示浮动图像和参考图像中的像素值,则图像间的配准关系可以表示为

$$I_2(x,y) = I_1(f_x(x,y), f_y(x,y)) \qquad (4-1)$$

其中,f 表示二维空间坐标的变换函数。

4.2.2 医学图像配准的通用框架

20 世纪 80 年代,学者开始对医学图像配准的通用框架进行研究,并提出了众多不同的配准框架,它们的共同特点是仅适用于自身研究领域,不具备普遍适用性。直至 1992 年,国外学者 Brown 提出了图像配准的通用框架,主要包括特征空间、变换空间、搜索策略及相似性度量。配准流程概括为:特征空间获取浮动图像及参考图像中相似的关键点或像素值;变换空间利用得到的关键点获取变换参数,得到配准结果;利用相似性度量函数评价配准结果与参考图像的对齐程度,若收敛,则输出结果;反之,则搜索空间继续优化变换空间参数,直至收敛。医学图像配准的通用框架如图 4-3 所示。

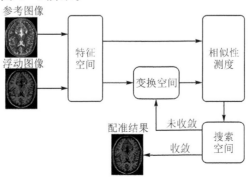

图 4-3 医学图像配准的通用框架

4.2.2.1　特征空间

特征空间是指从浮动图像和参考图像中提取的、可用于配准的特征。基于图像灰度的配准方法,其特征空间是图像的灰度值,而基于图像特征的配准方法,其特征空间是点、边缘、曲线、曲面等。例如,基于图像特征的脑图像配准,脑沟、脑边界条纹中比较明显的部分都有可能成为特征空间的一部分。特征提取阶段是图像配准的初始阶段,特征提取的好坏、数量对后续配准都有很大的影响。因此,特征空间在图像配准过程中具有重要地位。

4.2.2.2　变换空间

变换空间是指浮动图像向参考图像对齐的变换方式,图像空间变换方式可以分为刚体变换、仿射变换、投影变换及非刚体变换,每一种变换方式都具有自身特点及应用场景。不同的图像变换方式对应着不同的配准结果,例如,需要图像整体进行对齐,若图像内部局部区域位置不变,则选择变换参数少的刚体变换方式能够满足上述要求;若局部区域位置也需要变换,则刚体变换不能满足要求,可以选择仿射变换或投影变换。另外,若图像中每个像素点的位置都需要移动,则可以选择非刚体变换。

(1) 刚体变换。刚体变换是指浮动图像只是空间位置发生了改变,或者图像整体旋转一定角度,浮动图像中的任意两个像素点或者点之间连线的相对位置在空间变换前后没有发生任何改变。刚体变换在二维空间中只有三个参数,包括旋转角度和平移参数,是图像变换方式中参数最少和形式最简单的,其变换公式为

$$\begin{bmatrix} x' \\ y' \end{bmatrix} = \begin{bmatrix} \cos\theta & \sin\theta \\ -\sin\theta & \cos\theta \end{bmatrix} \times \begin{bmatrix} x \\ y \end{bmatrix} + \begin{bmatrix} t_x \\ t_y \end{bmatrix} \qquad (4-2)$$

其中,θ 表示旋转角度;t_x 和 t_y 表示平移参数。

(2) 仿射变换。经过仿射变换的浮动图像不仅空间位置坐标发生了改变,而且图像会发生一些扭曲,仿射变换可以理解为刚体变换与图像缩放的结合。相较于刚体变换而言,仿射变换由 6 个变换参数组成,并且浮动图像中的两条平行线对应仿射变换后的两条新线,这两条线永不相交,其变换公式为

$$\begin{bmatrix} x' \\ y' \end{bmatrix} = \begin{bmatrix} R_{00} & R_{01} \\ R_{10} & R_{11} \end{bmatrix} \times \begin{bmatrix} x \\ y \end{bmatrix} + \begin{bmatrix} t_x \\ t_y \end{bmatrix} \qquad (4-3)$$

需要求取的参数有变换参数 R_{00}、R_{01}、R_{10}、R_{11} 和位移参数 t_x、t_y。

(3) 投影变换。投影变换是指一幅图像相对平面发生倾斜,经过投影变换后的图像内部直线并没有发生改变,仍然为直线,但平行关系可能被破坏。相较于前两种空间变换类型,投影变换拥有更多的变换参数,应用范围更广,其变换公式为

$$\begin{bmatrix} x' \\ y' \\ 1 \end{bmatrix} = \begin{bmatrix} R_{00} & R_{01} & R_{02} \\ R_{10} & R_{11} & R_{12} \\ R_{20} & R_{21} & R_{22} \end{bmatrix} \times \begin{bmatrix} x \\ y \\ 1 \end{bmatrix} \qquad (4-4)$$

其中,$\begin{bmatrix} R_{00} & R_{01} & R_{02} \\ R_{10} & R_{11} & R_{12} \\ R_{20} & R_{21} & R_{22} \end{bmatrix}$ 是投影矩阵。

(4) 非刚体变换。当图像不仅发生了几何位置的变换,还发生了弯曲、缩放、投影变换,则这样的变换称为非刚体变换。非刚体变换是图像变换类型中涉及参数最多、变换最丰富的模

型,其变换公式为

$$(x',y') = F(x,y) \tag{4-5}$$

其中,F 表示映射函数,二维空间中点(x,y)由非刚体变换到点(x',y')的公式为

$$x' = a_{00} + a_{10}x + a_{01}y + a_{20}x^2 + a_{11}xy + a_{02}y^2 + \cdots$$
$$y' = b_{00} + b_{10}x + b_{01}y + b_{20}x^2 + b_{11}xy + b_{02}y^2 + \cdots \tag{4-6}$$

在图像配准过程中,选择不同的空间变换方式代表不同的变换类型。对于不同的医学图像,选取合适的空间变换方式能提高配准结果的精确度,例如,对于颅骨医学图像选取刚体变换能够满足其整体对齐要求,而对于脑部组织的配准就必须选取变换类型丰富和参数多的非刚体变换才能满足其对配准精确度的要求。图像变换类型如表 4-1 所列。

表 4-1　图像变换类型

变换类型	平移	旋转	反转	缩放	投影	扭曲
刚体变换	√	√	√			
仿射变换	√	√	√	√		
投影变换	√	√	√	√	√	
非刚体变换	√	√	√	√	√	√

4.2.2.3　搜索策略

搜索策略在变换空间内以相似性度量为评判依据,对其图像变换参数进行最优化,从而使配准精确度更好。选择合适的搜索策略能够提升配准效率,常见的搜索策略如下。

(1) Powell 算法

基本 Powell 算法的思想是将整个优化过程分成多个阶段执行,每一个阶段由 $n+1$ 次一维搜索组成。算法的每个阶段中,先依次沿着已知的 n 个方向搜索,获取 1 个最优点;然后沿着本阶段起始点与该最优点的连线方向进行搜索,目的是得到这一阶段的最优点;接着改变起始点,构造新的搜索方向,开始下一阶段的迭代。Powell 算法的实现步骤如下:

① 设置误差值 $\varepsilon(\varepsilon > 0)$,起始点为 $x^{(0)}$,选取 n 个线性无关的方向 $d^{(1,1)}, d^{(1,2)}, \cdots, d^{(1,n)}$,使得 $k=1$。

② $x^{(k,0)} = x^{(k-1)}$,从 $x^{(k,0)}$ 出发,依次沿 $d^{(k,1)}, d^{(k,2)}, \cdots, d^{(k,n)}$ 进行一维搜索,获取点 $x^{(k,1)}, x^{(k,2)}, \cdots, x^{(k,n)}$;再从 $x^{(k,n)}$ 出发,沿方向 $d^{(k,n+1)} = x^{(k,n)} - x^{(k,0)}$ 进行一维搜索,得到点 $x^{(k)}$。

③ 若 $\| x^{(k,0)} - x^{(k-1)} \| < \varepsilon$,则不继续搜索点 $x^{(k)}$;否则,令 $d^{(k+1,j)} = d^{(k,j+1)} (j=1,2,\cdots,n,k=k+1)$,返回步骤②。

(2) 遗传算法

遗传算法是一种自适应启发式算法,其主要思想来源于自然选择和遗传学。通过模拟连续一代个体之间的生存来解决问题,其中一代人由一群人组成,这些人代表了搜索空间中可能的解决方案。遗传算法实现流程如图 4-4 所示。

(3) 牛顿法

牛顿法为非线性优化问题提供了解决方法,当需要优化一个目标函数时,利用迭代点处的一阶导数和二阶导数对目标函数进行二次函数近似操作,然后把二次模型的极小点作为新的

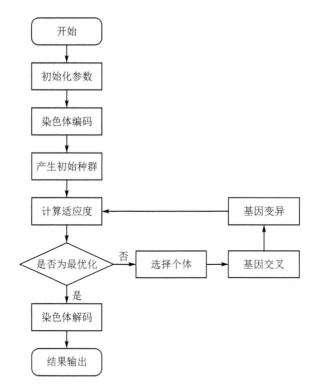

图 4 - 4　遗传算法的实现流程

迭代点,不断重复上述过程,直到满足精度要求的近似极小值。牛顿法的实现步骤如下:

① 给定初值 x_0 和精度阈值 ε,并令 $k=0$。

② 令 $x^{(k,0)}=x^{(k-1)}$,从 $x^{(k,0)}$ 出发进行一维搜索,得到点 $x^{(k)}$。

③ 若 $\parallel g_k \parallel < \varepsilon$,则停止迭代;否则,确定搜索方向 $d_k = -H_k^{-1}g_k$。

④ 计算新的迭代点 $X_{k+1}=X_k+d_k$。

⑤ 令 $k=k+1$,转至步骤②。

(4) 蚁群算法

蚁群算法是一种经典优化算法。研究者通过观察发现,蚁群中的一名成员在寻找食物的过程中,其会在经过的路径上留存一种特殊的信息素,而蚁群的其他成员能够感知,并继续留存信息素,随着大量蚁群成员的经过,路径中的信息素会越来越多,说明该路径是获取食物的最短距离。受蚁群觅食寻找最短路径启发,研究者提出了解决参数优化问题的蚁群算法。蚁群算法的实现流程如图 4 - 5 所示。

4.2.2.4　相似性度量

图像配准过程中选取合适的相似性度量函数是必不可少的一个环节。通俗来说,相似性度量是用来评价浮动图像和参考图像对齐程度的指标,同时评估搜索空间的优化结果好坏。选取的相似性度量函数如下。

(1) 互信息(Mutual Information,MI),是一种经典的衡量图像配准结果的度量函数。其定义为

$$\mathrm{MI}(R,F)=H(R)+H(F)-H(R,F) \tag{4-7}$$

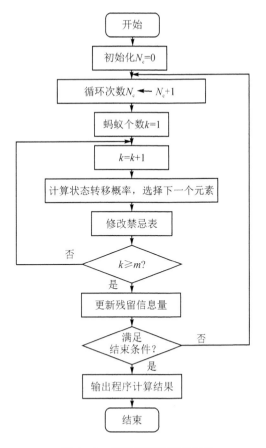

图 4 - 5 蚁群算法的实现流程

其中，$H(R)$、$H(F)$ 分别代表参考图像 R、浮动图像 F 包含的信息，即如式（4 - 10）所示：

$$H(R) = -\sum P_R(r)\log_2 P_R(r) \tag{4-8}$$

$$H(F) = -\sum P_F(f)\log_2 P_F(f) \tag{4-9}$$

$H(R,F)$ 为参考图像 R 和浮动图像 F 的联合熵，其定义为

$$H(R,F) = -\sum P_{R,F}(r,f)\log_2 P_{R,F}(r,f) \tag{4-10}$$

（2）归一化互信息（Normal Mutual Information，NMI）是在互信息基础上进行相关改进的度量函数。相较于原始的互信息，归一化互信息评价图像配准结果更加精确，其定义为

$$\mathrm{NMI}(R,F) = \frac{H(R)+H(F)}{H(R,F)} \tag{4-11}$$

（3）归一化互相关系数（Normalized Correlation Coefficient，NCC）是图像配准中一种常用的配准结果指标。它的取值范围最大为 1，最小为 0。其定义为

$$\mathrm{NCC}(R,F) = \frac{\sum_{x=1}^{m}\sum_{y=1}^{n}(R(x,y)-\bar{R})(F(x,y)-\bar{F})}{\sqrt{\left(\sum_{x=1}^{m}\sum_{y=1}^{n}(R(x,y)-\bar{R})\right)^2}\sqrt{\left(\sum_{x=1}^{m}\sum_{y=1}^{n}(F(x,y)-\bar{F})\right)^2}} \tag{4-12}$$

（4）均方差（Mean Square Difference，MSD），结合其他评价指标，综合判断图像配准结

果,其定义为

$$\mathrm{MSD} = \frac{\sum_{x=1}^{m}\sum_{y=1}^{n}(R(x,y)-F(x,y))^{2}}{N} \quad\quad (4-13)$$

对不同算法的对比采用配对准确率指标进行,其定义为

$$r_{\mathrm{correct}} = \frac{n_1}{n_2}\times 100\% \quad\quad (4-14)$$

其中,r_{correct} 表示浮动图像和参考图像之间的特征点配对准确率,两幅图像的正确特征点越多,求得结果越大;n_1、n_2 分别代表提取到的特征点配对数和正确配对对数。

4.2.3　人脑图像数据集

4.2.3.1　单模态图像数据集

该图像数据集来源为蒙特利尔神经医学部 BrainWeb 数据库,该数据库被较多的图像配准领域研究者使用。它包含正常和非正常两种解剖模型的人脑核磁共振图像数据,同时提供三种模态(T1 加权、T2 加权及 PD 加权)下不同的切片厚度、噪声水平和灰度不均匀水平的MR 图像。BrainWeb 图像数据集样本图像如图 4-6 所示。

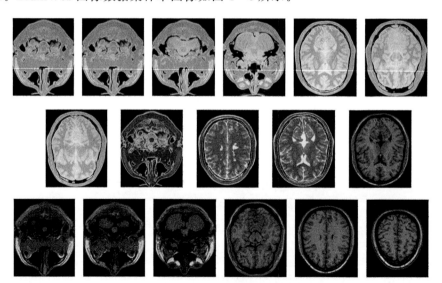

图 4-6　BrainWeb 图像数据集样本图像

4.2.3.2　多模态图像数据集

该图像数据集采用 Kaggle 官方提供的人脑 MR 图像和 CT 图像数据集。Kaggle 是一个为全球研究者提供数据科学工作相关代码和数据的平台,企业和个人可将自身研究数据发布在上面。目前,该平台包含超过 50 000 个公共数据集,研究者借助其数据可以在短时间内完成任何分析。文中将这个图像数据集记为 Kaggle 图像数据集。Kaggle 图像数据集样本图像如图 4-7 所示。

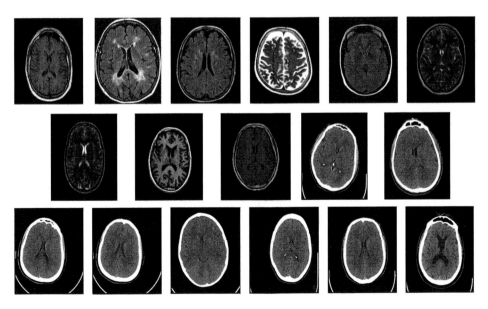

图 4 - 7　Kaggle 图像数据集样本图像

4.3　基于逐级递进和 SURF 算法的人脑医学图像配准算法

SURF 算法广泛应用于图像特征提取中,是一种非常著名的特征提取算法。虽然 SURF 算法具有较好的图像特征提取能力,但应用于医学图像进行特征提取时提取的特征点数目较少,并且在特征点匹配阶段容易发生误匹配,影响配准精度。针对局部复杂影像联合配准时存在较多伪特征点且配准率低的问题,本节提出了一种基于逐级递进和 SURF 算法的人脑医学图像配准算法(PI - SURF)。该算法利用浮动图像和参考图像生成中间递进图像,对浮动图像和中间递进图像进行粗配准,为减小图像间的差异,利用粗配准结果图像与参考图像进行精确配准,进一步提高配准精度。与现有的算法(互信息算法、Demons 算法、Demons＋B 样条算法、SURF 算法)相比,本节提出的算法不仅具有优异的图像特征提取能力,而且改善了图像配准效果。

4.3.1　SURF 算法

SURF 算法是 SIFT 算法的改进版,相较于 SIFT 算法,SURF 算法提升了特征匹配效率且保持了较高的匹配率。在众多特征提取算法中,SURF 算法适应性强,在遥感图像领域也有较好的应用。该算法主要包括特征点提取、特征点描述和特征点匹配三个部分。算法流程如下。在图像特征点的提取中,SURF 算法通过积分图像快速计算盒子滤波器,目的是逼近二阶高斯函数,同时,采用 Hessian 矩阵对图像特征点进行局部化处理,加快特征点提取。Hessian 矩阵的定义为

$$\boldsymbol{H}(f(x,y))=\begin{bmatrix} \dfrac{\partial^2 f}{\partial x^2} & \dfrac{\partial^2 f}{\partial x \partial y} \\[3mm] \dfrac{\partial^2 f}{\partial x \partial y} & \dfrac{\partial^2 f}{\partial y^2} \end{bmatrix} \tag{4-15}$$

另外,利用非极大值抑制方法将特征点定位在尺度空间和图像空间邻域内;在特征点描述符的构造中,首先求取特征点的主方向,然后将特征点的邻域旋转到主方向,对特征点进行描述;在特征点的匹配中,通过计算不同位置特征点描述符的欧式距离来确定两幅图像中的点是否匹配。

4.3.2　逐级递进思想

针对多模态图像配准精确度低的问题,苏孟超等人提出了一种基于 SURF 和光流场的医学图像配准方法。该算法采用分级配准的思想,采用 SURF 算法对浮动图像和参考图像提取特征点并进行匹配,使用最小二乘法获取图像空间变换参数,目的是使浮动图像向参考图像对齐,得到初始配准结果;为了提升图像配准的精确度,使用基于图像灰度的 Horn - Schunk 模型计算粗配准结果与参考图像之间的光流场,获取图像变换的变换模型参数,同时利用双线性插值函数对结果进行插值操作,以得到精确度更高的配准结果。

根据上述算法思路,本节提出了逐级递进思想。虽然 SURF 算法具有快速获取图像特征点的优势,但在医学图像的配准过程中存在特征点匹配率低的问题。产生这种情况的原因是:该算法直接对原图像进行操作,医学图像中某些组织的特征不明显,导致 SURF 算法获取图像特征点不成功,图像特征点数量和匹配准确度下降,影响匹配结果。因此,可以采用生成中间递进图像,利用逐级递进配准的方式,改善图像配准结果。在算法预处理阶段,利用浮动图像和参考图像生成多个中间递进图像,选取合适的中间递进图像和浮动图像,采用 SURF 算法对两幅图像进行特征点匹配,仿射变换对图像进行空间坐标变换、三线性插值操作得到初始结果;利用得到的初始配准结果结合参考图像,重复利用 SURF 算法进行图像特征点匹配、空间坐标变换等操作,进一步提升配准精度。

4.3.3　基于逐级递进和 SURF 算法的人脑医学图像配准算法

本节基于逐级递进思想,利用浮动图像和参考图像构建中间递进图像,采用 SURF 算法提取浮动图像和参考图像间的特征点,结合变换函数及插值函数得到初始图像配准结果;然后利用生成的配准结果图像与参考图像再进行精确配准,进一步缩小图像间差异,提高配准的精确度。具体步骤如下。

(1) 对待配准的浮动图像 F 和参考图像 R 的每个对应像素点求平均值,生成的结果图像为两幅图像的中间递进图像 M_0,即

$$M_0(x,y) = \frac{F(x,y) + R(x,y)}{2} \tag{4-16}$$

(2) 利用中间递进图像 M_0、待配准的浮动图像 F 和参考图像 R 重复步骤(1),生成中间递进图像 $M_1, M_2, \cdots, M_7, \cdots$,通过实验选取中间递进图像 M_7 作为中间配准过程中的参考图像。

(3) 对待配准的浮动图像 F 和中间递进图像 M_7 提取图像特征点。首先,采用积分图像快速计算矩形区域的像素和,假设图像中的任一点 (x,y) 的灰度值为 $I(x,y)$,则对应的积分图像值 $I_\Sigma(x,y)$ 的定义为

$$I_\Sigma(x,y) = \sum_{x' \leqslant x, y' \leqslant y} I(x',y') \tag{4-17}$$

同时利用 Hessian 矩阵进行特征点提取,图像的每一个像素点(x,y)都有对应的 Hessian 矩阵,其定义为

$$H(x,y,\sigma) = \begin{bmatrix} L_{xx}(x,y,\sigma) & L_{xy}(x,y,\sigma) \\ L_{xy}(x,y,\sigma) & L_{yy}(x,y,\sigma) \end{bmatrix} \quad (4-18)$$

其中,$L_{xx}(x,y,\sigma)$、$L_{xy}(x,y,\sigma)$ 和 $L_{yy}(x,y,\sigma)$ 分别表示高斯二阶偏导数在像素点(x,y)处与原图像的卷积,二维高斯核函数为

$$g(x,y,\sigma) = \frac{1}{2\pi\sigma^2}\exp\left(-\frac{x^2+y^2}{2\sigma^2}\right) \quad (4-19)$$

式中,σ 为标准差。构建 Hessian 矩阵的目的是生成图像稳定的边缘点,在构造 Hessian 矩阵前需要对图像进行高斯平滑,然后求二阶导数,当 Hessian 矩阵的判别式取得局部极大值时,判定当前点是比周围邻域内其他点更亮或更暗的点,由此来定位关键点。SURF 算法为了保持图像大小不变,利用尺度递增的盒子滤波器与图像卷积建立图像金字塔,形成尺度空间。将经过 Hessian 矩阵处理的每个像素点与二维图像空间和尺度空间邻域内的 26 个点进行比较,初步定位出关键点,再滤除能量比较弱及错误定位的关键点,筛选出最终稳定的特征点。

(4) 经过上述的特征点提取后,所有的特征点会构成一个圆形区域,并计算在 x 轴方向和 y 轴方向上的 Haar 小波响应方向,具体计算过程为:使用积分图像计算 x 轴方向和 y 轴方向上的 Haar 小波,当得到 Haar 小波响应结果后,再以特征点为中心($\sigma=2.5$)的高斯函数对其进行加权,然后在特征点周围选取正方形邻域,将其水平方向和垂直方向 Haar 小波响应相加,计算主导方向,同时为了确定特征点描述符的最终方向,选择正方形邻域内 Haar 小波响应中 $\pi/3$ 范围内得到的最大值来描述特征点的方向,并且把正方形邻域分为 16 个子区域,统计每个子区域水平方向和垂直方向的 Haar 小波特征,计算每个子区域 Haar 小波特征的水平方向值的和、水平方向绝对值的和、垂直方向值的和、垂直方向绝对值的和,构成 $16\times4=64$ 维特征向量。完成图像的采集后,建立图像的特征点数据库,每个特征点的数据结构包括位置坐标、尺度、方向和特征向量,目的是为图像的每个特征点在数据库中逐个匹配。对于浮动图像中的每一个特征点,计算参考图像中全部特征描述符的欧式距离,欧式距离越短,代表两个特征点的匹配度越好。若浮动图像 F 和中间递进图像 M_r 的特征点分别为 $x=(x_1,x_2,\cdots,x_n)$,$x'=(x_1',x_2',\cdots,x_n')$,则 x 和 x' 的欧式距离计算公式为

$$\text{dist} = \sqrt{\sum_{i=1}^{n}(x_i - x_i')^2} \quad (4-20)$$

(5) 对两幅图像的特征点逐一进行匹配后,采用变换空间中仿射变换方式对浮动图像进行空间坐标变换,获取变换结果后,对图像进行重新采样和插值操作,得到配准结果。

(6) 将初始配准结果作为精配准过程中的浮动图像与参考图像,重复步骤(3)~(5),从而对浮动图像进一步精确配准,获取最终的配准图像。

本节采用逐级递进结合 SURF 算法实现人脑医学图像配准任务,利用生成的多个中间递进图像,采用逐级配准思想,渐进式地提升图像配准精度,整个配准流程如图 4-8 所示。

4.3.4　实验结果与分析

为了验证本节提出算法的准确性与有效性,通过对递进图像的选择、两幅图像间特征点匹配和差异进行实验,分别对 MR-MR 单模态与 CT-MR 多模态人脑医学图像进行配准实验。

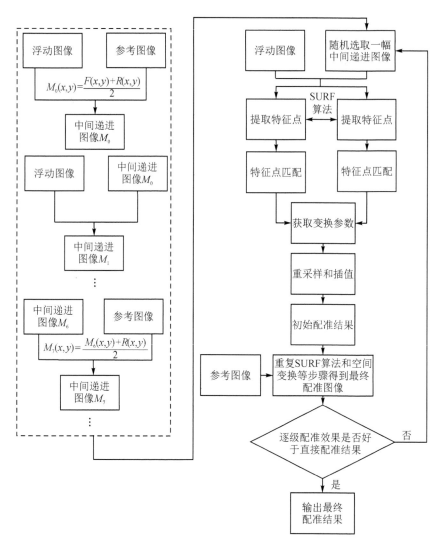

图 4 - 8　基于逐级递进结合 SURF 算法的人脑医学图像配准流程

在此随机选取 20 组被试图像（T1 和 PD 加权的 MR 图像），大小为 181×217，切片厚度为 1 mm，噪声水平为 0。另外，随机选择 20 组 MR 和 CT 被试图像，大小为 225×225。实验环境为 Windows10 操作系统、MATLABR 2019a 及 PyCharm 软件、Intel（R）Core（TM）i7 - 10700K CPU@5.1GHz 处理器及 32 GB 内存。

4.3.4.1　递进图像的选择

研究采用生成中间递进图像，并利用逐级递进配准方式完成浮动图像和参考图像间的配准，中间递进图像的选择直接影响最终的图像配准的精确度。因此将浮动图像和参考图像通过式（4 - 16）进行运算得到中间递进图像 M_0，再结合浮动图像和中间递进图像 M_0 进行运算生成中间递进图像 M_1，依次类推生成递进图像 $M_2 \sim M_9$。利用生成的递进图像作为参考图像和浮动图像进行粗配准，得到粗配准结果，再将得到的粗配准结果和参考图像进行精配准获取最终配准结果，通过计算最终配准结果和参考图像之间的 MI 值、NCC 值、MSD 值和 NMI 值，得到中间递进图像 $M_0 \sim M_9$ 的上述 4 个评价指标结果，如图 4 - 9 所示。

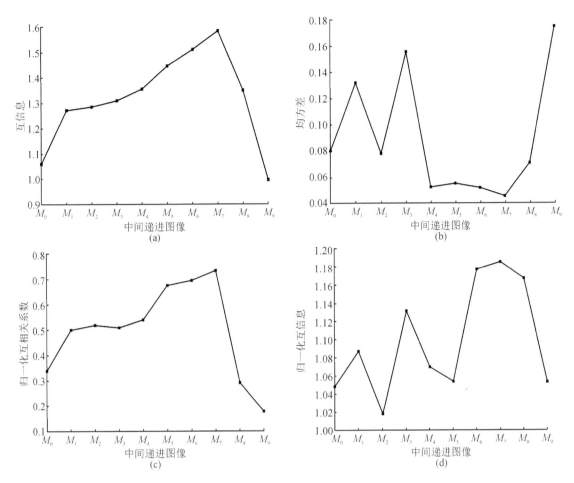

图 4 - 9   中间递进图像的 4 个评价指标结果

从图 4 - 9 中可以看出,选择 M_7 作为中间递进图像得到的图像配准结果的各个评价指标要优于其他中间递进图像。另外,图 4 - 9(b) 中 M_7 的 MSD 值最小,MSD 值越小,表明两幅图像配准精确度越高。此外,采用中间递进图像 M_8 和 M_9 得到的最终配准效果相较于 M_7 有较大程度下降,原因在于随着生成的中间递进图像越多,进行粗配准得到的图像边缘特征点的效果越不理想,影响了空间变换参数的选择,从而降低了图像配准结果的精确度。因此,选择图像 M_7 作为中间递进图像来完成逐级图像配准。

4.3.4.2   图像特征点匹配和差异实验结果

利用 SURF 算法对浮动图像和参考图像进行特征点的提取,实现两幅图像间对应特征点的匹配。将浮动图像向参考图像直接配准得到的特征点匹配效果如图 4 - 10(a) 所示。基于逐级递进的人脑医学图像配准算法特征点匹配效果如图 4 - 10(b) 和图 4 - 10(c) 所示。

对比图 4 - 10 所示的三种效果可以看出,如果两幅图像选择直接配准,则 SURF 算法提取到的两幅图像边缘特征点较少,从而影响图像边缘配准效果,如图 4 - 10(a) 所示。另外,在图像内部特征点的匹配中,存在浮动图像中多个特征点同时指向参考图像同一个特征点的情况,因此获取的浮动图像空间变换参数不准确,大大降低了两幅图像的配准精度。相反,提出的逐级递进配准算法利用生成的中间递进图像,先将浮动图像与递进图像进行粗配准,获取更多的

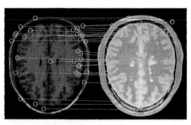

(a) 直接配准

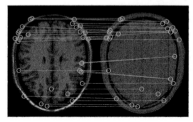

(b) 粗配准

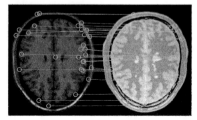

(c) 精配准

图 4 - 10　图像特征点匹配效果

图像边缘特征点个数，进而改善了图像边缘匹配效果，如图 4 - 10(b)所示。然后利用生成的粗配准图像与参考图像进一步精确配准，降低图像内部特征点匹配错误率，从而提升图像整体配准的准确度，如图 4 - 10(c)所示。

　　另外，为了验证采用中间递进图像配准后，浮动图像与参考图像间的差异减小，这里采用图像间做差的方式观察差异效果。图 4 - 11 为图像间差异对比效果图。通过对比发现，相较于配准前，利用中间递进图像得到的配准后图像与参考图像间的重合度更高，如图像边缘重合，说明采用逐级递进的配准策略使得图像间的差距越来越小。

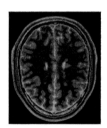

(a) 配准前

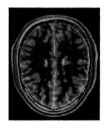

(b) 配准后

图 4 - 11　图像间差异对比效果

4.3.4.3　单模态图像配准结果

　　单模态配准实验中部分图像如图 4 - 12 所示。其中，图 4 - 12(a)选取 MRI - T1 加权图像作为浮动图像 F，图 4 - 12(b)选取 MRI - PD 图像作为参考图像 R。对每种对比算法，统计其互信息、归一化相关系数、均方差和归一化互信息的均值。图 4 - 12(c)～图 4 - 12(g)分别为基于互信息算法、Demons 算法、Demons＋B 样条算法、SURF 算法和 4.3.3 节所提算法对浮动图像配准后的结果。

　　单模态图像配准实验结果如表 4 - 2 所列。对比互信息算法、Demons 算法及 Demons＋B 样条算法，4.3.3 节所提算法在互信息、归一化相关系数及归一化互信息上均得到了一定的提升。另外，相较于原始的 SURF 算法，4.3.3 节所提算法采用中间递进图像进行渐进式图像配准，在各项配准评价指标上均表现良好。

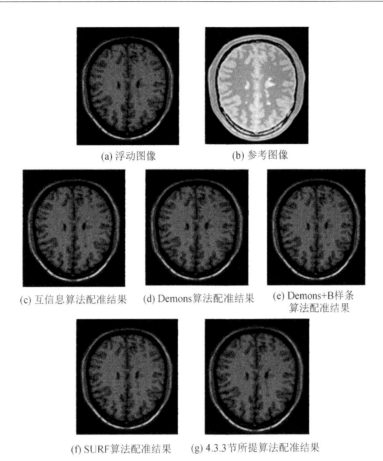

(a) 浮动图像　　　　　　　(b) 参考图像

(c) 互信息算法配准结果　　(d) Demons算法配准结果　　(e) Demons+B样条
　　　　　　　　　　　　　　　　　　　　　　　算法配准结果

(f) SURF算法配准结果　　(g) 4.3.3节所提算法配准结果

图 4 - 12　单模态图像配准结果

表 4 - 2　单模态图像配准实验结果

配准算法	配准结果评价指标			
	MI	NCC	MSD	NMI
互信息算法	1.439 4	0.770 3	0.071 0	1.114 9
Demons 算法	2.072 6	0.838 9	0.105 4	1.197 1
Demons＋B 样条算法	2.084 5	0.661 7	0.109 4	1.197 8
SURF 算法	1.715 6	0.814 2	0.019 7	1.155 9
4.3.3 节所提算法	2.257 7	0.921 9	0.008 2	1.216 1

4.3.4.4　多模态图像配准结果

多模态图像配准结果如图 4 - 13 所示。多模态图像配准实验结果对比如表 4 - 3 所列。综合表 4 - 3 内各项评价指标的平均值,可以看出提出的 PI - SURF 算法在 MI、NCC、MSD、NMI 上均优于对比算法。

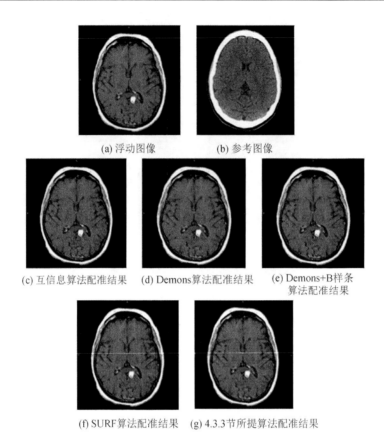

(a) 浮动图像　　(b) 参考图像

(c) 互信息算法配准结果　(d) Demons算法配准结果　(e) Demons+B样条算法配准结果

(f) SURF算法配准结果　(g) 4.3.3节所提算法配准结果

图 4-13　多模态图像配准结果

表 4-3　多模态图像配准实验结果对比

配准算法	配准结果评价指标			
	MI	NCC	MSD	NMI
互信息算法	1.317 2	0.654 3	0.069 5	1.161 7
Demons 算法	1.271 2	0.663 4	0.067 7	1.155 9
Demons＋B样条算法	1.325 5	0.683 7	0.063 2	1.160 9
SURF 算法	1.373 3	0.584 7	0.060 0	1.153 9
4.3.3节所提算法	1.586 1	0.733 4	0.052 1	1.176 9

　　单模态和多模态实验配准结果表明，4.3.3 节所提算法与互信息算法、Demons 算法、Demons＋B样条算法和 SURF 算法相比，在配准精度方面得到了一定幅度的提升，主要原因是 4.3.3 节所提算法利用参考图像与浮动图像生成了中间递进图像，采取了渐进式图像配准方式，可以提取到更多关于两幅图像间的特征点，从而进一步提升配准结果的精度。

4.3.4.5　实验结果分析

　　从上述结果可以看出，基于逐级递进结合 SURF 算法图像配准框架的准确性比其他配准方法的准确性更高，这证实了逐级递进配准机制的有效性。本节首先讨论配准机制对配准算法的影响,然后分别讨论了 4.3.3 节所提算法与其他配准算法的区别。

采用逐级递进配准机制是 4.3.3 节所提算法的关键。如图 4 - 10(a)所示,浮动图像直接向参考图像配准,两幅图像获取的对应特征点匹配对数较少,这是因为 SURF 算法通过计算图像中的极值点,并将它作为特征点来完成两幅图像特征点匹配的过程,在这一过程中有一些特征点,如亮区域的暗点或者暗区域的亮点没有被 SURF 算法检测到,导致一些关键图像特征点丢失。在图 4 - 10(a)中,浮动图像和参考图像之间的特征点配准对对数为 30 对,其中误配对对数为 16 对,正确配对对数为 14 对,配对正确率为 47%,配准结果的精度不高。然而,采用逐级递进配准机制,通过生成中间递进图像,让浮动图像与中间递进图像进行粗配准,两幅图像特征点匹配结果如图 4 - 10(b)所示。其中,浮动图像和中间递进图像之间的特征点配准对对数为 30 对,误配对对数为 7 对,正确配对对数为 23 对,配对正确率为 77%。接下来将初始图像配准结果继续与参考图像进行特征点的匹配,匹配结果如图 4 - 10(c)所示。其中,浮动图像和中间递进图像之间的特征点配准对对数为 29 对,其中误配对对数为 13 对,正确配对对数为 16 对,配对正确率为 55%。从上述数据可以看出,相较于将浮动图像直接向参考图像配准,采用逐级递进配准机制后,两幅图像之间特征点配准对数在粗配准阶段正确配对对数相同,误配对对数减少了 9 对,正确配对对数增加了 9 对,配对正确率增加了 30%。经过图像的初始配准之后,在两幅图像精配准过程中,虽然特征点配对对数有所减少,但正确配对对数增加,其中配对正确率增加了 8%。另外,相较于两幅图像间的直接配准,4.3.3 节所提算法中的浮动图像经过粗配准和精配准之后,解决了多个特征点同时指向一个特征点的问题,为接下来的空间变换提供了可靠的变换参数。

研究中的对比算法中,包括基于图像灰度的配准算法,如互信息算法、Demons 算法和 Demons+B 样条算法。基于互信息的图像配准算法是一种经典的图像配准方法,利用互信息作为两幅图像间的相似性度量函数,同时结合其他的优化函数和空间变换方式完成图像间配准,但仅仅依靠互信息作为评判标准时,当浮动图像和参考图像间出现重叠区较小的情况时,影响最终配准结果。基于 Demons 算法和 Demons+B 样条算法的图像配准算法利用图像间灰度守恒原理得到浮动图像的形变场,但在多模态图像配准中,不同模态的图像灰度信息不同,因此不能使用单一的计算图像形变场的方式。SURF 算法是基于图像特征的配准算法,它具有运算效率高的特点,能有效节约配准时间。采用逐级递进配准机制,虽然算法的时间和空间复杂度有所增加,但提升了图像配准结果的精确度。

4.4　基于改进的卷积神经网络人脑医学图像配准算法

近些年,深度学习技术在各个领域都取得了不错的成绩,包括目标检测、特征提取、图像分割、图像分类、图像去噪和图像重建等方面。同时,深度学习技术在图像配准上的应用也有较快的发展。例如,利用深度学习技术对图像中深层次特征进行提取,让选择特征的方式更加灵活,有利于配准效果的提升。同时,也可以通过神经网络学习两幅图像配准后的误差,构建配准误差图,对配准误差进行估计,目的是提升配准的精确度。针对传统特征提取方法在医学图像配准中的特征匹配率低的问题,本节提出了一种基于改进的卷积神经网络(CNN)人脑医学图像配准算法。采用改进的卷积神经网络提取脑图像中的特征点,并生成特征点描述符,通过在特征空间中寻找最近邻进行特征点匹配,最后结合空间变换和插值函数可得到图像的配准结果。

4.4.1　卷积神经网络介绍

　　20 世纪末,人类神经系统科学家通过模仿人类大脑神经系统,提出了神经网络的概念。卷积神经网络训练模型的过程类似于人们在日常生活中学习新鲜事物。比如,学习新事物时,通过眼睛成像刺激大脑中的视觉神经,并激活一系列神经元,在神经系统中的不同部位通过神经元传递看到的事物概念。信号从最初的眼睛经过抽象和传输,最终到达大脑,这个传输过程是不间断进行的,通过不间断的训练,高层次的有意义的信号才能够进行转换,这样大脑再识别物体时就更加准确。同理,神经网络通过不断地迭代来识别图像中有价值的像素信息,提高识别的准确率。1998 年,LeCun 和 Bottou 提出了一种卷积神经网络模型并将其命名为 LeNet – 5,用手写数字数据集进行测试,并取得了良好的效果。LeNet – 5 卷积神经网络主要包括图像输入层、卷积层、池化层、全连接层及结果输出层。其中,卷积层的作用是对图像关键位置特征进行提取,如手写数字特征局部信息等,通过卷积层提取到的特征须经过激活函数进行筛选,滤除不相关的特征;接着图像特征进入池化层,设置池化层的主要目的就是减少参数量,加快整个网络的运行效率,同时防止模型过度拟合;全连接层的功能是对卷积层和池化层中得到的特征结果进行维度上的改变,目的是得到每个分类类别对应的概率值。近些年,随着人工智能技术的快速发展使得该模型重新得到研究者的关注。目前,卷积神经网络在图像处理、生物医学、工业生产等领域发挥着重要作用。

4.4.2　基于改进的卷积神经网络人脑医学图像配准算法

　　基于卷积神经网络强大的特征提取能力,本节提出了一种改进的卷积神经网络人脑医学图像配准算法。首先利用脑 MR 图像数据集,采用改进的 CNN 生成大量的特征点和特征描述符,然后在特征空间中寻找最近邻来完成特征点匹配,最后将图像进行空间坐标变换和插值函数操作实现图像配准。

　　具体步骤如下。

　　(1) 提取特征点。将 VGGNet – 16 作为 CNN 框架,选择使用在 ImageNet 数据集上训练的 VGGNet – 16 网络,目的是提取更多的图像特征信息。使用 VGGNet – 16 网络进行图像特征提取,不需要全连接层及 SoftMax 层,同时为了保证卷积核具有适当大小的感受野,减少计算量,将输入的图像大小统一调整为 224×224。VGGNet – 16 网络架构如图 4 – 14 所示。

　　另外,选择不同网络层来构建图像的特征描述符,其中考虑的主要因素为卷积滤波器的普遍性和感受野的大小。因此选择 Pool3 层、Pool4 层及 Pool5 层提取图像特征。Pool3 输出直接形成 Pool3 的特征映射 f_1;Pool4 输出直接形成 Pool4 的特征映射 f_2;Pool5 输出直接形成 Pool5 的特征映射 f_3。

　　图 4 – 15 表示图像特征描述符与特征点在 32×32 的正方形区域中的分布。三角形点表示 Pool3 层特征描述符,处于 8×8 的正方形区域中,并将每个区域的中心视为一个特征点。圆形点表示 Pool4 层特征描述符,处于 16×16 的正方形区域中,每个描述符由 4 个特征点共享。正方形点表示由 16 个特征点共享的 Pool5 层特征描述符。

　　在获得 f_1、f_2、f_3 后,需要将特征映射标准化为单位方差,计算公式为

$$f_{\text{norm}\_i} \leftarrow \frac{f_i}{\sigma(f_i)}, i = 1, 2, 3 \tag{4-21}$$

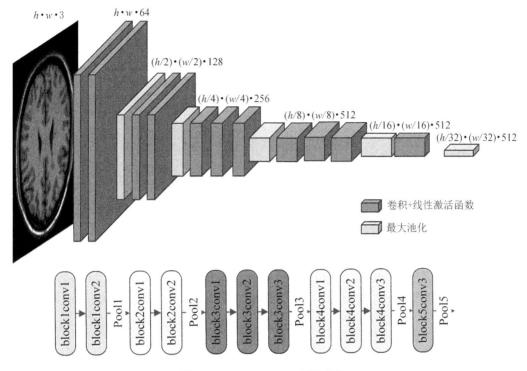

图 4 - 14　VGGNet - 16 网络架构

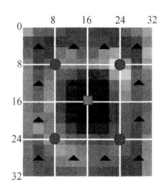

图 4 - 15　图像特征描述符与特征点的分布示意图

其中，f_i 表示所在层的特征映射；$\sigma(\cdot)$ 表示计算矩阵中各值的标准差；Pool3 层、Pool4 层及
Pool5 层特征点 x 的描述符分别用 $t_1(x)$、$t_2(x)$ 及 $t_3(x)$ 表示。

　　图像特征提取过程中，网络池化层的主要作用是对特征进行压缩，减少参数量，池化窗口
大小直接影响图像特征点的提取。通过实验发现，不同大小的池化窗口获取的浮动图像特征
点的提取效果如图 4 - 16 所示。因此，将 VGGNet - 16 网络架构中最大池化窗口的大小修改
为 1×1，这样能够保证提取到足够多的图像特征点。

　　（2）特征点匹配。首先定义特征的距离度量，假设两幅图像的特征点为 x 和 y，那么它们
之间的特征距离为 3 个距离值的加权和，即

$$d(x,y) = d_1(x,y) + d_2(x,y) + d_3(x,y) \tag{4-22}$$

其中，每个特征距离 $d_i(x,y)$ 为每个特征描述符 $t_i(x)$ 与 $t_i(y)$ 之间的欧式距离即

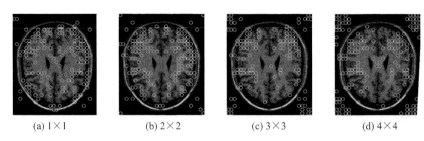

(a) 1×1　　　　(b) 2×2　　　　(c) 3×3　　　　(d) 4×4

图 4-16　不同大小的池化窗口获取的浮动图像特征点的提取效果

$$d_i(x,y) = \sqrt{\sum_{i=1}^{3}(t_i(x) - t_i(y))^2} \qquad (4-23)$$

当计算的 $d(x,y)$ 是所有 $d(*,y)$ 中最小的一个，并且不存在 $d(z,y)$ 使 $d(z,y) < \theta d(x,y)$，特征点 x 和 y 之间才能够匹配，其中 θ 是匹配阈值，该参数值大于 1。

（3）为了实现更精确的配准，采用"动态"内部选择来确定特征点的对齐程度，并使用期望最大化（EM）算法来获取浮动图像的变换位置。在每 k 次迭代中更新内点的选择，若特征点为内点，则移动引导点位置。在特征点粗匹配阶段，使用一个低阈值 θ_0 得到大量特征点，并滤除不相关的特征点，然后指定一个较大的初始阈值 θ'，使只有正确的内点才满足条件。正确的内点是指具有重叠块的特征点。在之后的配准过程中，在每 k 次迭代中 θ 减去步长 δ，允许更多的特征点参与图像变换。其中，低阈值 θ_0 通过选择 128 对特征点确定，初始阈值 θ' 通过选择 64 对特征点确定，步长 $\delta = (\theta' - \theta_0)/10$。

（4）薄板样条函数（Thin Plate Spline Function）是一种常见的插值函数，是自然样条函数在多维空间中的扩展，可以表示多维空间的表面。而薄板样条函数变换是实现图像局部部分配准的有效方法，特别是当特征点均匀分布在整个图像上时。薄板样条函数的变换公式为

$$f(x,y) = a_1 + a_2 x + a_3 y + \sum_{i=1}^{n} B_i r_i^2 \ln r_i$$

$$(4-24)$$

式中，a_1、a_2、a_3 和 B_i 为薄板样条函数变换的系数；n 为图像特征点对的个数；r_i 为浮动图像与参考图像之间对应的特征点距离。

本节采用改进的 CNN 模型提升了对图像特征点的识别和提取能力，获得浮动图像与参考图像对应的特征点集，对浮动图像进行空间坐标变换和薄板样条函数插值运算，得到图像配准结果。整个配准流程如图 4-17 所示。

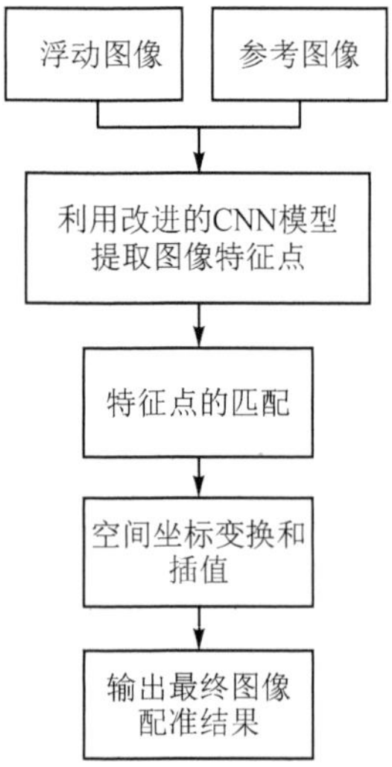

4.4.3　实验结果与分析

为了验证 4.4.2 节所提算法的有效性，将所提算法与经典的 SIFT 算法、SURF 算法两种基于特征匹配的图像配准方法及 CNN 算法进行对比，随机选取 10 组被试图像（T1 和 PD 加权的 MR 图像），大小为 181×217，切片厚度为 1 mm，噪声水平为 0。

```
浮动图像      参考图像
    ↓           ↓
利用改进的CNN模型
提取图像特征点
    ↓
特征点的匹配
    ↓
空间坐标变换和
插值
    ↓
输出最终图像
配准结果
```

图 4-17　基于改进的卷积神经网络
人脑医学图像配准算法流程

4.4.3.1　图像特征点提取和匹配实验结果

计算 10 组 T1 和 PD 加权图像配准后的特征点配对数、正确配对对数及 $r_{correct}$ 的均值和标准差,对比结果如表 4-4 所列。

表 4-4　T1 和 PD 加权图像特征点实验对比结果

算法名称	特征点配对数	正确配对对数	$r_{correct}$
SIFT 算法	26.80±0.42	8.30±5.36	30.95%±19.81%
SURF 算法	31.80±1.75	14.30±2.31	44.89%±8.56%
4.4.2 节所提算法	139.50±6.00	129.20±7.27	92.65%±4.42%

与传统的两种配准方法相比,4.4.2 节所提算法的正确匹对对数和 $r_{correct}$ 值都有提升,因为在基于特征点的图像配准过程中,得到的两幅图像特征点点数越多,正确配对对数越高,$r_{correct}$ 值越大,说明该算法的配准效果越好。三种算法特征点匹配数、正确配对对数及 $r_{correct}$ 的箱线图如图 4-18 所示,灰线为中位数。

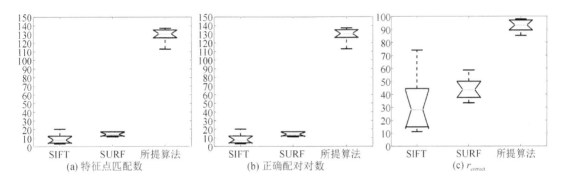

图 4-18　三种算法特征点匹配数、正确配对对数及 $r_{correct}$ 的箱线图

分析图 4-18 可以看出,图 4-18(a)中 SIFT 和 SURF 算法的图像特征点匹配数均处于较低水平,而 4.4.2 节所提算法的箱线图表现较为集中,具有较好的一致性;图 4-18(b)中 4.4.2 节所提算法在正确配对对数方面同样表现良好,4.4.2 节所提算法的红线位于箱线图上方,说明图像特征点配对数目多,提升了图像坐标变换能力;图 4-18(c)中 4.4.2 节所提算法的 $r_{correct}$ 在箱线图的偏上方位置,说明 4.4.2 节所提算法具备更好的特征点匹配效果。

图 4-19 为特征点匹配效果图。与 SIFT 算法有所不同,如表 4-4 所列,SURF 算法提取了大量角点,图像特征点数量、正确配对对数均有所增加,但 $r_{correct}$ 值降低。而基于 SURF 算法图像特征点配对数、正确配对对数增加。图 4-19(e)为 4.4.2 节所提算法匹配效果图。相较于 SIFT 和 SURF 算法,研究通过引入当前流行的深度学习技术,利用卷积神经网络强大的图像特征提取能力,获取更多的脑 MR 图像的纹理特征,并且通过修改卷积神经网络中池化窗口的大小,使得修改后的网络框架具备更广泛的特征提取,避免了 SIFT 算法和 SURF 算法提取图像特征点较少、图像特征不具备代表性的问题。

4.4.3.2　图像配准结果

图 4-20(a)为基于 SIFT 算法获得的浮动图像配准后的图像,图像特征点的匹配存在较大的误差。如表 4-5 所列,基于 SIFT 算法的图像配准结果在 MI、NCC、MSD 和 NMI 指标上

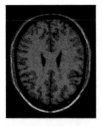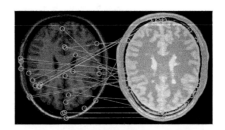

(a) 浮动图像(T1加权)　(b) 参考图像(PD加权)　　　(c) SIFT算法特征点匹配结果

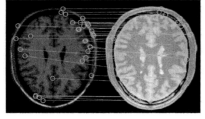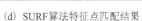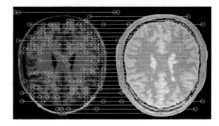

(d) SURF算法特征点匹配结果　　　　　(e) 本章算法特征点匹配结果

图 4 - 19　特征点匹配效果

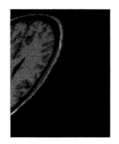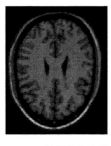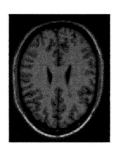

(a) SIFT算法配准结果　　(b) SURF算法配准结果　　(c) 本章算法配准结果

图 4 - 20　图像配准结果

都处于较低水平。

从表 4 - 7 可以得出,与 SIFT 算法相比,SURF 算法图像配准各项评价指标都表现较好,且得到的配准结果好于 SIFT 算法。图 4 - 20(c)为 4.4.2 节所提算法获取的图像配准后图像。同时,4.4.2 节所提算法相比 SIFT 算法和 SURF 算法在各项评价指标上都有较大的提升。另外,相较于 SURF 算法,本章算法在 MI 值、NCC 值和 NMI 值上分别上升了 0.513 1、0.059 1 和 0.057 7,同时 MSD 值下降了 0.003 5。

表 4 - 5　图像配准后实验结果对比

配准算法	配准结果评价指标			
	MI	NCC	MSD	NMI
SIFT 算法	0.458 0	0.108 9	0.313 8	1.047 0
SURF 算法	1.521 1	0.770 9	0.110 9	1.134 6
本章算法	2.034 2	0.830 0	0.107 4	1.192 3

　　原始 CNN 算法与改进后算法的图像对比结果如图 4 - 21 所示。算法改进后的图像配准效果明显好于改进前,同时从表 4 - 6 中可以看出,4.4.2 节所提算法相较于原始 CNN 算法在 MI 值、NCC 值和 NMI 值上分别上升了 0.194 1、0.005 1 和 0.021 6,同时 MSD 值下降了 0.000 7。

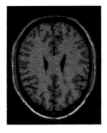 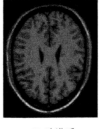

(a) 改进前　　　　　　　　　(b) 改进后

图 4 - 21　算法改进前后图像配准对比结果

表 4 - 6　算法改进前后的图像结果对比

配准算法	配准结果评价指标			
	MI	NCC	MSD	NMI
原始 CNN 算法	1.840 1	0.824 9	0.108 1	1.170 7
改进后算法	2.034 2	0.830 0	0.107 4	1.192 3

4.4.3.3　实验结果分析

　　从上述实验结果可以看出,基于改进的卷积神经网络脑 MR 图像配准框架相较于经典配准算法及 CNN 算法更加强大,这证实了所提改进方案的有效性。本节首先讨论改进部分对算法的影响,然后分别讨论了所提算法与其他配准算法的区别。

　　改变框架中池化窗口的大小是所提算法的关键。网络池化层的主要作用是对特征进行压缩,减少参数量。如图 4 - 16 所示,当池化窗口的大小为 2×2,提取到的特征点个数为 157,伪特征点个数为 15;当池化窗口的大小为 3×3,提取到的特征点个数为 139,伪特征点个数为 38;当池化窗口的大小为 4×4,提取到的特征点个数为 190,伪特征点个数为 68;而本章采用池化窗口大小为 1×1,提取到的特征点个数为 147,伪特征点个数为 10。研究方法中卷积神经网络用于提取两幅图像中的关键特征点,获取特征点的数量越多,进行空间坐标变换后的图像配准结果更精准。另外,相较于原始 CNN 算法,所提算法所花费的配准时间与其相差 0.023 6 s,图像配准速度没有较大变化。

　　研究的对比算法包括经典的 SIFT 算法、SURF 算法。它们主要通过选取图像中像素值变化较大的点和图像边缘上的点作为特征点,然后基于特征点获取空间变换系数,并借助图像插值完成图像配准。尽管经典特征点算法能够完成图像配准,但它们依然有一些不足之处,例如,SURF 算法在提取特征点时具有不稳定性,进行图像空间坐标变换时,容易造成配准结果精确度低的问题。而 4.4 节中采用先进的深度学习技术,利用卷积神经网络中的卷积操作提取具有深度图像特征的特征点。对比 SIFT 算法、SURF 算法,所提算法能够提取更多具有意义的特征点,使得图像配准结果更加精准。

4.5　面向人脑肿瘤图像配准的应用

人脑中有一种细胞组织被人们称为脑肿瘤,它的生长不受控制,且攻击正常的细胞组织,是一种非常可怕的脑部疾病。据不完全统计,仅在 2018 年中全球被诊断为脑肿瘤的病例大约 30 万例,占肿瘤发病的人数的 1.6% 左右,在所有类型肿瘤发病率中,脑肿瘤的发病率排名第十七,致死率排名第十五。我国脑肿瘤病例占全球发病人数最多,据统计,仅 2018 年,我国被诊断出的新的脑肿瘤病例人数接近 8 万例,而发病人数占全球发病人数 25% 以上。脑肿瘤分为良性和恶性,恶性肿瘤在大脑中往往是致命的存在,它的存在形式为血液凝块,同时周围有脂肪组织。临床中,为了发现人脑中肿瘤所在位置及体积,采用核磁共振成像对大脑进行扫描,MR 图像能够清晰地区分脑部其他组织、肿瘤位置、水肿及脑部脊液,同时,MR 成像对人体的伤害比 CT 成像要小。当前有关人脑医学图像的大多数配准方法都是设计用于正常神经解剖学的正常图谱。将这些方法直接应用于脑肿瘤患者的图像,可能会导致脑肿瘤区域周围的配准较差,这是因为患者图像会有大变形且缺乏清晰的解剖细节。此外,水肿和肿瘤浸润的混杂效应所导致的图像强度变化使得寻找对应图像特征点变得非常困难。因此,为了验证本章提出的人脑医学图像配准算法的可扩展性,将算法应用于人脑肿瘤图像进行实验。

4.5.1　人脑肿瘤图像与标准模板介绍

大脑的各个位置都有可能出现肿瘤组织,危害程度主要取决于肿瘤组织的体积和位置,如果肿瘤组织的体积足够大,则会对周围的神经、血管和组织造成挤压,进而损害脑部正常功能,身体也会产生相关症状,如持续或严重的头部疼痛、某些行为或者性格的改变、注意力不集中、部分身体或者面部肌肉麻木或刺痛及记忆力下降。治疗脑部肿瘤比较好的方法是将肿瘤组织切除并保留周围组织的正常功能,医学成像在脑肿瘤的治疗中起着重要作用。早期的成像方法通常是侵入性的,有时甚至是有风险的(如脑造影和脑血管造影),这些技术因种种原因淡出了医生的视线,取而代之的是非侵入性的高分辨率技术,特别是磁共振成像和 CT。MR 图像可以清晰显示肿瘤组织的具体位置,在手术过程中可以指导肿瘤组织切除。此前,医生只能通过多年临床经验或者查阅书籍对肿瘤组织进行判断,而不同年龄、地区患者的人脑图像往往存在着巨大的差异,因此,将肿瘤图像与标准模板配准融合对脑部肿瘤的研究至关重要。

这里采用的人脑肿瘤图像来自 Kaggle 官网,对 98 位有肿瘤疾病的患者进行配准融合实验。这些患者的肿瘤组织信息各不相同,患病组织呈血块状的属于重症患者,有的患者肿瘤图像边界信息模糊且大小不一,人脑肿瘤图像数据集样本如图 4-22 所示。

为了能够更好地观察到肿瘤的位置,需要将配准结果与标准模板对比。因为每个被试的头部形状、大小都有所不同,所以需要建立一个标准模板。每位患者的肿瘤图像经过系列空间变换后,匹配到标准模板中,而标准模板中各个部位的组织名称都有明确的标注,方便医生快速准确地观察肿瘤的体积及位置信息。临床中最开始使用的标准模板是 Talairach 标准模板,但其中缺少对大脑组织的研究。针对上述问题,加拿大蒙特利尔神经研究所(Montreal Neurological Institute,MNI)建立了 MNI305 标准模板,国际脑图绘制联合会(International Consortium for Brain Mapping)将该模板作为标准模板。随着临床诊疗技术的不断发展,MNI305 模板暴露出图像分辨率低的问题。为了获取高质量的标准模板,MNI 研究中心的助理将自身

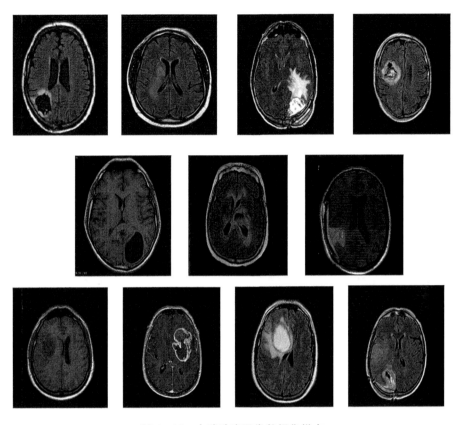

图 4 - 22　人脑肿瘤图像数据集样本

大脑进行扫描,并将其配准到 MNI305 空间中,得到了分辨率更高的 Colin27 模板,也就是 ch2 标准模板,ch2 标准模板切片数据集样本如图 4 - 23 所示。

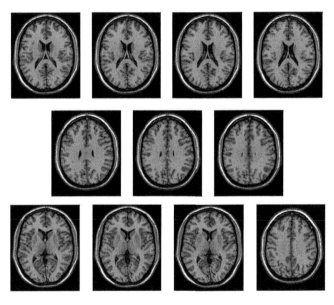

图 4 - 23　ch2 标准模板切片数据集样本

4.5.2　实验结果与分析

利用公共数据集 Kaggle 验证 4.3 节和 4.4 节所提出的算法在人脑肿瘤图像的有效性。

4.5.2.1　基于逐级递进和 SURF 算法的人脑肿瘤图像的应用

4.3 节提出了一种基于逐级递进和 SURF 算法的人脑医学图像配准框架,该算法利用参考图像和浮动图像生成中间递进图像,采用 SURF 算法对待配准的浮动图像和中间递进图像进行粗配准,以减小图像之间的结果差异,然后利用生成的配准结果图像与参考图像进行精确配准,从而提高配准精度。实验结果证明该算法在正常的人脑图像中不仅具有优异的图像特征提取能力,还提升了配准精确度。在医学临床中脑部图像比较复杂,针对人脑这个复杂部位,将所提算法应用于肿瘤图像中,目的是验证算法的可扩展性。实验配准结果如图 4 - 24 所示。

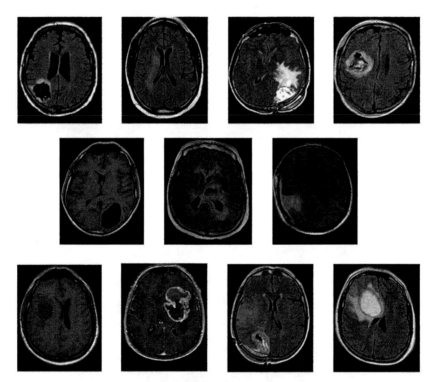

图 4 - 24　基于逐级递进和 SURF 算法的人脑肿瘤配准结果

从配准结果来看,这些病人的整体配准结果较好,利用每一副图像都能够较为容易地发现人脑中肿瘤组织的位置信息,同时,与标准模板相比较,无论是肿瘤位置信息,还是图像的相似程度,配准后的图像都能够达到临床实验水平,充分说明了所提出的基于逐级递进和 SURF 算法的人脑医学图像配准算法的可靠性及可扩展性。另外,为了更加清晰地观察到肿瘤组织在人脑中的位置,同时方便后续医生确定肿瘤信息,加快诊断效率,研究结合图像融合算法,将配准后的图像与标准医学图像模板对比,融合图如图 4 - 25 所示。

由上述结果可知,经过图像融合之后脑部肿瘤区域的位置更加容易辨认,同时图像融合效果也较为不错,经过后续其他算法的处理,医务人员能够更加准确地辨认肿瘤在人脑中的位

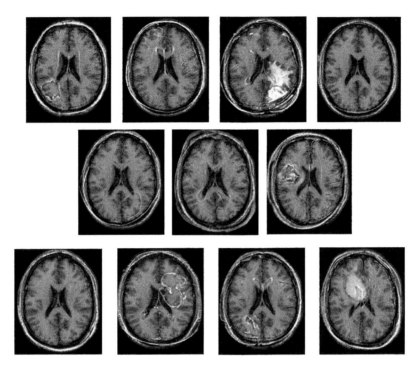

图 4 - 25　基于逐级递进和 SURF 算法的人脑肿瘤图像配准融合图

置、形状、周围是否有水肿等其他情况,可以为患者制定详细的治疗方案,减轻患者的痛苦。

4.5.2.2　基于改进的卷积神经网络算法的人脑肿瘤图像的应用

4.4 节提出的基于改进的 CNN 模型的人脑医学图像配准算法,主要利用卷积神经网络的特征提取能力,发现两幅图像中深层次的特征点,如脑沟、脑部纹理等,通过调整池化层窗口大小可以提高 CNN 模型的特征提取能力。实验结果表明,对于正常的人脑图像,改进后的 CNN 模型具有提高图像配准特征提取能力和配准精度的优点。为了验证算法的可扩展性,将该算法应用于人脑肿瘤图像的配准,检验算法在肿瘤图像上的配准效果。配准结果如图 4 - 26 所示。

从上述结果来看,在人脑肿瘤图像配准中,该算法配准结果出现了较大的扭曲形变,其主要原因在于对图像边缘信息的采集,以及脑肿瘤组织影响了特征点的提取,但肿瘤位置和周围其他组织仍然清晰可见,为了使肿瘤位置更加清楚,研究结合图像融合算法,将配准后的图像与标准医学图像模板对比,融合结果如图 4 - 27 所示。

结合上述融合结果可以看出,有些配准后的图像与参考图像的边缘重合度较低,但是肿瘤组织在标准模板上的位置信息还是比较清晰的,即具有医学诊断意义的点能够对齐。另外,通过比较提出的两种算法在特殊图像中的应用,本章提出的基于逐级递进和 SURF 算法的人脑医学图像配准方法无论是在健康人群,还是在脑肿瘤这类特殊人群的图像中都能够进行较好应用。

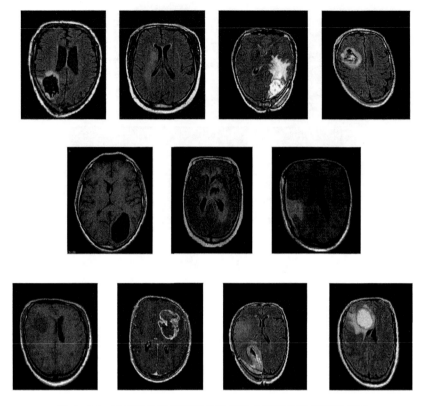

图 4 - 26　基于改进的卷积神经网络的人脑肿瘤图像配准结果

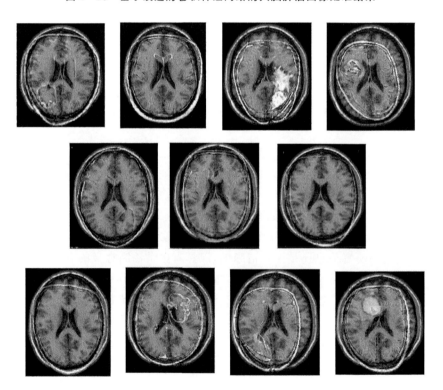

图 4 - 27　基于改进的卷积神经网络的人脑肿瘤图像配准融合图

4.6　展　望

临床上医学影像技术的发展日新月异,促使图像配准算法不断更新迭代,使其在实际应用中能够帮助医生快速诊断疾病,虽然本章在研究人脑医学图像配准算法方面取得了一些进展,但有些方面仍有不足,需要进一步探索。

(1) 本章提出的 PI-SURF 算法需要通过公式获取中间递进图像,采用 SURF 算法对待配准的浮动图像和中间递进图像进行特征提取,结合进行粗配准,以减小图像之间的结果差异,然后利用生成的配准结果图像与参考图像进行精确配准,从而提高配准精度,选择中间递进图像决定了整个配准过程需要花费的时间。同时在逐级递进配准机制中,SURF 算法在提取、匹配图像特征点后,误匹配的情况仍然存在。后续可以增加相关匹配点剔除算法,进一步增加匹配正确率。

(2) 本章提出的基于改进的卷积神经网络人脑医学图像配准算法,利用卷积神经网络提取两幅图像中的特征点,通过修改最大池化窗口大小,使其更适用于医学图像特征点的提取,经过特征点匹配、空间变换、插值等操作完成图像间的配准过程。但算法提取的图像特征点仍然有一部分伪特征点,这些伪特征点的存在会影响最终图像配准结果的准确性。后续可以结合传统特征提取方法,进一步提高配准的精度。

(3) 在特殊人脑图像的应用中,虽然利用两种人脑医学图像配准算法进行图像融合时效果较好,但仍然存在问题。例如,实验的肿瘤患者中存在配准融合后脑部边界没有完全重合,在实际临床应用中可能会扰乱医生对患者情况的基本判断,延误就诊时间。后续可以利用图像复原算法对脑肿瘤组织进行修复,采用修复后的图像进行配准,提升图像的重合度。

第5章 人脑形态学研究方法及其应用

大脑控制着人体各部分的正常运转,大脑的正常运转离不开合理的结构及正常功能。脑功能通过功能影像显示出大脑各部分随着时间变化所展示出的活动规律;脑结构则通过结构影像显示出高分辨率的脑组织图像。与功能影像相比,结构成像能更清楚地显示人类大脑的组织形态。大脑组织主要由灰质(Gray Matter,GM)、白质(White Matter,WM)、脑脊液(Cerebrospinal Fluid,CSF)三部分组成,灰质是中枢神经系统的重要组成部分,由大量神经细胞和树突组成,可以说是大脑的高级指挥部,发挥着主导作用;白质是神经纤维在大脑内主要集中的地方,主要由神经元的突起组成,且突起周围包围着髓鞘,发挥着传输作用;脑脊液是大脑中无色透明的液体之一,主要存在于脑室和蛛网膜下腔,为细胞提供营养,主要对大脑和脊髓具有保护和支持的作用。从分布在大脑中的情况来看,灰质主要覆盖在大脑表层,即大脑皮层。因此,对于大脑皮层结构的研究对于了解脑灰质非常重要。而且,有研究发现一些疾病与大脑皮层特征变化有着密切的关系,所以对于大脑皮层的形态学分析对于诊断和预防疾病具有重要的研究意义。

人类大脑皮层是大脑解剖结构的重要部分,是人类复杂认知能力的基础,它与高级认知功能的多个方面有关。其独特的折叠模式以凸(回)区域和凹(沟)区域为特征。人类大脑皮层是高度折叠的神经元薄片,其厚度在 $1\sim4.5$ mm 之间,总体平均厚度约为 2.5 mm。在皮层形态学上,其最常被利用的一些量化指标包括形状、质量、体积、表面积、密度等,这些指标能很好地反映大脑结构的性质,而且这些性质往往能够反映人体的生理状况和心理健康状态以及脑相关疾病情况。

目前,脑影像学技术是研究大脑皮层的重要手段,主要包括核磁共振影像(MRI)、计算机断层成像(CT)、正电子发射断层成像(PET)、脑电图(EEG)、脑磁图(MEG)等。相比于其他影像学技术,磁共振成像技术因无侵入、无辐射、分辨率高等众多优点被科研人员和临床医生所青睐。结构磁共振成像(sMRI)和功能磁共振成像(fMRI)是主要两类磁共振成像技术。其中,结构磁共振成像能够反映人类大脑解剖结构的形态,它的出现为脑结构形态学研究及发展提供了基础,与此同时也出现了很多研究技术手段。结构磁共振图像又可以分为 T1 加权像、T2 加权像和弥散张量成像。T1 加权像反映解剖结构,T2 加权像反映组织病变,弥散张量成像(DTI)能够测量水分子在组织(如脑白质)中的各向异性扩散。T1 加权像和 T2 加权像主要利用不同组织的特性,并且选用特定的射频序列(Radio Frequency,RF),以获得分辨率极高的脑结构图像。本章主要基于高分辨率的 T1 加权像来进行大脑皮层形态学方法研究,这将为脑相关疾病的诊断提供相关理论基础,具有临床的辅助价值,也为解决脑相关疾病提供了一定的技术手段。

综上所述,鉴于脑形态学方法研究的重要意义,本章基于当前形态学方法的不足,结合多种模型进行人脑形态学方法研究,并将所研究的方法进行评估验证,应用于脑相关疾病中。

5.1　脑形态学研究概述

5.1.1　国内外研究现状

随着技术的不断发展,形态学方法不断更新。基于磁共振结构成像的大脑形态学分析方法主要有:基于感兴趣的容量分析(ROI-Based Volumetry,RBV)、基于体素的形态学分析(Voxel-Based Morphometry,VBM)、基于张量的形态学分析(Tensor-Based Morphometry,TBM)和基于表面的形态学分析(Surface-Based Morphometry,SBM)。

基于磁共振结构成像数据,RBV 可以有效地研究大脑特定区域的形态学特征。该方法基于勾画边界的手工过程,通过特征信息得到感兴趣区域内的结构参数,其已经成为结构磁共振检查的黄金标准。RBV 的优点包括解剖有效性、感兴趣区域边界的定义、区域体素的定量测量,其被广泛应用在大脑形态测量方面的研究中,但其存在耗时、对图像分辨率要求相对更高、多个 ROI 研究烦琐、可靠性各不相同等问题。因此,感兴趣区域分析法的应用受到了很大的限制。为了弥补这些不足,一些自动化分析全脑形态学的技术已经被开发出来。

VBM 是一种快速且可靠的分析全脑形态学的技术,其利用结构磁共振图像来表征大脑差异。该过程包括将高分辨率结构磁共振成像归一化到标准模板上,接着将归一化图像进行分割,得到灰质和白质,然后进行平滑处理,最后对不同组被试的灰质和白质进行一系列体素比较,输出一个统计参数图,显示不同组之间灰质密度显著不同的区域。VBM 可以为小尺度的灰质或白质的区域差异提供更大的敏感性,是对大脑中灰质和白质变化进行评价的一种重要方法。然而,早期该方法存在流程较烦琐和重复性差等问题。为了解决上述问题,Wright 等人于 1995 年首先提出了 VBM 的思想。2000 年 Ashburner 等人总结了前人的工作,并提出整合方案,使得 VBM 处理流程进一步标准化,通过李代数微分同胚配准法(Diffeomorphic Anatomical Registration Through Exponentiated Lie Algebra,DARTEL)使得 VBM 分割过程更加精确。2001 年,Good 等人对 VBM 流程进行了优化,他们通过创建一个单独的灰质和白质的模板,进一步减少空间标准化过程中存在的偏差,该方法完全自动化分割图像,得到灰质图像和白质图像,然后对灰质图像和白质图像进行标准化、校正、平滑和质量检查,解决了在处理过程中产生的误差问题。尽管 VBM 能定量检测个体体素之间的差异,但也存在一定的局限性,比如,该方法以空间标准化为基础,如果被试结构磁共振扫描图与同一模板图像进行配准时部分图像存在偏差,则会导致统计分析结果时出现误差;在图像分割过程中,灰质、白质、脑脊液三者相互交界的地方体素量差异很大,这会导致分割过程中出现伪影等问题。如 Jiao 等人在研究中指出,由于大脑皮层是具有高度折叠和弯曲几何形状的二维薄片,通过 VBM 方法无法测量。因此,人们通过研究不断寻找可以表征大脑形态学特征的高效、准确的新方法。

与上述两种方法相比,TBM 和 SBM 两种方法分别针对白质和皮层灰质进行分析。TBM 的主要理论基础是将大脑图像配准到一个共同的模板上,在配准过程中产生的雅可比矩阵包含大脑结构局部改变的信息,通过这些局部改变的信息进行特征提取、组间差异分析。由于 TBM 方法不需要分割步骤,故可以避免组织分类复杂的问题。Kim 等人通过 TBM 方法对外伤性脑损伤进行研究发现,局部体积损失最明显的部位是白质区和皮层下核。Xue 等人通过

TBM 方法对阿尔茨海默病和轻度认知障碍（Mild Cognitive Impairment，MCI）进行研究，发现患者的大脑局部体积膨胀和萎缩问题。现在 TBM 的分析方法已经得到了广泛应用，比如，用于检测健康对照组和各种患者群体之间的差异，包括精神分裂症、痴呆症以及艾滋病。还有研究表明，TBM 方法非常适合跟踪个体大脑的纵向变化。以上关于 TBM 的形态学分析为研究白质信息传递及相关疾病提供了理论基础，对临床研究具有重要意义。

SBM 基于大脑磁共振图像数据，通过重建大脑皮层三维模型，可以有效反映测量皮层褶皱特性的改变。VBM 同样能用于测量灰质形态学，但是无法直接测量复杂的大脑皮层形态学结构。与 VBW 相比，SBM 可以提供大脑皮层沟和回相关的复杂形态学信息，因此 SBM 方法相当于 VBM 方法的一种补充。一些早期的研究已经发现，SBM 方法可自动、客观地分析大脑皮层上复杂的结构特性，如局部回指标（Local Cortical Gyrification，LGI）和分形维数（Fractal Dimension，FD）。2008 年，Schaer 等人提出了局部回指标。局部回指标是指灰质外表面面积与填平沟回之后的灰质外表面面积的比，局部回指标越大，说明该区域皮层越复杂，皮层折叠程度越高。Mandelbrot 提出了分形维数指标，后来的学者将分形维数指标用于大脑皮层复杂度的测量。该指标可以在一定程度上体现大脑的沟回数量及皮层折叠情况。可以看出，脑皮层分析可以获取表面形变信息，还能检测出脑结构的复杂变化情况，这可能与一些疾病密切相关，例如，重度抑郁症患者在一些脑区，如左侧颞中回、左侧内嗅皮层、右侧中央后回皮层厚度变薄；精神分裂症患者在皮层显示出异常回旋；自闭症患者在一些脑区，如左侧颞中回的皮层体积相比健康人更小，左侧缘上回的回旋指数降低，额下回的皮层厚度显著增加；强迫症患者在大脑皮层局部区域，如右后扣带皮层变薄等。SBM 除了能够显示脑皮层复杂度外，还能检测大脑左右半球对称性情况。而人类脑皮层左右半球对称性可能与人体很多问题有关，如脑功能偏侧性、自然大脑发育和神经衰退、阿尔茨海默病、自闭症、精神分裂症、视觉通路疾病、听力损伤等。

综上所述，与 RBV、TBM 和 VBM 相比，SBM 方法主要是基于大脑灰质皮层，重建大脑皮层三维模型，不仅能够测量灰质皮层沟、回、厚度、折叠程度等皮层特性，还能通过左右脑特性分析有效地判断左右脑对称性情况，这对人体认知机能和行为研究具有重要意义，也为与脑皮层形态学紧密相关的疾病提供重要的临床价值。

本章主要基于 SBM 的理论，研究人脑皮层复杂度分析技术，以期获得皮层形态学测量技术指标。

5.1.2　主要研究内容和创新点

本章基于大脑 T1 加权磁共振图像，以健康被试为研究对象，提出了检测人脑形态学的两种新方法，并将所提方法应用于 IBS 患者的脑影像学研究中。本章的具体研究内容如下。

（1）提出一种基于 T1 像边缘拟合的大脑皮层复杂度求解方法。首先，对三维图像进行预处理；其次，通过边缘检测及噪声点去除，确定边缘上各点到重心点的距离，计算出曲线周长 L 和曲线下面积 S；最后，采用各向距离标准差法和逐层周长面积比法分别计算大脑皮层复杂度。

（2）将上述方法应用于对 IBS 的研究。以脑-肠互动理论为基础，将本章提出的方法应用于 IBS 研究中。这将有助于分析 IBS 患者的患病机制，为其提供与病理生理学相关的影像学证据。

本章的创新点：提出一种基于 T1 像边缘拟合的大脑皮层复杂度求解方法。本章通过边缘检测及噪声点去除、边缘上各点到重心点的距离确定、曲线拟合、曲线周长 L 和曲线下面积 S 的计算、各向距离标准差法和逐层周长面积比法计算大脑皮层复杂度等多个步骤，获得一种计算大脑皮层复杂度的新方法。与常用的计算方法相比，该方法对个体具有更高的敏感性。

5.2　基于人脑形态学分析的相关理论及基础

5.2.1　磁共振成像的原理和优势

在脑影像技术发展的进程中，非侵入性作为它的一个重要特点，为脑科学研究提供了重要的技术支持，极大地推动了医学、神经科学等方面的发展。现在的脑影像技术可以分为结构成像和功能成像两类，其中，计算机断层成像、结构性磁共振成像、弥散张量成像属于结构成像；功能性磁共振成像、脑电图、正电子发射断层成像属于功能成像。

磁共振成像作为一种无辐射技术，具有区分病变组织和健康组织及不同组织类型的特性，已成为一种广泛使用且功能强大的临床工具。磁共振成像利用核磁共振原理（Nuclear Magnetic Resonance，NMR），当某些原子核置于磁场中，受到特定频率的无线电波刺激时，它们会以无线信号的形式重新发射一些被吸收的能量，这种现象称为核磁共振。磁共振成像技术利用原子核自旋运动的特点，通过发射大功率电磁波对置于磁场中的原子核进行冲击，其中氢原子因共振激发产生核磁共振信号，经仪器接收并经信号处理后，最终形成磁共振图像。

磁共振成像因为多方面优势而受到研究者的青睐：① 没有电离辐射的有害影响，因此可用于孕妇和儿童；② 非侵入性；③ 可以通过改变射频脉冲的模式来控制不同组织之间的对比；④ 可以区分急性、慢性过渡和纤维阶段的组织病例改变；⑤ 目前尚未证实有任何不良影响。由于本章基于 sMRI 中 T1 像进行脑形态学研究，因此在本章仅对 sMRI 成像原理做详细介绍。

5.2.1.1　结构磁共振成像

结构磁共振成像（sMRI）能够快速、准确且无辐射地对大脑结构成像，便于发现大脑内部病变的位置。sMRI 的成像原理在于人体不同组织之间氢原子核的弛豫特性不同，这就导致了在不同组织之间的磁共振信号强度和图像浓度存在明显不同。脑脊液以最慢的速率松弛，具有最长的纵向弛豫时间，所以在磁共振图像中显示为灰色；灰质的纵向弛豫时间居中，在磁共振图像中显得较暗；白质以最快的速率松弛，具有最短的纵向弛豫时间，其在磁共振图像中显示为最亮的白色。

5.2.1.2　T1 像和 T2 像

在结构磁共振成像中，T1 加权成像（简称 T1 像）和 T2 加权成像（简称 T2 像）应用较多，如图 5-1 所示，两者在对比增强、解剖位置和形态学特征上均有一定的差异。由于人体不同组织对应的弛豫时间各不相同，通过控制外加射频电磁场的时间周期（Repetition Time，TR），以及收集氢原子释放电磁波所用的时间（Time of Echo，TE），即可得到大脑中不同组织、不同模态的大脑图像。一般情况下，T1 像通过短的 TE 和短的 TR 来获取，T2 加权像通过长的 TE 和长的 TR 来获取。可以利用这些差异，并基于这种对比机制产生图像。MRI 检查就是通过比较图像上两者的值，即黑白程度，以及值的变化，来检查出病变并进行诊断的。T1 弛豫时间和 T2 弛豫时间取决于氢质子的物理化学环境,它们反映了激发态质子失去能量的速率（即弛豫速率）。在 T1 像中,T1 弛豫时间短的物质呈现明亮的高信号,脑脊液呈现为低信号,在图像中分别表现为亮度很高的区域和亮度很低的区域。在 T2 像中,脑脊液弛豫时间长,在图像中表现为亮度很高的区域,因此,T1 像观察解剖结构较好,T2 像显示组织病变较好。为了更好地研究人类大脑皮层的特性,本章主要基于 T1 像进行研究。

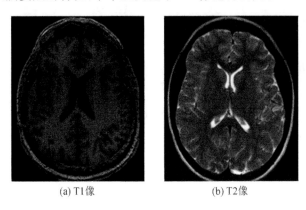

(a) T1像　　　　　　　　　(b) T2像

图 5 – 1　T1 加权像和 T2 加权像

5.2.2　脑影像学公共模板

　　脑模板是用来研究大脑结构及每个分区信息的一种大脑模型,由于每个被试的大脑都不完全相同,都会存在一定的差异,在进行比较分析时,需要找到一个标准,因此将不同个体的大脑配准到一个标准大脑模型上是非常重要的。在本章中也需要借助脑模板进行大脑中结构位置的区分。在本章中主要用到 AAL 模板中的大脑部分,AAL 模板详情见表 3 – 1 和图 3 – 4,在此不再赘述。

5.3　基于 T1 像边缘拟合的大脑皮层复杂度求解方法

　　大脑皮层形态学指标有很多,包括皮层厚度、分形维数、体积、表面积等。Fjell 等人基于逐点方法进行皮层结构和厚度分析的研究,研究发现,皮层结构和厚度是大脑正常发育、老化和病理变化的重要生物学标志;Esteban 等人基于 3D 分形维数方法研究了多发性硬化症,发现多发性硬化症患者在脑灰质上的分形维数有显著增加;Van Essen 等人对构成皮层表面的三角形面积求和,进行整个皮层和各个脑功能区域的表面积测量,发现中央皮层的表面积可以测量皮层表面沟和回的多少;Elizabeth 等人对自闭症患者的头围、磁共振成像和死后的脑质量进行鉴定和分析,发现自闭症患者的大脑大小在出生时略小,出生后一年内显著增大,随后趋于稳定。以上研究通过皮层厚度分析、分形维数测量、表面积计算、体积评估等进行脑皮层形态学研究,体现出不同的优势。其中,皮层厚度、体积和表面积的测量均无法展示出大脑皮层的沟和回形态,也无法判断皮层的折叠情况。分形维数可以从一定程度上体现大脑的沟回数量及皮层折叠情况。

　　分形维数的概念是由 Mandelbrot 首先提出的,主要用于度量物体的不规则程度。随着脑影像学的发展,很多研究者将分形维数用于大脑皮层复杂度的测量。当前已有的大脑皮层分形维数计算方法主要包括盒子计数方法(Box-Counting Method,BCM)、球谐函数法、基于体素的计算法等。其中盒子计数方法是分析大脑皮层分形维数的经典方法,该方法由 Gangepain 等人于 1986 年提出,但其存在图像放大后失真、过程烦琐和精度不高等缺陷。因此,本节拟基于 T1 像,采用边缘检测、曲线拟合、通过各向距离标准差(The Standard Deviation of Distance, SDD)和逐层周长面积比法(Layer-By-Layer Perimeter Area Ratio,PAR)进行大脑皮层分形维数的计算,从而评估大脑皮层复杂度。

5.3.1　大脑皮层复杂度求解方法描述

　　本节进行大脑皮层复杂度的计算步骤主要包括大脑结构像预处理、边缘检测及噪声点去除、确定边缘上各点到重心点的距离、曲线拟合、计算出曲线周长 L 和曲线下面积 S,求出各向距离标准差和逐层周长面积比。其技术路线如图 5 - 2 所示。

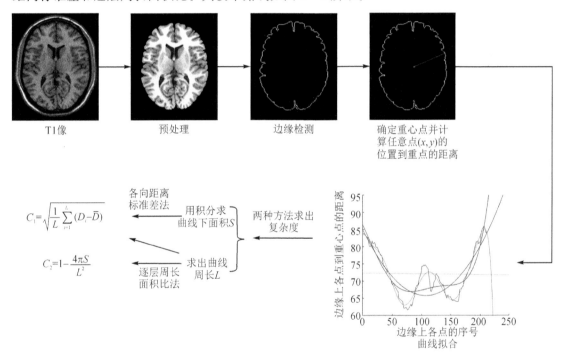

图 5 - 2　各向距离标准差法和逐层周长面积比法获得大脑皮层复杂度流程

5.3.1.1　预处理

　　本研究对 T1 像的预处理主要基于 CAT12 工具包进行,主要步骤包括:① 格式转换:采用 MRIcron 软件包将 Dicom 格式转化为 NIFTI(. nii)格式;② 质量检查:逐一检查图像质量,剔除那些产生伪影及扫描效果不好的图像;③ 去颅骨:对图像质量过关的 T1 像进行去颅骨;④ 组织分割:将剔除颅骨后的 T1 像进行组织分割,获得组织概率图;⑤ 空间标准化:通过所有被试的不同组织概率图谱构建一个平均模板,然后将个体 T1 像使用非线性 Dartel 配准方法配准到平均模板进行空间标准化。

5.3.1.2　边缘检测及噪声点去除

　　边缘检测的步骤一般是滤波、增强、检测。此处拟采用 Roberts 边缘检测算子(以下简称 Roberts 算子)和 Prewitt 边缘检测算子(以下简称 Prewitt 算子)对图像进行边缘检测。

Roberts 算子是利用局部差分算子寻找边缘的算子。该算子是一个 2×2 的模板,采用对角方向相邻两个像素的差。Roberts 算子模板为

$$\boldsymbol{G}_X = \begin{bmatrix} 1 & 0 \\ 0 & -1 \end{bmatrix}, \qquad \boldsymbol{G}_y = \begin{bmatrix} 0 & -1 \\ 1 & 0 \end{bmatrix} \qquad (5-1)$$

对于输入图像 $f(x,y)$,使用 Roberts 算子后输出的目标图像为 $g(x,y)$,则

$$g(x,y) = \sqrt{(f(x,y) - f(x+1,y+1))^2 + (f(x+1,y) - f(x,y+1))^2} \qquad (5-2)$$

Prewitt 算子是在图像空间利用两个方向模板与图像进行邻域卷积来完成的。这两个方向模板一个检测水平边缘,一个检测垂直边缘。最后输出的图像 $\boldsymbol{G}$,可以根据 $\boldsymbol{G} = \max(\boldsymbol{G}_x, \boldsymbol{G}_y)$ 或 $\boldsymbol{G} = \boldsymbol{G}_x + \boldsymbol{G}_y$ 得到,即

$$\boldsymbol{G}_x = \begin{bmatrix} 1 & 1 & 1 \\ 0 & 0 & 0 \\ -1 & -1 & -1 \end{bmatrix}, \qquad \boldsymbol{G}_y = \begin{bmatrix} -1 & 0 & 1 \\ -1 & 0 & 1 \\ -1 & 0 & 1 \end{bmatrix} \qquad (5-3)$$

在进行边缘提取的过程中,设计一个模板去除中间噪声点,得到最终边缘提取的结果。

5.3.1.3 计算边缘点到重心点的距离

曲线上各点到重心点的距离为

$$D = \sqrt{(x_i - x_0)^2 + (y_i - y_0)^2} \qquad (5-4)$$

其中,x_i 和 y_i 分别是边缘上通过逆时针旋转得到的每一点的位置坐标。

5.3.1.4 曲线拟合

将计算的边缘点到重心点的距离定义为 y 坐标,边缘点序号定义为 x 坐标,获得一系列坐标为 (x,y) 的散点。基于 MATLAB 的多项式拟合函数,采用线性、二次、五次及十次多项式模型进行曲线拟合,获得拟合曲线方程 $f(x)$。通过随机选取 10 张边缘检测结果图进行曲线拟合发现,拟合十次多项式的相关系数(R-Square)均在 $0.95 \sim 1$ 之间,方差在几次模拟中最小,拟合效果最好,所以本节所有结果均是基于十次多项式拟合进行的。

5.3.1.5 计算出曲线周长 L 和曲线下面积 S

基于拟合的曲线,计算曲线长度 L,即

$$L = \int_a^b \sqrt{1 + [f'(x)]^2} \, \mathrm{d}x \qquad (5-5)$$

基于拟合的曲线,计算曲线下面积 S,即

$$S = \int_a^b f(x) \, \mathrm{d}x \qquad (5-6)$$

其中,$f(x)$ 是拟合的曲线方程;a 是曲线横坐标的起点;b 是曲线横坐标的终点。

5.3.1.6 各向距离标准差法和逐层周长面积比法确定大脑皮层复杂度

在计算完曲线周长和曲线下面积之后,主要通过各向距离标准差法和逐层周长面积比法进行大脑皮层复杂度的计算。各向距离标准差法为

$$C_1 = \sqrt{\frac{1}{L} \sum_{i=1}^{L} (D_i - \bar{D})} \qquad (5-7)$$

其中,L 为曲线周长;$\bar{D}$ 为距离变量的均值,即

$$\bar{D} = \frac{\sum\limits_{i=1}^{L} D_i}{L} \qquad (5-8)$$

逐层周长面积比法的计算公式为

$$C_2 = 1 - \frac{4\pi S}{L^2} \tag{5-9}$$

其中,S 为曲线下面积;L 为曲线周长。

5.3.2　数据来源

5.3.2.1　模拟三维图

研究为了验证各向距离标准差法和逐层周长面积比法计算大脑皮层复杂度的准确性,不仅模拟了球体、正方体、长方体的三维图,还模拟了多种变形的球体。三维图像的模拟及可视化均是基于 MATLAB 进行的。

5.3.2.2　人脑影像学数据

研究共采集了 60 名健康被试的全脑高分辨率 T1 结构像,扫描参数如下:TR 为 1 900 ms;TE 为 2.26 ms;翻转角为 9°;矩阵大小为 256×256,视野为 256 mm×256 mm;在矢状位的扫描层数为 176,且层间无间隔;体素的大小为 1 mm×1 mm×1 mm。

5.3.2.3　人口统计学信息

表 5-1 中展示了 60 名健康被试的人口统计学信息,他们的年龄在 18～22 岁之间,身高在 150～178 cm 之间,体重在 40～69 kg 之间,SAS 标准分在 25～48.75 之间,SDS 标准分在 23.75～48.75 之间。

表 5-1　60 名健康被试的人口统计学信息表

条　　目	性别(女/男)	年龄/岁	身高/cm	体重/kg	SAS	SDS
值(mean±STD)	38 人/22 人	22.35±1.09	162.28±7.43	52.48±7.45	32.65±5.72	32.23±6.71

注:SAS——焦虑自评量表;SDS——抑郁自评量表;STD——标准差。

5.3.3　方法比较及评估

5.3.3.1　盒子计数方法

盒子计数方法是计算分形维数典型的求解方法,为了验证 5.3.1 节所提出的两种方法的效果,可以通过盒子计数方法进行复杂度计算,计算公式为

$$D = -\lim_{r \to 0} \frac{\log_2 N(r)}{\log_2 r} \tag{5-10}$$

盒子计数方法通过取边长为 r 的小盒子,把需要测量的曲线覆盖起来,其中有些盒子是空的,不需要计数;有些盒子覆盖了部分曲线,需要计数。接着计数多少个小盒子不是空的,并记为 $N(r)$。然后缩小盒子的尺寸,所得的 $N(r)$ 自然要增大,当 $r \to 0$ 时,得到分形维数,求一系列 r 和 $N(r)$,然后在双对数坐标中用最小二乘法拟合直线,所得直线的斜率即所求分形维数。

5.3.3.2　归一化方法

为了验证各向距离标准差法和逐层周长面积比法对大脑皮层复杂度的评估效果,将两者与盒子计数方法的结果进行对比。三种方法的结果均通过归一化形式展示,即

$$X_{norm} = \frac{X - X_{min}}{X_{max} - X_{min}} \tag{5-11}$$

该方法实现对数据的等比例缩放,其中,X_{norm} 为归一化后的数据;X 为原始数据;X_{max},X_{min} 分别为所有参与比较的数据中的最大值和最小值。

5.3.4 结　果

5.3.4.1 规则三维图结果

从表 5-2 中可以看出,对三类规则图像,三种方法都是长方体复杂度最大,正方体复杂度次之,球体复杂度最小。其中,各向距离标准差算法求出的球体的复杂度接近 0,逐层周长面积比法求出的球体复杂度为 0。

表 5-2　三类规则图像大脑皮层复杂度计算结果

方　法	球体	正方体	长方体
盒子计数方法	1.375 0	1.893 5	1.925 5
各向距离标准差法	1.58×10^{-14}	0.109 5	0.134 6
逐层周长面积比法	0	0.214 6	0.301 8

5.3.4.2 球体变形而来的三维图像结果

图 5-3 所示为球体变形而来的三维图像同一切片的展示结果。图 5-3(a)~图 5-3(e)的边缘复杂度逐渐增加。通过盒子计数方法、各向距离标准差法及逐层周长面积比法对图 5-3 中的三维图像进行复杂度计算,结果如表 5-3 所列。

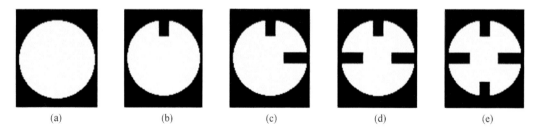

(a)　　　(b)　　　(c)　　　(d)　　　(e)

图 5-3　球体变形而来的三维图像同一切片展示

表 5-3　图 5-3 中的三维图像复杂度计算结果

分图号	盒子计数方法	逐层周长面积比法	各向距离标准差法
(a)	1.375 0	0	1.58×10^{-14}
(b)	1.495 8	0.144 5	0.113 1
(c)	1.521 1	0.264 0	0.308 3
(d)	1.537 8	0.380 5	0.648 9
(e)	1.553 9	0.443 5	0.968 7

由表 5-3 可以看出,三种方法计算而来的三维图像复杂度从图 5-3(a)~图 5-3(e)逐渐增加,这与图 5-3 中显示的图像本身情况一致。而且,三种方法在计算边缘复杂度时,对三维图像的变化敏感性从大到小依次为各向距离标准差法、逐层周长面积比法、盒子计数方法。

5.3.4.3　健康被试的边缘检测结果

对 60 名健康被试大脑 T1 像进行预处理和边缘检测，可获得大量结果。篇幅所限，此处仅随机选择 1 名被试的结果进行展示，如图 5-4 所示。从图 5-4 可以看出，虽然 Roberts 算子对边缘更为敏感，但其检测出的噪声也较多。因此，下面主要基于 Prewitt 算子的边缘检测方法进行进一步计算。

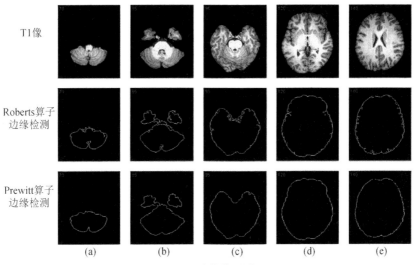

图 5-4　边缘检测结果

5.3.4.4　健康被试的曲线拟合结果

针对图 5-4 中的边缘检测结果，获得与边缘检测结果对应的曲线拟合结果图，如图 5-5 所示。由图 5-5 可以看出，与低阶多项式相比，通过十次多项式模拟拟合效果更接近真实情况；最复杂、波动最大的曲线是图 5-5(b)，这与图 5-4 中的脑边缘实际情况一致。

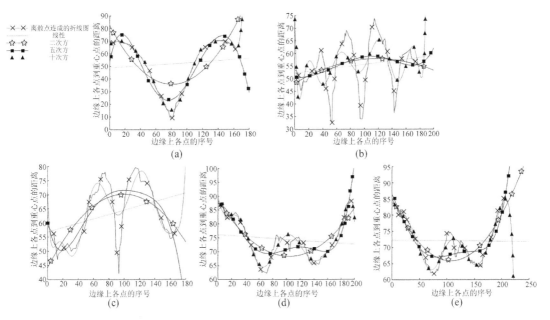

图 5-5　曲线拟合结果图

5.3.4.5 健康被试的皮层复杂度计算结果

基于十次多项式拟合结果,进行逐层周长面积比法及各向距离标准差法的计算,结果见表5-4和图5-6。通过表5-4和图5-6可以看出,对不同个体,盒子计数方法和逐层周长面积比法获得的脑皮层复杂度波动较小,各向距离标准差法波动较大。这就意味着,各向距离标准差法对个体差异较为敏感,在进行大脑皮层复杂度分析和临床应用时具有优势。

表5-4 三种方法对60个健康被试大脑皮层复杂度计算的结果

	盒子计数方法 (mean±STD)	逐层周长面积比法 (mean±STD)	各向距离标准差法 (mean±STD)
计算结果	1.102±0.022	0.984±0.002	24.280±3.711
归一化结果	0.618±0.179	0.307±0.191	0.473±0.295

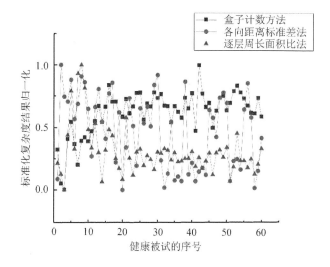

图5-6 健康被试大脑皮层复杂度情况的散点图

5.3.5 分析与讨论

本节基于边缘检测和曲线拟合采用各向距离标准差算法和逐层周长面积比法进行大脑皮层复杂度分析,发现了各向距离标准差法和逐层周长面积比法在求解三维图形表面复杂度时比传统盒子计数方法更具有优势;将两种方法用于活体大脑皮层复杂度求解时,各向距离标准差法对个体差异比较敏感。

对于规则的球体、正方体和长方体而言,其表面复杂度结果应该是球体最小(接近0),正方体次之,长方体最大。从结果可知,盒子计数方法、各向距离标准差法和逐层周长面积比法得到的复杂度结果均为:球体<正方体<长方体。不同之处在于,采用的各向距离标准差法和逐层周长面积比法得到的球体结果为0或近似为0,与盒子计数方法相比,更切合实际。盒子计数方法主要是取边长固定小盒子,通过目标图像能够完全填充的小盒子比例进行计算的,能够填充满盒子的比例越多,复杂度越小;反之,复杂度越大。各向距离标准差法是通过图像边缘检测及边缘曲线拟合,获得目标图像边缘上所有点的情况,进而计算目标图像边缘上所有点

到其重心点距离的标准差。标准差越大，说明图像越复杂；反之，复杂度越低。逐层周长面积
比法通过目标图像的边缘线长度和图像面积的比例计算而得，比例越大，图像复杂度越高；反
之，图像复杂度越低。由三种计算方法可知，对球体而言，逐层周长面积比法值必然为 0，而各
向距离标准差法近似为 0，盒子计数方法偏大，因此，盒子计数方法不太适合形态类似但不同
于球体的人类大脑皮层复杂度分析。

　　因为个体大脑各不相同，所以对大脑皮层折叠情况越敏感的方法，在个体脑形态学复杂度
检测时越具有优势。本研究发现各向距离标准差法对个体差异比较敏感，细微的边缘差异也
能获得较为明显的复杂度变化结果，正如表 5-4 和图 5-6 所示。这主要是因为各向距离标
准差法借助图像边缘检测方法和边缘曲线拟合可以基于逐个点获得目标图像边缘的所有情
况，是脑体素水平上的连续分析。逐层周长面积比法虽然也考虑到了连续边缘的情况，但通过
与面积的比值，淡化了这一优势。这正是逐层周长面积比法不如各向距离标准差法对个体敏
感性高的原因。

5.4　大脑皮层复杂度求解方法在 IBS 中的应用

　　本节将提出的形态学检测方法应用于 IBS 研究，以探索 IBS 患者的大脑形态学变化。

5.4.1　被试情况

　　本章所纳入的被试包括 46 名 IBS 患者及 60 名健康被试。采集的被试信息主要包括性
别、年龄、体重、身高、病程（月）、腹痛强度、SAS、SDS 等状况。健康被试组的年龄范围在 20～
25 岁，体重范围在 40～69 kg，身高范围在 150～178 cm；IBS 组的年龄范围在 18～28 岁，体重
范围在 43～78 kg，身高范围在 150～176 cm。IBS 患者和健康被试的临床统计信息如表 5-5
所列，从表 5-5 中可以清楚地看到两组被试在性别、年龄、体重、身高上没有显著的差异（$p>0.05$），
但在 SAS、SDS 上具有显著性差异（$p<0.05$）。

　　本章所有 IBS 患者的脑影像学预处理、数据采集参数过程均与健康被试一致，在此不再赘述。

表 5-5　被试人口统计学信息

指　标	健康被试（$n=60$）	IBS（$n=46$）	p 值	T
性别（女/男）	38 人/22 人	34 人/12 人	0.370 3	0.900 5
年龄/岁	22.327 9±1.091 2	22.021 7±1.937 8	0.894 8	0.132 6
体重/kg	52.098 4±7.363 7	53.967 4±7.906 7	0.265 6	−1.120 3
身高/cm	162.147 5±7.268 3	161.456 5±7.730 8	0.661 5	0.439 3
病程/月	—	57.5±32.457 7	—	—
腹痛强度	—	2.16±0.833 3	—	—
SAS	32.645 8±5.719 5	41.059 8±7.999 5	$9.135\ 7\times10^{-9}$	−6.250 8
SDS	32.229 2±6.712 4	44.239 1±9.253 7	$9.681\ 0\times10^{-12}$	−7.668 3

　　注：SAS，焦虑自评量表；SDS，抑郁自评量表。

5.4.2 基于 T1 像的大脑皮层复杂度求解方法在 IBS 中的应用

对 46 名 IBS 患者大脑 T1 像通过预处理和大脑皮层复杂度求解,可获得大量的结果图。因篇幅所限,在这里仅随机选择一名 IBS 患者的结果进行展示,如图 5-7 和图 5-8 所示。与健康被试类似,IBS 患者中 Roberts 算子对边缘的检测也更为敏感,但其检测出的噪声也较多。因此,对 IBS 患者的处理也主要基于 Prewitt 算子的边缘检测方法进行。

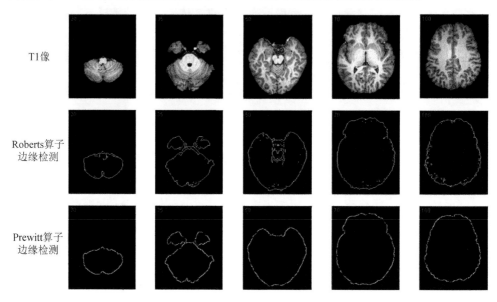

图 5-7 一名 IBS 患者边缘检测结果

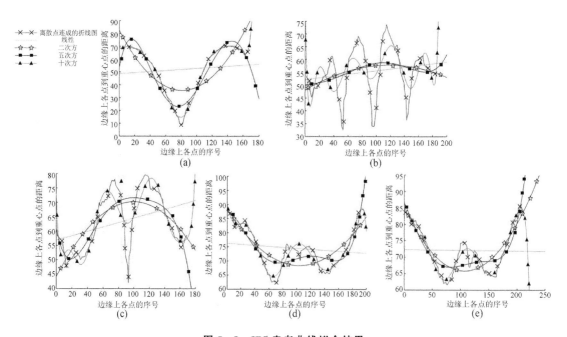

图 5-8 IBS 患者曲线拟合结果

　　图 5 - 9 中 IBS 患者大脑皮层复杂度情况显示,从敏感性来讲,IBS 患者与健康被试类似,均发现各向距离标准差法对个体差异最为敏感。从表 5 - 6 的组间比较结果可以看出,IBS 患者的大脑皮层复杂度与健康被试存在显著性的差异。然而,盒子计数方法结果与 SDD 和 PAR 方法发现的差异有本质的不同,盒子计数方法发现 IBS 患者的大脑皮层复杂度比健康被试高,而 SDD 和 PAR 方法发现 IBS 患者的大脑皮层复杂度比健康被试低,这是截然相反的结论。前人的研究表明,IBS 患者形态学大脑皮层厚度发生改变。Blankstein 等人通过结构磁共振成像,基于体素的形态学测量和大脑皮层厚度分析分别用于识别大脑皮层下和大脑皮层的异常区域,与健康被试组相比,IBS 组的灰质增加,前扣带回皮层变薄。Orand 等人发现,中央后回的大脑皮层厚度与 IBS 症状的严重程度呈正相关,IBS 症状的严重程度也是逐渐增大的。这些结论与 SDD 和 PAR 方法的结论更为接近。5.3.4 节和 5.3.5 节已经发现盒子计数方法不太适合形态类似但不同于球体的人类大脑皮层复杂度分析,在这里进一步证实了盒子计数方法在大脑皮层复杂度求解中的不适用性。

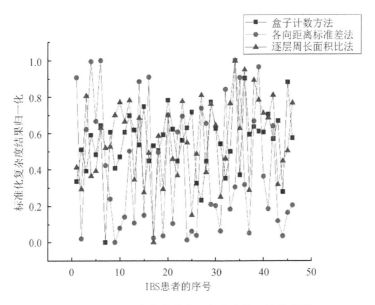

图 5 - 9　IBS 患者大脑皮层复杂度情况的散点图

表 5 - 6　三种方法对 46 名 IBS 患者和 60 名健康被试大脑皮层复杂度计算结果和组间差异

复杂性指标	IBS 患者	健康被试	组间差异
盒子计数方法	1.212 ± 0.009	1.102 ± 0.022	$p = 0.004\ 7$
			$T = 0.003\ 2$
SDD 方法	0.983 ± 0.001	0.984 ± 0.002	$p = 0.015\ 1$
			$T = -0.001\ 5$
PAR 方法	22.799 ± 3.652	24.280 ± 3.711	$p = 0.043\ 9$
			$T = -2.919\ 6$

5.5　展　望

本章已提出一种脑形态学测量方法,且验证了其优势。然而,还有很多值得进一步研究的问题,主要有以下两点。

(1) 对于基于边缘拟合的大脑皮层复杂度计算方法,本章尚不能对大脑皮层的局部区域或感兴趣区域情况进行显示。

(2) 本章对所提出方法的有效性验证还太少,未来需要通过更多的数据集、更多的临床疾病进行验证。

目前,随着社会的发展,不仅人口呈现老龄化趋势,而且脑相关疾病也越来越多。只有运用科学的技术手段助力脑研究,才能更高效、准确地了解人类大脑的复杂特性和发育老化规律,为老龄化的预防,以及脑疾病的诊断和治疗奠定基础。

参考文献

[1] ROSENBERG M D,FINN E S,SCHEINOST D,et al. A neuromarker of sustained attention from whole-brain functional connectivity[J]. Nature Neuroscience,2016,19(1): 165-171.

[2] FINN E S,SHEN X L,SCHEINOST D,et al. Functional connectome fingerprinting: identifying individuals using patterns of brain connectivity[J]. NatureNeuroscience, 2015,18(11):1664-1671.

[3] GODWIN D,BARRY R L,MAROIS R. Breakdown of the brain's functional network modularity with awareness[J]. Proc Natl Acad Sci USA,2015,112(12):3799-3804.

[4] ANDRIC M,HASSON U. Global features of functional brain networks change with contextual disorder[J]. Neuroimage,2015,117:103-113.

[5] NAN J,ZHANG L,ZHU F,et al. Topological alterations of the intrinsic brain network in patients with functional dyspepsia[J]. Journal of Neurogastroenterology and motility, 2016,22(1):118.

[6] SUGIURA M,FRISTON K J,WILLMES K,et al. Analysis of intersubject variability in activation:an application to the incidental episodic retrieval during recognition test[J]. Hum Brain Mapp,2007,28(1):49-58.

[7] MAJEED W,MAGNUSON M,HASENKAMP W,et al. Spatiotemporal dynamics of low frequency BOLD fluctuations in rats and humans[J]. Neuroimage,2011,54(2): 1140-50.

[8] ESTERMAN M,NOONAN S K,ROSENBERG M,et al. In the zone or zoning out? Tracking behavioral and neural fluctuations during sustained attention[J]. cerebral Cortex,2013,23(11):2712-2723.

[9] ZHANG J,CHENG W,LIU Z,et al. Neural,electrophysiological and anatomical basis of brain-network variability and its characteristic changes in mental disorders[J]. Brain, 2016,139(8):2307-2321.

[10] LIU J,LIAO X H,XIA MR,et al. Chronnectome fingerprinting:Identifying individuals and predicting higher cognitive functions using dynamic brain connectivity patterns[J]. Human Brain Mapping,2018,39(2):902-15.

[11] QIU T M,YAN C G,TANG W J,et al. Localizing hand motor areausing resting-state fMRI:validated with direct cortical stimulation[J]. Acta Neurochir,2014,156(12): 2295-2302.

[12] CATHERWOOD D,EDGAR G K,NIKOLLA D,et al. Mapping brain activity during loss of situation awareness:an EEG investigation of a basis for top-down influence on perception[J]. Human Factors,2014,56(8):1428-1452.

［13］BAZARIAN J J,BLYTH B,CIMPELLO L. Bench to bedside:Evidence for brain injury after concussion-looking beyond the computed tomography scan［J］. Academic Emergency Medicine,2006,13(2):199-214.

［14］PARK H J,FRISTON K. Structural and functional brain networks:from connections to cognition［J］. Science,2013,342(6158):1238411.

［15］KAHAN J,URNER M,MORAN R,et al. Resting state functional MRI in Parkinson's disease:the impact of deep brain stimulationon 'effective' connectivity［J］. Brain, 2014,137(4):1130-1144.

［16］KONISHI K,ETCHAMENDY N,ROY S,et al. Decreased functional magnetic resonance imaging activity in the hippocampus in favor of the caudate nucleus in older adults tested in a virtual navigation task［J］. Hippocampus,2013,23(11):1005-1014.

［17］OLMAN C A, PICKETT K A, SCHALL M,et al. Selective BOLD responses to individual finger movement measured with fMRI at 3T［J］. Human brain mapping,2012,33 (7):1594-1606.

［18］WU C W,CHEN C L,LIU P Y,et al. Empiricalevaluations of slice-timing,smoothing, and normalization effects in seed-based, resting-state functional magnetic resonance imaging analyses［J］. Brain Connectivity,2011,1(5):401-410.

［19］SLADKY R,FRISTON K J,TROSTL J,et al. Slice-timing effects and their correction in functional MRI［J］. Neuroimage,2011,58(2):588-594.

［20］MACLAREN J,HERBST M,SPECK O,et al. Prospective motion correction in brain imaging:a review［J］. Magnetic Resonance in Medicine,2013,69(3):621-636.

［21］PAJULA J,TOHKA J. Effects of spatial smoothing on inter-subject correlation based analysis of FMRI［J］. Magnetic resonance Imaging,2014,32(9):1114-1124.

［22］ZHU D,LI K,GUO L,et al. DICCCOL:dense individualized and common connectivity-based cortical landmarks［J］. Cereb Cortex,2013,23(4):786-800.

［23］YAN C G,WANG X D,ZUO X N,et al. DPABI:data processing&analysis for (resting-state) brain imaging［J］. Neuroinformatics,2016,14(3):339-351.

［24］WANG J,WANG X,XIA M,et al. GRETNA:a graph theoretical network analysis toolbox for imaging connectomics［J］. Front Hum Neurosci,2015:9386.

［25］MAYER E A,AZIZ Q,COEN S,et al. Brain imaging approaches to the study of functional GI disorders:a Rome working team report［J］. Neurogastroenterology&Motility,2009,21(6): 579-596.

［26］BASSETT D S,BULLMORE E T. Human brain networks in health and disease［J］. Current opinion in neurology,2009,22(4):340-347.

［27］STEVENS M C. The developmental cognitive neuroscience of functional connectivity ［J］. Brain and Cognition,2009,70(1):1-12.

［28］FRASSLE S,LOMAKINA E I,KASPER L,et al. A generative model of whole-brain effective connectivity［J］. Neuroimage,2018,179:505-529.

［29］GONCALVES M S,HALL D A. Connectivity analysis with structural equation modelling：an example of the effects of voxel selection［J］. Neuro Image，2003，20（3）：1455-1467.

［30］STOKES P A，PURDON P L. A study of problems encountered in Granger causality analysis from a neuroscience perspective［J］. Proceedings of the national academy of sciences，2017，114（34）：E7063-E7072.

［31］WANG X，FENG Z，ZHOU D，et al. Dissociable self effects for emotion regulation：a study of chinese major depressive outpatients［J］. BioMed research international，2014.

［32］UDDIN L Q，SUPEKAR K，LYNCH C J，et al. Brain state differentiation and behavioral inflexibility in autism［J］. Cerebral cortex，2015，25（12）：4740-4747.

［33］JIAO Z，WANG H，MA K，et al. Effective connectivity in the default network using granger causal analysis［J］. Journal of Medical Imaging and Health Informatics，2017，7（2）：407-415.

［34］SMITH S M，MILLER K L，SALIMI-KHORSHIDI G，et al. Network modelling methods for FMRI［J］. Neuroimage，2011，54（2）：875-891.

［35］KARWOWSKI W，VASHEGHANI F F，LIGHTHALL N. Application of graph theory for identifying connectivity patterns in human brain networks：A systematic review［J］. Frontiers in Neuroscience，2019，13：585.

［36］ZIBULEVSKY M，PEARLMUTTER B A. Blind source separation by sparse decomposition in a signal dictionary［J］. Neural computation，2001，13（4）：863-882.

［37］THOMAS YEO B T，KRIENEN F M，SEPULCRE J，et al. The organization of the human cerebral cortex estimated by intrinsic functional connectivity［J］. Journal of Neurophysiology，2011，106（3）：1125-1165.

［38］CALHOUN V D，LIU J，ADALı T. A review of group ICA for fMRI data and ICA for joint inference of imaging，genetic，and ERP data［J］. Neuroimage，2009，45（1）：S163-S172.

［39］IWABUCHI S J，PENG D，FANG Y，et al. Alterations in effective connectivity anchored on the insula in major depressive disorder［J］. European Neuropsychopharmacology，2014，24（11）：1784-1792.

［40］DEMIRCI O，STEVENS M C，ANDREASEN N C，et al. Investigation of relationships between fMRI brain networks in the spectral domain using ICA and Granger causality reveals distinct differences between schizophrenia patients and healthy controls［J］. Neuroimage，2009，46（2）：419-431.

［41］SUN X，PARK J. fMRI classificationbased on analysis of variance combined with support vector machine［C］//2015 International Conference on Information and Communication Technology Convergence （ICTC）. IEEE，2015：545-547.

［42］DICIOTTI S，ORSOLINI S，SALVADORI E，et al. Resting state fMRI regional homogeneity correlates with cognition measures in subcortical vascular cognitive impairment ［J］. Journal of the Neurological Sciences，2017，373：1-6.

［43］VINCENT J L，SNYDER A Z，FOX M D，et al. Coherent spontaneous activity identifies a hippocampal-parietal memory network[J]. Journal of neurophysiology,2006,96(6): 3517-3531.

[44] ICENHOUR A,WITT S T,ELSENBRUCH S,et al. Brain functional connectivity is associated with visceral sensitivity in women with Irritable Bowel Syndrome[J]. NeuroImage:Clinical,2017,15:449-457.

[45] QI R,LIU C,KE J,ET AL. Intrinsic brain abnormalities in irritable bowel syndrome and effect of anxiety and depression[J]. Brain Imaging and Behavior,2016,10(4):1127-1134.

[46] LIU X,LI S J,SHAKER R,et al. Reduced functional connectivity between the hypothalamus and high-order cortical regions in adolescent patients with irritable bowel syndrome[J]. Journal of Pediatric Gastroenterology and Nutrition,2017,65(5):516.

[47] QI S L,CALHOUN V D,VANERP T G M,et al. Multimodal fusion with reference: Searching for joint neuromarkers of working memory deficits in schizophrenia[J]. IEEE T Med Imaging,2018,37(1):93-105.

[48] SUI J,QI S L,VANEAN T G M,et al. Multimodal neuromarkers in schizophrenia via cognition-guided MRI fusion[J]. Nat Commun,2018,9(1):1-4.

[49] KANG H,OMBAO H,FONNESBECK C,et al. A bayesian double fusion model for resting-state brain connectivity using joint functional and structural data[J]. Brain Connectivity,2017,7(4):219-227.

[50] TONG T,GRAY K,GAO Q Q,et al. Multi-modal classification of Alzheimer's disease using nonlinear graph fusion[J]. Pattern Recogn,2017,63:171-181.

[51] MISIC B,BETZEL R F,DE REUS M A,et al. Network-level structure-function relationships in human neocortex[J]. Cereb Cortex,2016,26(7):3285-3296.

[52] QI S L,SUI J,CHEN J Y,et al. Parallel group ICA plus ICA:Joint estimation of linked functional network variability and structural covariation with application to schizophrenia[J]. Human Brain Mapping,2019,40(13):3795-3809.

[53] MEIER J,TEWARIE P,HILLEBRAND A,et al. A mapping between structural and functional brain networks[J]. Brain Connectivity,2016,6(4):298-311.

[54] PENG J L,ZHU X F,WANG Y,et al. Structured sparsity regularized multiple kernel learning for Alzheimer's disease diagnosis[J]. Pattern Recogn,2019,88:370-382.

[55] TSAMARDINOS I,GREASIDOU E,BORBOUDAKIS G. Bootstrapping the out-of-sample predictions for efficient and accurate cross-validation[J]. Machine Learning, 2018,107(12):1895-1922.

[56] MCGLONE J. Sex differences in human brain asymmetry:Acritical survey[J]. Behavioral Brain Sciences,1980,3(2):215-227.

[57] Aycheh H M,Seong J K,Shin J H,et al. Biological brain age prediction using cortical thickness data:A large scale cohort study[J]. Frontiers in Aging Neuroscience,2018, 10:252.

[58] GROUP WMGRS. WHO child growth standards based on length/height,weight and

age[J]. Acta Paediatrica Supplement,2006,450:76-85.

[59] HUANG T W,CHEN H T,FUJIMOTO R,et al. Age estimation from brain MRI images using deep learning[C]//2017 IEEE 14th International Symposium on Biomedical Imaging (ISBI 2017). IEEE,2017:849-852.

[60] C. M-R G,CARLES F,EDITH P C,et al. A comparison of various MRI feature types for characterizing whole brain anatomical differences using linear pattern recognition methods[J]. Neuroimage,2018,178:753-768.

[61] KONG R,LI J,ORBAN C,et al. Spatial topography of individual-specific cortical networks predicts human cognition,personality,and emotion[J]. Cereb Cortex,2019,29 (6):2533-2551.

[62] TYAN Y S,LIAO J R,SHEN C Y,et al. Gender differences in the structural connectome of the teenage brain revealed by generalized q-sampling MRI[J]. Neuroimage Clinical,2017,15:376-382.

[63] LAI C H. Task MRI-based functional brain network of anxiety[J]. Anxiety Disorders: Rethinking and Understanding Recent Discoveries,2020,3-20.

[64] FAN Q, TIAN Q,OHRINGER N A,et al. Age-related alterations in axonal microstructure in the corpus callosum measured by high-gradient diffusion MRI[J]. Neuroimage,2019,191:325-336.

[65] COLE J H,POUDEL R P,TSAGKRASOULIS D,et al. Predicting brain age with deep learning from raw imaging data results in a reliable and heritable biomarker[J]. Neuroimage,2017,163:115-124.

[66] LIU J,MENG H,NANDI A,et al. Emotion detection from EEG recordings[C]//2016 12th International Conference on Natural Computation,Fuzzy Systems and Knowledge Discovery (ICNC-FSKD). IEEE,2016:1722-1727.

[67] AMEN D G, WU J,GEORGE N,et al. Patterns of regional cerebral blood flow as a function of obesity in adults [J]. Journal of Alzheimer's Disease, 2020, 77 (3): 1331-1337.

[68] JOSHI P K,ESKO T,MATTSSON H,et al. Directional dominance on stature and cognition in diverse human populations[J]. Nature,2015,523(7561):459-462.

[69] DOUET V, CHANG L. Fornix as an imaging marker for episodic memory deficits in healthy aging and in various neurological disorders[J]. Frontiers in Aging Neuroscience,2015,6:343.

[70] ANDERSON B A,KUWABARA H,Wong D F,et al. Linking dopaminergic reward signals to the development of attentional bias:a positron emission tomographic study [J]. Neuroimage,2017,157:27-33.

[71] BENEAR S,NGOC T,OLSON I R. Dissecting the fornix in basic memory processes and neuropsychiatric disease:a review[J]. Brain Connectivity,2020,10(7):331-354.

[72] JOSSINGER S,MAWASE F,BEN-SHACHAR M,et al. Locomotor adaptation is associated with microstructural properties of the inferior cerebellar peduncle[J]. The Cere-

bellum,2020,19:370-382.

[73] SABISTON C M,PILA E,GILCHRIST J D. Self-conscious emotions in sport and exercise[J]. Handbook of Sport Psychology,2020:299-319.

[74] VON DER HEIDE R J,SKIPPER L M,KLOBUSICKY E,et al. Dissectingthe uncinate fasciculus:Disorders,controversies and a hypothesis[J]. Brain,2013,136(6):1692-1707.

[75] BUBB E J,METZLER-BADDELEY C,AGGLETON J P. The cingulum bundle:Anatomy,function,and dysfunction[J]. Neurosci Biobehav Rev,2018,92:104-127.

[76] PAPEZ J W. A proposed mechanism of emotion 1937[J]. Neuropsychiatry Clin Neurosci,1995,7(1):103-112.

[77] DROSSMAN D A. Functional gastrointestinal disorders:history,pathophysiology,clinical features and rome Ⅵ[J]. Gastroenterology,2016,150(6):1262-1279.

[78] CAVANNA A E,TRIMBLE M R. The precuneus:a review of its functional anatomy and behavioural correlates[J]. Brain,2006,129:564-583.

[79] SATO W,KOCHIYAMA T,UONO S,et al. The structural neural substrate of subjective happiness[J]. Sci Rep-Uk,2015,5(1):1-7.

[80] ZHANG Y N,GUO Z N,ZHOU H W,et al. Fabry disease with acute cerebral infarction onset in a young patient[J]. Chinese Medical Journal,2019,132(4):477-479.

[81] LATIMER C S,SHIVELY C A,KEENE C D,et al. A nonhuman primate model of early Alzheimer's disease pathologic change:Implications for disease pathogenesis[J]. Alzheimer's&dementia,2019,15(1):93-105.

[82] ZIAI W C,CARHUAPOMA J R. Intracerebral hemorrhage[J]. Continuum:Lifelong Learning in Neurology,2018,24(6):1603-1622.

[83] REN S,HE K,GIRSHICK R,et al. Faster r-cnn:towards real-time object detection with region proposal networks[J]. Advances in Neural Information Processing Systems,2015,28:91-99.

[84] KOMORI T. The 2016 WHO classification of tumours of the central nervous system: the major points of revision[J]. Neurologia medico-chirurgica,2017,57(7):301-311.

[85] LIU H,YANG Y,XIA Y,et al. Aging of cerebral white matter[J]. Ageing Research Reviews,2016,34:64-76.

[86] JAHANSHAD N,LEE A D,BARYSHEVA M,et al. Genetic influences on brain asymmetry:a DTI study of 374 twins and siblings[J]. Neuroimage,2010,52(2):455-469.

[87] CHOW M S M,WU S L,WEBB S E,et al. Functional magnetic resonance imaging and the brain:a brief review[J]. World Journal of Radiology,2017,9(1):59.

[88] BURGESS R C. Evaluation of brain connectivity:the role of magnetoencephalography [J]. Epilepsia,2011,52:28-31.

[89] HO B C,ANDREASEN N C,NOPOULOS P,et al. Progressive structural brain abnormalities and their relationship to clinical outcome:a longitudinal magnetic resonance imaging study early in schizophrenia[J]. Archives of general Psychiatry,2003,60(6): 585-594.

［90］ REZVANI HABIBABADI R，KHOSHPOURI P，GHADIMI M，et al. Comparison between ROI-based and volumetric measurements in quantifying heterogeneity of liver stiffness using MR elastography［J］. European Radiology,2020,30(3):1609-1615.

［91］ BOOKSTEIN F L. "Voxel-based morphometry" should not be used with imperfectly registered images［J］. Neuroimage,2001,14(6):1454-1462.

［92］ KIM J，AVANTS B,PATEL S,et al. Structural consequences of diffuse traumatic brain injury:a large deformation tensor-based morphometry study［J］. Neuroimage,2008,39 (3):1014-1026.

［93］ LIBERO L E,DERAMUS T P,Deshpande H D,et al. Surface-based morphometry of the cortical architecture of autism spectrum disorders:volume,thickness,area,and gyrification［J］. Neuropsychologia,2014,62:1-10.

［94］ ZHOU C,XU J,PING L,et al. Cortical thickness and white matter integrity abnormalities in obsessive-compulsive disorder:a combined multimodal surface-based morphometry and tract-based spatial statistics study［J］. Depression and Anxiety,2018,35(8): 742-751.

［95］ ROLLS E T,HUANG C C,LIN C P,et al. Automated anatomical labelling atlas 3［J］. Neuroimage,2020,206:116189.

［96］ NAN J,TONG Z,SU J. Calculation of Brain Cortical Complexity Based on T1-weighted Imaging by Edge Fitting［C］//Proceedings of the 2021 10th International Conference on Networks,Communication and Computing,2021:54-60.

［97］ LUDERS E,THOMPSON P M,NARR K L,et al. A curvature-based approach to estimate local gyrification on the cortical surface［J］. Neuroimage,2006,29(4):1224-1230.

［98］ YOTTER R A,NENADIC I,ZIEGLER G,et al. Local cortical surface complexity maps from spherical harmonic reconstructions［J］. Neuroimage,2011,56(3):961-973.

［99］ KANO M,DUPONT P,AZIZ Q,et al. Understanding neurogastroenterology from neuroimaging perspective:a comprehensive review of functional and structural brain imaging in functional gastrointestinal disorders［J］. Journal of neurogastroenterology and motility,2018,24(4):512-527.

［100］ PELLISSIER S,BONAZ B. The place of stress and emotions in the irritable bowel syndrome［J］. Vitamins and hormones,2017,103:327-354.